НЕЙТРОФИЛЬНЫЕ ГРАНУЛОЦИТЫ: ОТРАЖЕНИЕ В ЗЕРКАЛЕ СОВРЕМЕННЫХ ПРЕДСТАВЛЕНИЙ

Под редакцией

И.В.Нестеровой и Г.А.Чудиловой

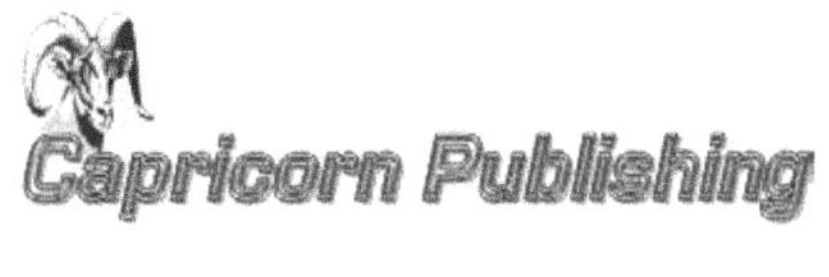

UK, USA, Moscow 2018

УДК 612.112.91:612.017.1

ББК 28.05
Н45

©Коллектив авторов 2018:
И.В. Нестерова – дмн, профессор - профессор кафедры аллергологии и иммунологии ФПК МР МИ РУДН Минобрнауки РФ; гнс ЦНИЛ ФГБОУ ВО КубГМУ Минздрава РФ;
Г.А.Чудилова – кбн, доцент, зав. отделом ЦНИЛ; доцент кафедры иммунологии, аллергологии и лабораторной диагностики ФПК и ППС ФГБОУ ВО КубГМУ Минздрава РФ;
С.В. Ковалева – кмн, снс ЦНИЛ; ассистент кафедры иммунологии, аллергологии и лабораторной диагностики ФПК и ППС ФГБОУ ВО КубГМУ Минздрава РФ;
В.А. Тараканов-дмн., профессор, член-корреспондент МАН ВШ, зав. кафедрой хирургических болезней детского возраста ФГБОУ ВО КубГМУ Минздрава РФ;
Л.В. Ломтатидзе – кбн, снс ЦНИЛ; ассистент кафедры иммунологии, аллергологии и лабораторной диагностики ФПК и ППС ФГБОУ ВО КубГМУ Минздрава РФ;
Н.В. Колесникова- д.м.н., профессор, зав. ЦНИЛ, профессор кафедры иммунологии, аллергологии и лабораторной диагностики ФПК и ППС ФГБОУ ВО КубГМУ Минздрава РФ;
Т.В. Русинова - кбн, нс ЦНИЛ; ассистент кафедры иммунологии, аллергологии и лабораторной диагностики ФПК и ППС ФГБОУ ВО КубГМУ Минздрава РФ;
А.А.Евглевский – кмн, доцент, снс ЦНИЛ; доцент кафедры гистологии с эмбриологией ФГБОУ ВО КубГМУ Минздрава РФ;
В.В. Малиновская – дбн, профессор; заведующая лабораторией онтогенеза и коррекции системы интерферонов «ФГБУ «НИЦЭМ им. Н.Ф. Гамалеи» Минздрава РФ;

Н45
НЕЙТРОФИЛЬНЫЕ ГРАНУЛОЦИТЫ: ОТРАЖЕНИЕ В ЗЕРКАЛЕ СОВРЕМЕННЫХ ПРЕДСТАВЛЕНИЙ

Под редакцией И.В.Нестеровой, Г.А.Чудиловой. - Москва, 2018. - 338 с, 88 рисунок, 33 таблицы, 14 иллюстраций. Библиография: 275 источников.

В последние десятилетия во всем мире значительно возрос интерес исследователей к изучению удивительных клеток иммунной системы нейтрофильных гранулоцитов (НГ). Современные исследования убедительно свидетельствуют о том, что НГ являются не просто клетками быстрого реагирования - «профессиональными киллерами», уничтожающими посредством различных механизмов агрессивные бактерии, вирусы, грибы, но и ключевыми эффекторными и регуляторными клетками, как врожденного, так и адаптивного иммунитета, и, при этом, играют решающую роль в иммунопатогенезе широкого спектра заболеваний, как инфекционно-воспалительных, так и аутоиммунных, аллергических и онкологических. Коллектив авторов данной книги занимается изучением различных сторон функционирования НГ, как в норме, так и при различных патологических состояниях в течение более чем 30 лет. В монографии представлен современный анализ научных данных, полученных, как отечественными, так и зарубежными исследователями. Кроме того, описаны наиболее интересные, с нашей точки зрения, исследования, проведенные нашим коллективом в течение последнего десятилетия. Они посвящены детекции различных субпопуляций НГ, изменениям их фенотипа и функциональной активности при различных нетипично протекающих инфекционно-воспалительных заболеваниях, как у детей, так и у взрослых пациентов, а при онкопатологии, – колоректальных рак,- у взрослых пациентов. При этом продемонстрирована, как диагностическая, так и прогностическая значимость детекции различных субпопуляций НГ и трансформации их фенотипа. Особенности фенотипа НГ и их функциональных свойств демонстрируют наличие субпопуляций НГ с различными возможностями: разной рецепторной оснащенностью, способностью реструктуризировать хроматин, экспрессировать гены цитокинов и секретировать цитокины, реализовывать содержимое гранулярного аппарата, продуцировать активные формы кислорода, осуществлять цитотоксичность, образовывать NET. Приводится современная классификация субпопуляций НГ. Дисфункции НГ: количественные или функциональные дефекты, отсутствие адекватного реагирования - блокада функций приводят к развитию вялотекущих, не отвечающих на традиционную терапию острых или хронических инфекционно-воспалительных заболеваний, гиперактивация НГ имеет место при аутоиммунных заболеваниях и других иммунозависимых процессах. Ремоделирование дисфункций НГ — ключ к новым иммунотерапевтическим стратегиям. Мы полагаем, что монография будет интересна не только клиническим иммунологам и аллергологам, но и инфекционистам, педиатрам, терапевтам, отоларингологам, научным сотрудникам, преподавателям, аспирантам, студентам медицинских вузов и биологических факультетов университетов.

Рецензенты:
академик РАН В.А. Козлов
академик РАН, И.И. Долгушин
ISBN: 978-0-9774757-8-0
Издано и напечатано в России по лицензии американского издательства Кэприкорн Паблишинг
Published in the United States and Great Britain by

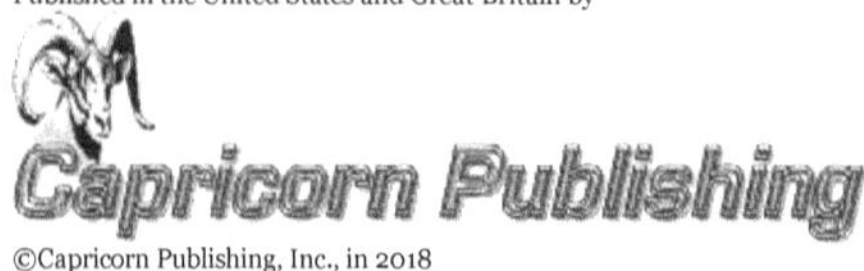

Оглавление

ВВЕДЕНИЕ

Последнее десятилетие отмечено все возрастающей волной интереса исследователей всего мира к удивительным, хотя и давно известным, благодаря нашему великому соотечественнику Илье Ильичу Мечникову, клеткам иммунной системы – нейтрофильным гранулоцитам. Более 100 лет нейтрофильные гранулоциты полагали «примитивными фагоцитами», - конечно дифференцированными после выхода из костного мозга клетками, неспособными к дальнейшим изменениям: дифференцировке, синтезу белков de novo, и, уж тем более, не обладающими регуляторными свойствами.

Современные фундаментальные исследования убедительно свидетельствуют о том, что нейтрофильные гранулоциты (НГ) являются ключевыми эффекторными и регуляторными клетками, как врожденного, так и адаптивного иммунитета, и играют решающую роль в иммунопатогенезе широкого спектра заболеваний. Нейтрофильные гранулоциты обладают мощным рецепторным репертуаром, обеспечивающим связь между собой и клетками иммунной системы, а также связь с клетками эндотелия, эпителия и других тканей. Индуцирующие стимулы активируют НГ и способствуют транслокации из цитоплазматических гранул и везикул различных молекул на поверхностную цитоплазматическую мембрану, секреции большого спектра про- и противовоспалительных, иммунорегуляторных цитокинов, колониестимулирующих, ангиогенных и фиброгенных факторов, членов TNF суперсемейства, хемокинов, регуляторных белков и т.д. Хроматин ядер НГ способен к реструктуризации под влиянием индуцирующих стимулов, что сопряжено с экспрессией многочисленных генов цитокинов. Нейтрофильные гранулоциты, получающие комплексные цитокиновые влияния не только приобретают новые черты, но и проходят различные стадии активации и дифференцировки, участвуют как в процессах внутриклеточной интрафагосомальной дегрануляции, осуществляя киллинг и элиминацию фагоцитированных микроорганизмов, так и во внеклеточной дегрануляции при формировании нейтрофильных экстрацеллюлярных сетей (NET), при этом погибают не через апоптоз или некроз, а через нетоз (NETosis). Особенности фенотипа НГ и их функциональных свойств демонстрируют наличие субпопуляций НГ с различными возможностями: разной рецепторной оснащенностью, способностью реструктуризировать хроматин, экспрессировать гены цитокинов и секретировать цитокины, реализовывать содержимое гранулярного аппарата, продуцировать активные формы кислорода, осуществлять цитотоксичность, образовывать NET. По нашему мнению, можно выделить следующие субпопуляции НГ: регуляторные; супрессорные; провоспалительные — инициирующие воспалительную реакцию; воспалительные с позитивным микробицидным потенциалом (антибактериальным, противовирусным, противогрибковым); воспалительные с негативным цитотоксическим потенциалом — «агрессивные», повреждающие клетки и ткани; противовоспалительные — регулирующие регрессию воспаления; противоопухолевые — TAN1; проопухолевые — TAN2; гибридные, сочетающие свойства НГ и дендритных клеток.

Отсутствие адекватного реагирования или блокада функций НГ приводит к развитию нетипично протекающих острых, хронических и вялотекущих инфекционно-воспалительных заболеваний, тяжело протекающих инфекционных болезней и гнойно-воспалительных процессов, не отвечающих на традиционную терапию, в тоже время гиперактивация НГ, оказывает повреждающее воздействие на клетки и ткани при аутоиммунных болезнях, сепсисе, остром гематогенном остеомиелите, деструктивной пневмонии, хронических заболеваниях, иммунозависимых процессах. Дефектное функционирование TAN1 обуславливает развитие опухолевого процесса, а увеличение количества TAN2 способствует прогрессированию опухолевого роста.

Сегодня уже не вызывает сомнений, что НГ пластичны и способны изменять свои свойства под влиянием различных иммунотропных субстанций, трансформируясь в субпопуляции как с позитивным, так и с негативным – супрессирующим потенциалом.

Разработка новых технологий ремоделирования врожденных или приобретенных дисфункций НГ — ключ к новым иммунотерапевтическим стратегиям, которые можно будет с успехом использовать в лечении трудно излечиваемых в настоящее время заболеваний.

СПИСОК СОКРАЩЕНИЙ

АГ - антиген
АФК - активные формы кислорода
ГМДП - глюкозаминилмурамилдипептид
ЕКК (NK) - естественные киллерные клетки (natural killers)
ИП - индекс переваривания
ИППА - интегральный показатель киллинговой и переваривающей активности
ИРХ - индекс реструктуризации хроматина
КБ - катионные белки
КПАГ - комплексный поливалентный антиген
КР - коэффициент реализации
КрЭ - коэффициент расходования эстеразы
КС - корреляционная связь
ЛПС – липополисахарид
МГИ- малая гнойная инфекция
МКАТ - моноклональные антитела
МП - миелопероксидаза
НГ - нейтрофильные гранулоциты
ОА - оптическая анизотропия
ОЭ - относительная экспрессия
%П - процент переваривания
Р – реструктуризация
СЦИ – средний цитохимический индекс
ФАН - активно фагоцитирующий нейтрофил
ФИ - фагоцитарный индекс
ФПК - формазанпозитивная клетка
ФЧ - фагоцитарное число
ХА - хлорацетат-AS-D-эстераза
L - общее количество лейкоцитов
MFI –средний индекс флюоресценции
NET - нейтрофильные экстрацеллюлярные сети (neutrophil extracellular traps)
Re –рецептор

Глава 1. НОВЫЙ ВЗГЛЯД НА НЕЙТРОФИЛЬНЫЕ ГРАНУЛОЦИТЫ: ПЕРЕОСМЫСЛЕНИЕ СТАРЫХ ДОГМ

Впервые способность клеток иммунной системы – нейтрофильных гранулоцитов (НГ) фагоцитировать и уничтожать микробных агентов описана в конце XIX века нашим великим соотечественником И.И. Мечниковым. Традиционно НГ относили к «примитивным микрофагоцитам», «конечно дифференцированным клеткам», не способным к белковому синтезу. В настоящее время получены данные, демонстрирующие, что НГ не только уничтожают патогены, но и регулируют иммунный ответ и воспаление [2, 29]. В течение последних лет появились новые свидетельства о неожиданных функциях этих клеток. Доказано, что НГ участвуют в защите против внутриклеточных патогенов, таких как вирусы и микобактерии [56]. НГ тесно связаны с адаптивным иммунным ответом, включая влияние на маргинальную зону В-клеток, на плазмацитоидные дендритные клетки и Т-клеточные субпопуляции, и даже контролируют гомеостаз естественных киллерных клеток (NK). Показано, что НГ медиируют альтернативный путь системной анафилаксии и являются участниками аллергических кожных реакций. И, наконец, было обнаружено, что НГ играют патогенетическую роль при диабете, атеросклерозе, формировании тромбов, что связано с уникальной способностью НГ образовывать нейтрофильные экстрацеллюлярные сети (neutrophil extracellular traps – NET) даже в отсутствие патогена [75].

Уникальность работы НГ в условиях нормы и патологии состоит в необычайно быстрой реализации иммунных реакций, направленных в первую очередь на уничтожение патогена, но без внешнего проявления своего агрессивного потенциала. В свете современных представлений НГ являются уникальной мультипотентной популяцией клеток иммунной системы (ИС), относящейся к врожденному иммунитету, обладающей важными функциональными возможностями, позволяющими активировать и регулировать адаптивный иммунитет, способствуя его полноценной реализации. При этом от адекватной реализации физиологических функций НГ зависит постоянство иммунного гомеостаза в целом [2, 26].

В настоящее время НГ признаны антигенпрезентирующими клетками (АПК), способными к дифференцировке и активации ядра - реструктуризации хроматина, экспрессии многочисленных генов, синтезу и секреции цитокинов, хемокинов, ростовых факторов и различных пептидов [26, 68, 96].

Свои весьма широкие функциональные возможности НГ реализуют благодаря мощному рецепторному аппарату, обеспечивающему взаимосвязи как непосредственно в системе НГ, так и опосредующему связь НГ с клетками эндотелия, эпителия, клетками иммунной системы и различными тканями. Получены новые данные о способности НГ к обратной трансэндотелиальной миграции (ТЭМ) из субэндотелиального пространства обратно в просвет сосудов, что сопровождается изменением фенотипа НГ, вследствие чего образуются субпопуляции НГ, которые могут принимать участие в распространении системного воспаления из очага поражения [31].

1.1. Рецепторный репертуар нейтрофильных гранулоцитов.

НГ – весьма лабильная клеточная популяция, оснащенная богатым репертуаром рецепторов, которые позволяют дифференцированно реагировать на малейшие изменения иммунного гомеостаза и функционируют как биологические сенсоры, опосредуя взаимосвязь НГ с экстрацеллюлярным окружением.

На мембране НГ экспрессируется комплекс адгезионных молекул, рецепторов к различным лигандам: цитокинам, иммуноглобулинам, мембранным молекулам других клеток и т.д. НГ экспрессируют различные антигенные детерминанты:

MHC-1; селектины и их рецепторы – CD62L, CD162 (PSGL-1); интегрины и их рецепторы – CD18 (β_2-интегрин), CD11a (LFA-1), CD11b (CR3), CD11c (CR4), CD11d; рецепторы ICAM для β_2-интегринов – ICAM-1(CD50), ICAM-3 (CD54); рецепторы для хемоаттрактантов – рецепторы PFPR и FPLR для fMLP; рецепторы для хемокинов (CXCR1, CXCR2, CCR1); FcR – рецепторы CD16 (FcγRIII), CD32 (FcγRII), CD64 (FcγRI), CD89 (FcαRI), FcεR; рецепторы для компонентов комплемента – CR1 (CD35), CR3 (CD11b), CR4 (CD11c), C5aR, C3aR, C5L2; CD14 – рецептор к ЛПС и эндотоксинам; CD15 – рецептор клеточной адгезии; CD17 - связывание бактерий, участие в ангиогенезе и апоптозе; CD24 – клеточная пролиферация и дифференцировка; паттернраспознающие рецепторы (PRR) – TLR 1, 2, 4-10; NOD – рецепторы; CD28 – костимулирующий рецептор для В-лимфоцитов; CD95 – рецептор активации/индукции апоптоза; CD25 – рецептор к IL2 (активационный маркер НГ); CD40, CD80, CD86, MHC II определяют способности НГ выступать в роли АПК. НГ имеют многочисленные рецепторы к цитокинам (IL8, TNFα, IL1, IL2, IL15, IL17, IFNα, IFNγ, G-CSF, GM-CSF и др.), гормонам, нейропептидам, гистамину, киназам. Выявленная недавно экспрессия TCR-like (TCRL, TCRαβ) на мембране НГ, представленная в течение всей жизни человека и снижающаяся в старости, открывает новые, ранее неизвестные иммунные механизмы функционирования НГ [49] (Рисунок 1.1.1.).

НГ оснащены рецепторами, распознающими эндогенные молекулы «опасности» - алармины или DAMPs (danger associated molecular patterns): внеклеточный АТФ, фрагменты внеклеточного матрикса, белки теплового шока, нуклеиновые кислоты (фрагменты ДНК и РНК собственных клеток), ядерный белок HMGB-1 и др.), через которые происходит активация клетки и включение ее в реакцию воспаления [73]. Установлено, что рецепторным путем под влиянием TNFα, лиганда sTRAIL и IL4 идет инициация апоптоза НГ у клинически здоровых лиц [34]. Недавно были описаны новые пути проведения сигнала активации НГ через ITAM/Syk — CARD9 при взаимодействии βгликанов с дектином-1, в результате которого запускается синтез цитокина IL-23, индуцирующего образование Th17-клеток [10].

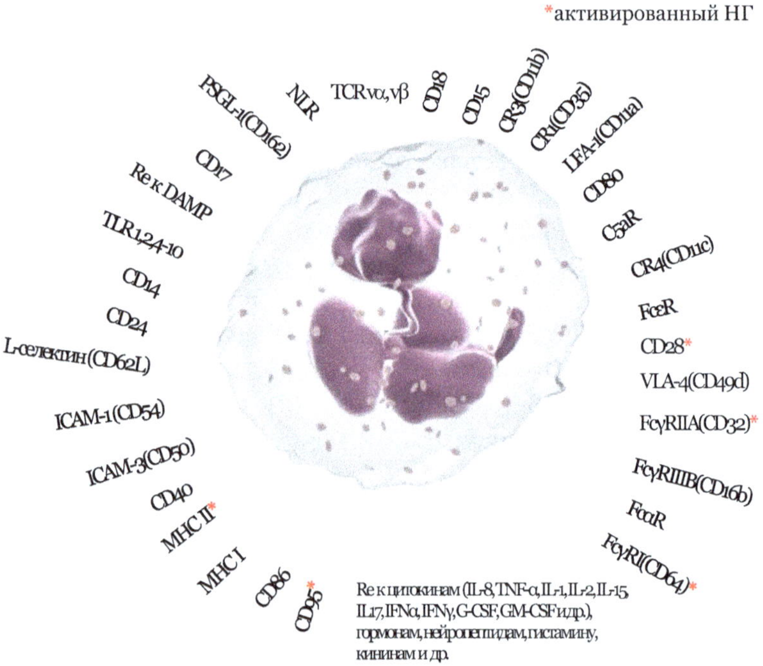

Рисунок 1.1.1. Поверхностные мембранные рецепторы нейтрофильных гранулоцитов

Сохранение пула рецепторов происходит внутриклеточно в гранулярном аппарате НГ, т.е. на мембране секреторных везикул, желатиназных и специфических гранул, а под воздействием активаторов рецепторы транслоцируются на поверхностную мембрану [44]. Таким образом, мембранная экспрессия НГ не только отражает процессы, происходящие в течение жизненного цикла клетки, но и позволяет оценить по реорганизации поверхностной цитоплазматической мембраны НГ их функциональное праймирование.

1.2. Гранулярный аппарат нейтрофильных гранулоцитов.

НГ обладают мощными кислородзависимыми и кислороднезависимыми механизмами, обеспечивающими выполнение микробицидной, цитотоксической и цитолитической функций, инициируя развитие базисной воспалительной реакции [26]. Цитолитический и цитотоксический потенциал НГ сконцентрирован в гранулярном аппарате и секреторных везикулах, которые являются не только простыми хранилищами протеолитических и бактерицидных протеинов до момента их активации и высвобождения либо во внеклеточное пространство при формировании NET, либо в фагоцитарные вакуоли, но и содержат важный резерв мембранных белков, встраивающихся в поверхностную мембрану НГ при экзоцитозе этих органелл [12].

Существуют три основных типа гранул НГ – первичные (азурофильные), вторичные (специфические), третичные (желатиназные) и секреторные везикулы.

Азурофильные гранулы содержат широкий набор гидролаз и других ферментов: миелопероксидазу (МП), α-фукозидазу, 5'-нуклеотидазу, β-галактозидазу, кислую глицерофосфатазу, α-маннозидазу, лизоцим (мурамилидазу), арилсульфатазу, β-глюкуронидазу, N-ацетилглюкозаминидазу, нейтральные протеазы (серпроцидины) — катепсин G, эластазу, коллагеназу, азурацидин, а также дефензины, кателицидины, лактоферрин, кислые глюкозаминогликаны гранулофизин и другие вещества. Маркерами азурофильных гранул служат фермент МП и CD63.

Специфические гранулы содержат ферменты лактоферрин, щелочную фосфатазу, лизоцим, NADPH-оксидазу, а также белок BPI, связывающий витамин B12. Маркерами этих гранул служат лактоферрин и CD66. Желатиназные гранулы преимущественно содержат желатиназу, а секреторные везикулы — щелочную фосфатазу (Рисунок 1.2.1.).

НГ способны отвечать «респираторным взрывом» на различные антигенные воздействия. НГ обладают феноменом внутриклеточной (внутрифагосомальной) и/или трансмембранной (экстрацеллюлярной, посредством экзоцитоза) дегрануляции. Рядом исследований доказано, что продукты гранул НГ, обладая цитолитическим действием, регулируют функционирование как самих НГ, так и других клеток по паракринным и аутокринным механизмам [79, 95].

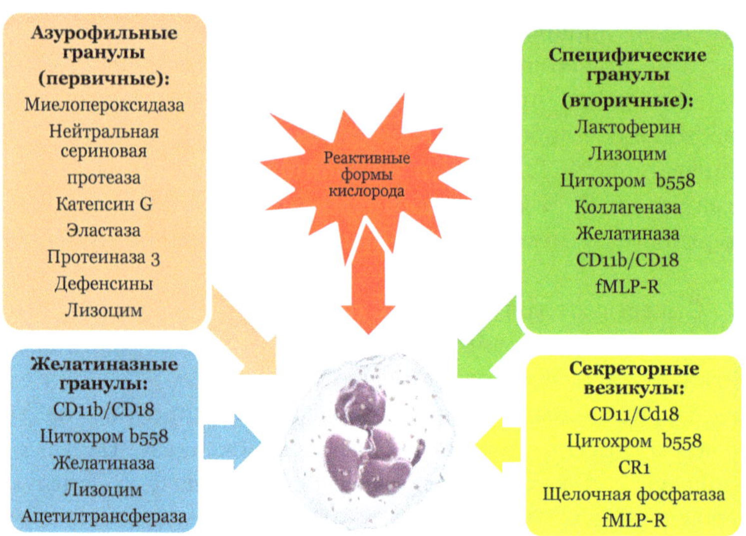

Рисунок 1.2.1. Гранулярный аппарат нейтрофильных гранулоцитов

НГ обладают наибольшей из всех клеток организма способностью генерировать активные формы кислорода (АФК) и хлора, оказывающие цитопатическое действие, благодаря высокому содержанию в них NADPH-оксидазы и миелопероксидазы. Известно, что МП и NADPH-оксидаза обладают высокой способностью осуществлять внутрифагосомальный киллинг бактерий за счет наработки высоких концентраций АФК, супероксид аниона, гидроген пероксида, хлорноватистой кислоты [92]. NADPH-оксидаза имеется у небольшого количества «отдыхающих» циркулирующих НГ. При этом активация НГ может праймироваться цитокинами (GM-CSF, TNFα и IL8), ЛПС и другими агентами. Праймирование – это «обоюдоострый меч», который при нормальном ответе НГ обеспечивает хороший внутрифагосомальный киллинг микроорганизмов, а при генерации большого количества АФК возникает токсическое повреждение окружающих тканей и некоторых клеток ИС, например, Т-лимфоцитов [57, 81]. Вторичные нарушения активности NADPH-оксидазы ведут к нарушению микробицидной активности фагоцитов и развитию пиогенных и микобактериальных инфекций [39]. Механизмы, управляющие феноменом активации NADPH-оксидазы и регулирования ее активности до настоящего времени недостаточно изучены и потому не всегда понятны [12]. Детальное исследование алгоритма активации NADPH-оксидазы позволило бы разработать новые терапевтические стратегии для лечения воспалительных процессов, сопряженных с дефектом продукции АФК, ассоциированным с нарушением фагоцитарной функции, или ограничить повреждающее действие на ткани гиперпродуцированных АФК при иммунозависимых воспалительных процессах [51].

НГ способны саморегулировать свой литический потенциал в реакциях антителозависимой клеточной цитотоксичности (АЗКЦ), контролируя экзоцитоз азурофильных гранул через активность катепсина G, блокирование которого приводит к снижению высвобождения эластазы и МП [62, 79]. С микробицидными эффекторными механизмами НГ, опосредованными эластазой, катепсином G, нуклеосомами, связывают активацию внутрисосудистой коагуляции и усиление внутрисосудистого роста тромба in vivo, необходимых для существенного уменьшения уровня патогенов в тканях в процессе системного инфицирования [71].

1.3. Цитокинсекретирующая функция нейтрофильных гранулоцитов.

Под влиянием разнообразных индуцирующих стимулов (микробные АГ, G-CSF, GM-CSF, IFNα, IFNγ, TNFα) НГ секретирует большой спектр провоспалительных (IL1α, IL1β, IL6, IL7, IL9, IL17A, IL17F, IL16, IL18, MIF) и противовоспалительных (IL1RA, IL4, IL10, TGFβ1, TGFβ2) цитокинов; иммунорегуляторных цитокинов (IFNα, IFNγ, IL12, IL23); колониестимулирующих факторов (G-CSF, M-CSF, GM-CSF, IL3, CSF); ангиогенных и фиброгенных факторов (HB-EGF, HGF, FGF2, TGFα, VEGF, prokineticin 2); членов суперсемейства TNF; CXC - и CC-хемокинов, других цитокинов (amphiregulin, BDNF, midkine, NGF, NT4, oncostatin M, PBEF), различных регуляторных белков и т.д. [68, 86] (Рисунок 1.3.1.).

Известное на данный момент значение НГ в патогенезе воспалительных, инфекционных, аутоиммунных и неопластических заболеваний идентифицирует НГ как важнейшую потенциальную цель для селективной фармакологической интервенции, действующей в двух направлениях: промотировать или ограничивать воспаление, и тем самым влиять на патологические процессы in vivo. В этом контексте, понимание механизмов модуляции НГ цитокинами или хемокинами и другими регуляторными пептидами позволяет глубже познать то, как НГ могут влиять на патофизиологические процессы [2, 26, 51, 89].

Вопреки существующему устаревшему и широко распространенному неправильному мнению о том, что НГ — это коротко живущие дифференцированные клетки с конденсированным хроматином ядра и, следовательно, не способные к экспрессии генов и ответу на индукцию, сегодня рядом авторов показано, что НГ способны к транскрипционно-зависимому синтезу конститутивных и индуцированных белков теплового шока (HSP70), обладающих выраженными протективными свойствами [3], к экспрессии РНК-кодированных фагоцитарных рецепторов и к модулированию синтеза РНК в ответ на воздействие глюкокортикоидов или пектина [59].

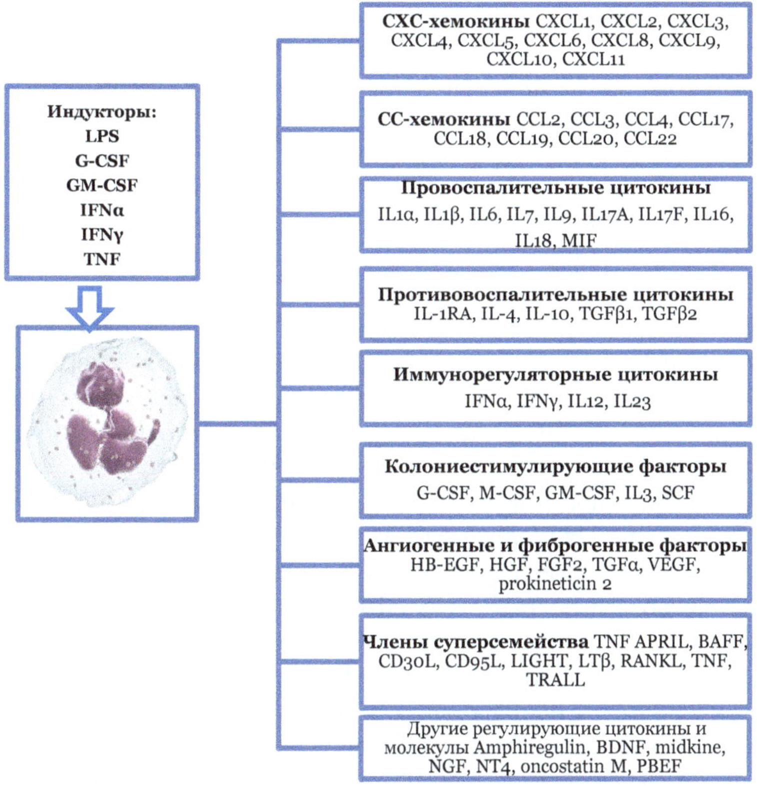

Рисунок 1.3.1. Цитокинпродуцирующая функция нейтрофильных гранулоцитов

НГ могут также повышать экспрессию генов, вовлекаемых в реализацию фагоцитарной функции и отвечать на воздействие провоспалительных цитокинов (TNFα, G-CSF, INFγ) дифференцировкой с приобретением рецепторов, присущих антигенпрезентирующим клеткам [58, 64, 90]. Длительность жизни НГ увеличивается в сайте воспаления, что индуцируется цитокинами микроокружения, включая GM-CSF, IL8, Gro-alpha, при их контакте с ЛПС [33]. В противоположность этому, противовоспалительные цитокины, такие как IL10, ускоряют апоптоз в ЛПС-активированных НГ [55]. IL17 регулирует гомеостаз НГ и влияет на воспаление, ослабляя его в тканях посредством торможения апоптоза НГ, индуцированного провоспалительными цитокинами [40].

Имеются множественные данные, демонстрирующие сопряженность активной реструктуризации хроматина ядер НГ с экспрессией многочисленных генов [53, 66, 85]. В ходе экспрессии генов структура хроматина претерпевает глубокие изменения. В состав хроматина – нуклеотида клеточного ядра, составляющего основу хромосом, входят ДНК, гистоны, негистоновые белки и РНК. Для активного хроматина характерны: модификация гистонов, повышенное содержание негистоновых белков, наличие деметилированной ДНК, угловое напряжение в ДНК, наличие свободных от нуклеосом зон (участков свободной ДНК) и т. д. В настоящее время стали хорошо известны 2 функции хроматина: первая состоит в том, что он в больших количествах входит в состав ДНК; вторая – он используется в качестве оружия для защиты целостности генома [32]. Следует отметить, что АТФ-зависимое ремоделирование хроматина является неотъемлемой частью поддержания константности генома [76]. Таким образом, хроматин рассматривается одновременно как защитник, так и регулятор генетической информации. Установлена взаимосвязь между изменением структуры хроматина и генной регуляцией в ИС [85]. Показано, что изменения структуры хроматина являются регуляторным механизмом, управляющим транскрипцией генов цитокинов [66]. Существуют доказательства «модификации гистонов» и ремоделирования хроматина при бактериальной инфекции [53]. Zhang X. и соавторы изучили изменения генной экспрессии и структуры хроматина в НГ, активированных опсонизированной E.coli и хемоаттрактантом (пептидом формил-мет-лей-фен) [96]. Результаты исследования выявили изменения уровня транскриптов 148 транскрипционных факторов и хроматин-ремодулирующих генов, и 95 регуляторов белкового синтеза. Выявлено, что сочетанная транскрипционная регуляция, включающая изменения структуры хроматина, может играть определенную роль в быстрых изменениях генной экспрессии, которые возникают в НГ [96]. В то же время глобальные изменения в генной экспрессии НГ, возникающие во время рецептор-медиированного фагоцитоза, могут влиять на судьбу клеток, позитивно или негативно регулируя процессы апоптоза, а, следовательно, влиять на интенсивность и исход бактериального воспаления [63]. Основную роль в изменении топологического состояния ДНК играют ферменты-топоизомеразы. Исследования топоизомераз выявили большое разнообразие этих ферментов в про- и эукариотических клетках. Была установлена биологическая функция ферментов разных типов, а также аналогии и различия в их структурах и механизмах действия, однако, существующие в настоящее время методы их исследования являются весьма сложными и малоприменимыми в клинике. В тоже время, метод поляризационной микроскопии, использующий оптический анизотропный эффект для изучения топологических свойств ядерного хроматина, позволяет эффективно тестировать структурные характеристики ядерного материала НГ на разных этапах функционирования клетки [8, 16, 17]. Величина анизотропии отражает структурно-молекулярную упорядоченность хроматина, который является основным носителем генетической информации в клетке. Снижение уровня анизотропии интерпретируется как показатель, свидетельствующий о явлениях деспирализации хроматина, сопровождающихся ослаблением химических связей комплекса ДНК-гистон в ядрах клеток. Подобные явления указывают на биологическую активацию хроматина, что является предпосылкой для появления матричной активности ДНК и, возможно, последующего белкового синтеза.

Нашими исследованиями показано, что хроматин ядер НГ способен к реструктуризации под влиянием различных индуцирующих стимулов, что сопряжено с экспрессией многочисленных генов, в том числе и генов про- и противовоспалительных цитокинов [8, 16, 17]. В результате последних исследований уточнены связи между способностью хроматина НГ к ремоделированию, ассоциированному с уровнем экспрессии генов IL8, IL1β и TNFα под влиянием глюкозаминилмурамилдипептида (ГМДП) и ИФНγ у здоровых лиц и больных инфекционно-воспалительными заболеваниями (ИВЗ). Показано, что уровень реструктуризации хроматина НГ тесно ассоциирован с относительной экспрессией провоспалительных цитокинов и может являться косвенным показателем уровня этой экспрессии. Так, у здоровых людей и больных с ИВЗ при индукции НГ в системе in vitro с помощью ГМДП и ИФНγ происходит достоверное увеличение степени реструктуризации хроматина НГ, сопровождающееся увеличением экспрессии генов IL8 , IL1β и TNFα относительно неиндуцированного контроля. При этом у здоровых людей уровень относительной экспрессии генов цитокинов существенно выше, чем у больных ИВЗ. Этот феномен, по-видимому, связан с тем, что индукция экспрессии этих генов НГ в системе in vitro происходила на фоне уже ранее существовавшей их индукции in vivo при развитии патологического инфекционно-воспалительного процесса. Возможно, что нарушение экспрессии генов некоторых провоспалительных цитокинов у больных ИВЗ в период обострения, которая должна быть гораздо выше в случае адекватного ответа в остром периоде бактериальной инфекции, обуславливает хронизацию воспалительного бактериального процесса.

В ходе проведенных исследований нами выявлена мультивариантность ответа реструктуризации хроматина ядер НГ при различных патологических процессах: ревматоидном артрите, хроническом миелолейкозе, остром деструктивном панкреатите, колоректальном раке (КРР) и др. [8, 16, 17, 20, 74, 79]. Мы полагаем, что выяснение связи между структурой и функцией хроматина НГ, его способностью к реструктуризации при различных заболеваниях является весьма актуальной задачей. При этом следует подчеркнуть необходимость уточнения вариантов комплексных изменений активности ядерного хроматина в сопоставлении с особенностями ремоделирования рецепторного мембранного репертуара НГ, их функциональной активности и уровня наработки АФК [20].

Вышеизложенное позволяет утверждать, что НГ могут становиться участниками формирования «цитокиновой сети» посредством секреции и регуляции экспрессии генов целого ряда цитокинов, благодаря которым они не только принимают участие в ранней фазе острого воспаления и поддерживают прогрессию воспалительной реакции, но и инициируют последующую активацию специфического иммунного ответа.

Следует отметить, что хроматин участвует в уникальном механизме, присущем НГ: в формировании NET. При этом, к нитям ДНК (внеклеточно «выстрелившего хроматина») привязано экстрацеллюлярно выброшенное из цитоплазмы НГ их гранулярное содержимое – энзимы и белки [32].

1.4. Нейтрофильные экстрацеллюлярные сети.

Нейтрофильные экстрацеллюлярные сети НГ – уникальный механизм, реализующий последний вариант противомикробной защиты [7, 15]. Осуществляя такого рода внеклеточный киллинг микроорганизмов, НГ погибают через NETosis [83]. При экстрацеллюлярной дегрануляции при образовании NET продукты гранул НГ (миелопероксидаза, протеазы, дефенсины и т.д.), «залипая» в сетях ядерной или митохондриальной ДНК, выстрелившей из НГ, осуществляют внеклеточный киллинг микроорганизмов. Формирование NET – финальный шаг программы активной клеточной смерти: NET образуются и реализуют свои действия в момент активной смерти НГ. NET формируются путем сложных морфологических перестроек в клетке, касающихся, прежде всего ядра [48]. Сетевые структуры появляются после дезинтеграции ядерной оболочки и гранулярных мембран. Морфология цитоплазмы и органелл остается неизмененной и интактной, нет фрагментации ДНК и фосфатидилсерин не экспонируется перед клеточной смертью. Во время формирования NET не наблюдается активации каспаз, необходимых для запуска клеточной смерти через апоптоз. Клеточная смерть, возникающая в процессе формирования NET – важнейший механизм врожденного иммунного ответа, значительно отличающийся от апоптоза и некроза по морфологическим и молекулярным критериям. Она зависит от наработки АФК через активацию NADPH-оксидазы НГ [48].

Сегодня стало известно, что хемокиновый рецептор, соединенный с G-белком (CXCR2), играющий важную роль при миграции НГ к очагу воспаления, опосредует образование NET, не зависящие от NADPH-оксидазы, но требующие участие Srs-киназ, а блокада CXCR2-рецептора молекулами антагонистов приводит к подавлению образования NET, что коррелирует с благоприятным клиническим состоянием и свидетельствует об их патогенетической значимости [69]. Микробы, иммунные комплексы, аутоантитела, цитокины и другие стимулы (IL8, TNF, IFN I и II типа) могут индуцировать NETosis через связывание с TLRs, FcR рецепторами или рецепторами комплемента [61]. Разнообразие белков NET зависит от стимула, который вызывает NETosis [50]. Факторы вирулентности бактерий могут оказывать нейтрализующие влияния на активность NET, например ДНКазы бактерий, вызывают деградацию ДНК NET [91]. Показано, что Streptococcus pneumonia использует нуклеазы для того, чтобы атаковать ДНК компоненты NET и, таким образом, нейтрализует бактерицидную активность NET. Описаны врожденные дефекты формирования NET при хронической гранулематозной болезни: мутации в NADPH-оксидазе нарушают формирование NET [54].

Недавние исследования показали, что у новорожденных имеет место дефектное формирование NET, что может быть причиной развития тяжелой гнойно-септической патологии [45]. Кроме того, было выявлен феномен формирования NET при некоторых патологических состояниях: преэклапмсии [52], стрептококковых инфекциях, пневмококковой пневмонии и при сепсисе [91]. Широкое разнообразие патогенов (бактерии, грибы, простейшие паразиты и даже вирусы, в том числе ВИЧ1) может вызвать образование NET и быть убитыми НГ [32]. В дополнение к позитивной роли NET: внеклеточный килллинг микроорганизмов (вирусов, бактерий, грибов) показаны их негативные эффекты при некоторых иммунозависимых заболеваниях. Так, NET принимает активное участие в развитии аутоиммунного воспаления при системной красной волчанке, васкулитах и т.д. Активация оси тромбоциты – НГ приводит к возникновению NET и формированию тромбов, в т. ч. при сепсисе. Установлено участие NET в повреждении тканей [61]. Известно, что NET могут разрушить кишечные эпителиальные клетки, эндотелий ткани, особенно при системной красной волчанке (СКВ) и сепсисе [88]. NET – индуцированное повреждение отмечено при астме, респираторном дистресс-синдроме у взрослых, кистозном фиброзе легких [35]. Другой побочный эффект NET – это гиперактивация системы коагуляции, наблюдаемая при атеросклерозе и сепсисе (синдром внутрисосудистого свертывания) [48]. Таким образом, поддержание правильного баланса между формированием NET и сокращением их количества имеет большое значение. В связи с этим, в качестве нового терапевтического подхода для лечения NET–опосредованных заболеваний рассматривается использование ДНКазы, антипротеаз, ингибитора миелопероксидазы и антигистоновых антител.

1.5. Гибель нейтрофильных гранулоцитов: некроз, апоптоз и NETosis.

НГ имеет три пути для реализации своего драматического ухода – клеточной смерти, отличающиеся как тонкими молекулярными механизмами, так и степенью повреждающего воздействия на макроорганизм: некроз, апоптоз и NETosis.

В результате некроза, происходит лизис цитоплазматической мембраны и выход содержимого НГ в окружающие ткани, что приводит к чрезмерной продукции цитокинов, и, нередко, к гиперактивации ИС с развитием локальной и системной воспалительной реакции и повреждением органов и тканей (гнойно-септические заболевания, аутоиммунные и аллергические болезни).

Конститутивная запрограммированная гибель НГ – апоптоз – критичный процесс, модулирующий их количество и функции. Апоптоз играет важную роль в нейтрофильном гомеостазе и разрешении воспаления, и, как считается, самый благоприятный вариант клеточной смерти, поскольку повреждающее действие на окружающие ткани отсутствует. В то же время, гибель НГ может провоцироваться воспалительным экстрацеллюлярным микроокружением (провоспалительные цитокины, клеточная адгезия, фагоцитоз, эритроциты, тромбоциты) и приводить к нейтропении, которая осложняет течение сепсиса и других инфекционно-воспалительных заболеваний (ИВЗ) [22]. Показано, что апоптоз НГ может лимитировать повреждающее действие воспаления при сепсисе и респираторном дистресс - синдроме (РДС). В тоже время, у пациентов с сепсисом апоптоз НГ обратно пропорционален тяжести сепсиса и может служить маркером тяжести септического процесса [68]. НГ способны регулировать уровень тканевых НГ в зоне воспаления, продуцируя лизофосфатидилсерин, генерированный NADPH-оксидазой, который, являясь противовоспалительным медиатором, работает in vivo и оркестрирует ранний и быстрый клиренс рекрутированных в ткани НГ за счет перепрограммирования макрофагов на эффероцитоз тканевых НГ [37]. Стресс, в частности хирургический операционный стресс, негативно влияет на FAS-индуцированный апоптоз НГ периферической крови, что ассоциировано со значительным снижением уровней сывороточных GM-CSF, IL6, IL8 в первый день после операции. При этом у пациентов с острым воспалением повышается sFas в плазме, что ведет к ингибированию Fas–медиированного апоптоза НГ. Более того, активация PI 3-K и ERK-зависимого сигнального пути также ведет к снижению Fas–медиированного апоптического ответа в НГ [55].

NETosis отличается от других классических процессов клеточной гибели – апоптоза и некроза, прежде всего, деконденсацией хроматина и дезинтеграцией ядерной оболочки, исчезновением цитоплазматических гранул и смешиванием ядерного содержимого с материалом цитоплазмы. Молекула ДНК высвобождается из клетки без фрагментации ее эндонуклеазами. При апоптозе, наоборот, хроматин конденсируется и происходит его фрагментация без нарушения целостности ядерной оболочки. При некрозе нарушается целостность самой клетки, она лизируется, но без развития изменений в гранулах и ядерной мембране. Сетеподобная структура, состоящая из молекулы ДНК и содержимого цитоплазматических гранул, при некрозе и апоптозе не образуется [33, 48].

Таким образом, в настоящее время убедительно показано, что НГ – являются зеркалом гомеостаза. В борьбе с патогенами НГ проявляют не только внутриклеточную фагоцитарную активность, но и уничтожают их при помощи формирования NET, выброса экстрацеллюлярных везикул. НГ способны к синтезу белков de novo, т.е. обладают белок синтетической функцией, секретируют большое количество гранулярных ферментных и неферментных белков, обладающих антибактериальными и регуляторными свойствами, цитокинов, хемокинов, регуляторных молекул, ростовых факторов и др. На поверхностной мембране НГ экспрессированы сотни различных молекул – рецепторов, обеспечивающих их связь с микроокружением и другими клетками иммунной системы.

1.6. Регуляторные влияния нейтрофильных гранулоцитов в норме и патологии.

Нейтрофильные гранулоциты пластичны и способны, в зависимости от условий, менять свой фенотип и приобретать новые функции. НГ регулируют функции клеток как врожденной, так и адаптивной иммунной системы, оказывая на них как активирующие, так и супрессирующие влияния в зависимости от сценария иммунного ответа.

Осуществляя первую линию клеточной защиты, НГ регулируют функциональную активность другого класса фагоцитов - моноцитов/макрофагов, как повышая их противомикробную активность [87], так и вызывая супрессивные изменения, опосредуемые цитоплазматическим белком гранулоцитов S100A9 в процессе фагоцитоза макрофагами апоптотических НГ [38]. При этом сам макрофагальный фагоцитоз апоптотических НГ может регулироваться локально как про-, так и противовоспалительными факторами [46]. При этом, НГ осуществляют регуляторные влияния как на клетки врожденного иммунитета, так и на участников адаптивного иммунитета, что соответствует представлениям Janeway C.A. и соавт. о реакциях врожденного иммунитета не только как о необходимом фоне для активации адаптивного ответа, но и для формирования Т клеточного ответа [60]. В частности, известно, что при дегрануляции активированных НГ на клеточную поверхность и во внеклеточное пространство высвобождаются сериновые лейкоцитарные протеазы, которые регулируют взаимодействие систем врожденного и адаптивного иммунитета путем модуляции экспрессии и активности клеточных рецепторов, и цитокинов, продуцируемых различными клетками [12].

Выявлены механизмы супрессорного влияния некоторых субпопуляций НГ на пролиферацию Т-клеток, опосредованные секрецией внеклеточной аргиназы и внеклеточных активных форм кислорода (АФК), посредством образования иммунологических синапсов, через которые непосредственно к поверхности лимфоцитов доставляются АФК [82].

Таким образом, являясь уникальной мультипотентной популяцией клеток, НГ обладают очень важными функциональными возможностями, способствующими полноценной реализации иммунного ответа [26, 68, 89, 88] (Рисунок 1.6.1.).

Устаревшее представление о НГ исключительно как о клетках антимикробной резистентности не отражает всех данных об их функциональных возможностях. В последние годы получены данные об усилении секреции нейтрофильных дефенсинов RtNP-3 в плазму крови в условиях стресса, что может свидетельствовать о вовлеченности последних в ход развертывания стресс - реакции [1].

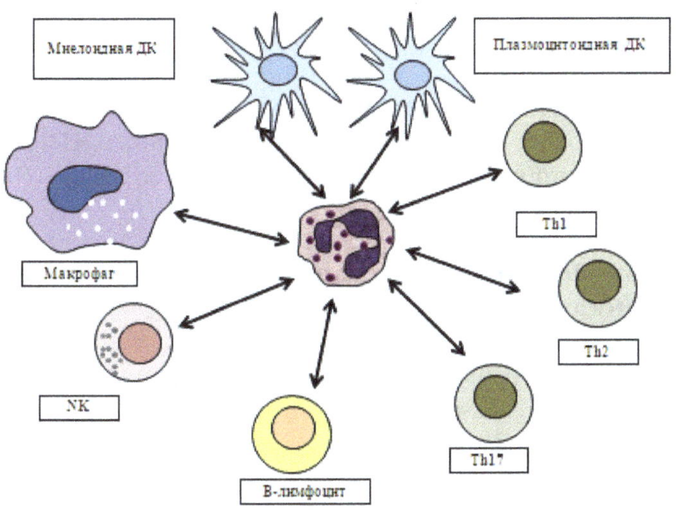

Рисунок 1.6.1. Взаимные регуляторные влияния нейтрофильных гранулоцитов и других клеток иммунной системы

Известно также, что участие НГ в антиэндотоксиновой защите имеет большое значение как в реализации патофизиологических эффектов синдрома эндогенной интоксикации, так и в ходе развития инфекционного процесса, во многом определяя степень тяжести и прогноз заболевания в целом. В отсутствии инфекционного патогена, но при встрече с опухолевыми клетками НГ активируются и погибают, образуя сети из нитей ДНК (нейтрофильные ловушки), которые ограничивают периферическое распространение опухолевых клеток [6]. Распределение ролей в реализации противоопухолевой защиты зависит от цитокинового окружения и реализуется через механизмы как прямой, так и непрямой цитотоксичности [20].

Последние достижения в области изучения НГ иллюстрируют высокую степень пластичности и функциональную гетерогенность популяции НГ в зависимости от течения физиологических и патологических сценариев иммунного ответа.

Fridlender Z. G. и др. [47] показали, что, существует две различных субпопуляции опухоль-ассоциированных НГ (tumor-associated neutrophils - TANs) с противоопухолевой (N1) и проопухолевой (N2) активность.

1.7. Нейтрофильные гранулоциты при инфекционных заболеваниях.

Дефектно функционирующие НГ (дефицит количества НГ, нарушение фагоцитарной функции, дефицит МП, дефенсинов, лактоферрина, глюкозо-6-фосфатдегидрогеназы, NADPH-оксидазы и т.д., дефекты формирования NET) не обеспечивают адекватную противомикробную защиту, что приводит к развитию сепсиса, рецидивирующих гнойных инфекций, хронических бактериальных инфекций и т.д.

Отсутствие адекватного реагирования или блокада функций НГ в ответ на микробную агрессию может приводить к развитию вялотекущих хронических инфекционно-воспалительных заболеваний (ИВЗ), не отвечающих на традиционную терапию. В то же время, гиперактивация НГ сопровождает многие аутоиммунные заболевания/ хронические иммунозависимые процессы и напрямую связана с гиперпродукцией некоторых цитокинов, например, IL-17 (болезнь Крона, неспецифический язвенный колит, васкулит Вегенера и т.д.). Гиперпродукция IL8 клетками желудочного эпителия, провоцируемая H.pylori при хеликобактерном гастрите, привлекает НГ в зону воспаления, обеспечивая, тем самым, нетипичный воспалительный процесс: при хроническом воспалении ведущим субстратом становятся НГ, которые традиционно считают участниками только острого бактериального воспаления. Кроме того, H. pylori активируют NADPH-оксидазы к продукции реактивных кислородных метаболитов путем транслокации их цитозольной субстанции на плазматическую мембрану НГ, что повреждающе влияет на окружающие ткани, провоцируя формирование эрозий и/или язв желудка.

В настоящее время описаны дисфункции НГ, которые при различных ИВЗ с нетипичным течением могут протекать по разному сценарию и манифестировать, как гипофункцией на фоне дефицита НГ при рецидивирующих и упорно-рецидивирующих гнойных процессах, хронических ИВЗ вирусно-бактериальной этиологии, не поддающихся стандартному лечению, так и блокадой функциональной активности: развитием неадекватного ответа вплоть до состояния неотвечаемости при хронических вялотекущих инфекционно-воспалительных процессах с затяжным течением обострений, социально-значимых инфекциях, при сепсисе; или гиперэргическим функционированием (внеклеточная продукция кислородных радикалов в высокой концентрации, например), которое может приводить к супрессии Т звена иммунной системы (ИС), повреждению органов и тканей при хронических иммунозависимых заболеваниях или септическом шоке [39, 62, 92]. Нетипично протекающие ИВЗ на фоне расстройств ИС, и в частности, на фоне дисфункций НГ, приводят к повышенной заболеваемости, частичной, а иногда и полной, потере трудоспособности, высокой летальности при сепсисе, как у взрослых субъектов, так и у детей, особенно в периоде новорожденности [13, 29].

Неонатальные НГ характеризуются количественным и качественным дефицитом по сравнению с НГ взрослого человека. Неонатальный сепсис – проблема глобального масштаба, поскольку имеет самые тяжелые последствия и характеризуется высокой летальностью. Это происходит на фоне нарушений функционирования ИС и дефектных НГ, что способствуют быстрому диссеминированию инфекции и, как следствие – смерти новорожденного [94]. Так, описаны три важных нарушения НГ, которые способствуют возникновению тяжелого неонатального сепсиса и септического шока: нейтропения, сниженная пластичность и запоздалый апоптоз [70].

При сепсисе и синдроме системной воспалительной реакции (ССВР) в циркуляции появляется большое количество незрелых форм НГ. Они характеризуются снижением фагоцитарной функциональной активности, пониженной продукции АФК, дефектным уровнем экспрессии рецепторов CD14 MD-2, нарушением миграционной способности. Незрелые НГ характеризует высокий базальный уровень соотношения внутриклеточных ФНОα/IL10, подтверждающий их провоспалительный фенотип. Они имеют более длинный жизненный цикл, резистентны к спонтанному апоптозу и могут созревать ex vivo [42]. Пациенты с сепсисом (более тяжелая воспалительная реакция) имеют более выраженное снижение некоторых рецепторов, в частности TREM-1, который имеет ключевую роль в амплификации продукции воспалительных цитокинов, чем пациенты, страдающие неинфекционным синдромом системной воспалительной реакции [78].

1.8. Нейтрофильные гранулоциты в противовирусной защите.

НГ, являясь основной эффекторной частью ИС, способны не только уничтожать патогены, но и регулировать иммунный ответ и воспаление, в том числе и при вирусной инфекции [23, 84].

НГ влияют на адаптивный иммунный ответ при вирусной инфекции [43, 80] путем презентации антигена, транслокации патогенных вирусов в лимфатические узлы, супрессорной модуляции ответа Т-клеток, экспрессии Toll-подобных рецепторов, распознающих ДНК вируса герпеса (TLR-9) [4, 28, 80]. НГ представляют собой важные элементы противовирусного иммунитета, реализуя свои возможности посредством процесса фагоцитоза, образования активных форм кислорода (АФК), формирования NET, способности синтезировать и секретировать цитокины, дефенсины, интерфероны [9, 5, 14, 23, 27].

Исследования последних лет показали, что с одной стороны нейтрофильные гранулоциты способны осуществлять противовирусную защиту, с другой стороны – многие вирусы, в частности, герпесвирусы, способны негативно влиять на функции НГ, трансформировать их фенотип и влиять на формирование популяций/субпопуляций с различными функциональными свойствами [84]. Герпесвирусы могут усиливать апоптоз НГ, что приводит к возникновению нейтропении, блокировать противовирусную активность НГ и т.д.

Повреждение НГ герпесвирусами нарушает их функционирование и приводит в совокупности с другими факторами к срыву адаптационных реакций [23, 27, 28, 41, 84]. В последние годы показано, что при хронической герпесвирусной инфекции имеются многочисленные субпопуляции НГ, характеризующиеся различными фенотипами с различной рецепторной оснащенностью, обладающие различными функциональными свойствами: способностью реструктуризировать хроматин, экспрессировать гены цитокинов и секретировать цитокины, реализовывать активность гранулярного аппарата, продуцировать активные формы кислорода, осуществлять цитотоксичность, образовывать NET.

1.9. Фенотипический профиль и функциональные особенности нейтрофильных гранулоцитов при ифекционно-воспалительных заболеваниях.

Большой вклад в изучение клеточных взаимодействий физиологической и патогенетической значимости НГ в этом свете вносит изучение рецепторов НГ. Изучение субпопуляций НГ представляет новый подход к определению функциональной активности НГ, позволяющий оценить адекватность включения НГ в реализацию иммунного ответа, а также диагностировать и прогнозировать исход заболевания. Известно, что различные фенотипические профили и уровень оснащенности поверхностными рецепторами связаны с морфологическими особенностями и определяют функциональный потенциал НГ – цитокинопродукцию, трансэндотелиальную миграцию, внутриклеточный и внеклеточный киллинг, образование NET [18, 21, 31].

Продемонстрировано существование достаточно большого количества субпопуляций НГ, обладающих различными возможностями. НГ, получающие комплексные цитокиновые влияния, не только приобретают новые черты, но и проходят различные стадии активации и дифференцировки, экспрессируя при этом антигены MHCII класса, CD80, CD86, ICAM-1, LFA-1 [20, 80, 18]. Доказано, что индуцирующие цитокиновые стимулы дифференцируют НГ в уникальную гибридную популяцию с дуальными фенотипическими и функциональными свойствами характерными как для НГ, так и дендритных клеток (ДК), участвующую во врожденной и адаптивной иммунной реакции [72]. В наших более ранних работах были выделены следующие субпопуляции НГ: регуляторные; супрессорные; провоспалительные - инициирующие воспалительную реакцию; воспалительные с позитивным микробицидным потенциалом (антибактериальным, противовирусным, противогрибковым); воспалительные с негативным цитотоксическим потенциалом - «агрессивные»; противовоспалительные — регулирующие регрессию воспаления; противоопухолевые - TAN1; проопухолевые – TAN2, гибридные [23].

Фагоцитарная и микробицидная функция, вирусоцидная активность НГ находится в непосредственной зависимости от фенотипических особенностей: количества и плотности таких экспрессируемых рецепторов, как CD11b/CD18, CD10, CD15, CD16, CD32, CD64, CD35 и т.д. [44]. Экспрессия на мембране НГ CD32, CD16 важна в осуществлении фагоцитарной функции и антителозависимой клеточной цитотоксичности (АЗКЦ), которая ассоциируется с CD11b/CD18-зависимым повышением адгезии, дегрануляцией и киллингом [74]. CD64, CD32, CD16 – триггерные молекулы, запускающие иммунный фагоцитоз и процессы киллинга [22] (Рисунок 1.9.1.).

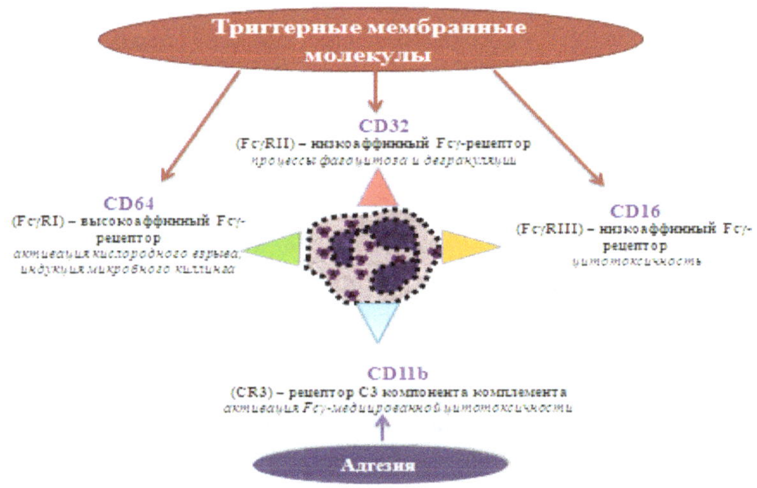

Рисунок 1.9.1. Функционально-значимые рецепторы в субпопуляциях нейтрофильных гранулоцитов.

Большую диагностическую и прогностическую значимость имеют выявленные нами варианты ремоделирования фенотипа НГ, одновременно экспрессирующих CD64, CD32, CD11b и CD16 функционально-значимые рецепторы, при инфекционно-воспалительных заболеваниях, в том числе у новорожденных различного гестационного возраста [22], у пациентов с неопластическими процессами [19, 20], у женщин репродуктивного возраста с генитальными и экстрагенитальными инфекционно-воспалительными заболеваниями (ИВЗ) [11].

При изучении вариабельности одновременной презентации на мембране НГ рецепторов CD64, CD32, CD16, CD11b установлено, что у здоровых взрослых и детей разного возраста в периферической крови присутствуют одна мажорная субпопуляция $CD64^-CD32^+CD16^+CD11b^+$ и 5 минорных субпопуляций НГ: $CD64^-CD32^+CD16^+CD11b^-$, $CD64^-CD32^-CD16^+CD11b^+$, $CD64^+CD32^+CD16^+CD11b^+$, $CD64^+CD32^+CD16^+CD11b^-$, $CD64^+CD32^-CD16^+CD11b^+$ с различной оснащенностью и плотностью изучаемых рецепторов. При патологических состояниях происходит трансформация фенотипа НГ и регистрируются изменения как качественных, так и количественных характеристик субпопуляций НГ (Таблица 1.9.1.).

При ИВЗ бактериальной этиологии у новорожденных (врожденная пневмония, неонатальный сепсис) нами выявлено значительное увеличение субпопуляции НГ с фенотипом $CD64^+CD32^+CD16^+CD11b^+$ с высокой плотностью экспрессии CD11b и CD16. Наблюдаемое увеличение указанной субпопуляции НГ в периферической крови находится в прямой зависимости от тяжести инфекционно-воспалительного процесса: чем клинически тяжелее протекает заболевание, тем большее количество НГ с этим фенотипом $CD64^+CD16^+CD32^+CD11b^+$ находится в циркуляции [25]. При наличии генитальных и экстрагенитальных ИВЗ у женщин фертильного возраста, планирующих беременность, так же выявлена фенотипическая вариабельность НГ – появление субпопуляции $CD16^+CD32^+CD11b^-$, что свидетельствует о стойком нарушении их рецепторной функции и необходимости ее адекватной коррекции, заключающейся в восстановлении фенотипического состава НГ.

Таблица 1.9.1. Фенотип субпопуляций НГ и их диагностическая значимость (Нестерова И.В. и соавт., 2010-2016).

Модель	Субпопуляция	Функции/диагностическая значимость
Здоровые взрослые и дети [21,22,23,24]	$CD64^{-}CD32^{+}CD16^{+}CD11b^{+}$ $CD16^{bright}CD11b^{dim}$ $CD62L^{bright}CD63^{dim}$ // $CD62L^{dim}CD63^{dim}$	Противовоспалительный и противоопухолевый эффект
		- нормальные НГ (мажорные субпопуляции) – полноценное осуществление АЗКЦ, микробицидной активности
Гнойно-септические заболевания у детей и взрослых [21,22,23,24]	$CD64^{+}CD32^{+}CD16^{+}CD11b^{+}$ $CD62L^{dim}CD63^{mid}$ $CD62L^{dim}CD63^{dim}$	Маркер тяжести и прогрессирования бактериального процесса
		- нормальные НГ (минорная субпопуляция у здоровых) - активированные НГ in vivo бактериальными антигенами (значительное увеличение в циркуляции)
Острая бактериальная инфекция у взрослых [24]	$CD16^{dim}CD11b^{bright}$	Маркер остроты бактериального процесса
		-мажорная субпопуляция (значительное увеличение в циркуляции)
Респираторные и герпесвирусные инфекции у детей [23, 25]	$CD64^{-}CD16^{+}CD32^{-}CD11b^{+}$	прогностический признак неблагоприятного течения вирусной инфекции
		- минорная субпопуляция НГ здоровых - значительное увеличение при вирусной респираторной и герпетической инфекции - депрессия фагоцитарной и микробицидной активности НГ
Острая ВЭБ-инфекция у взрослых [24]	$CD16^{bright}CD11b^{bright}$	- маркер остроты вирусного процесса - прогностически неблагоприятный признак присоединения бактериальной инфекции
		-мажорная субпопуляция (значительноеувеличение в циркуляции) - высокий уровень АЗКЦ и АФК-зависимая ингибиция пролиферации Т-клеток

Так, проведение предгравидарной подготовки с включением иммунотерапии оказывает позитивный клинико-иммунологический эффект, заключающийся в нормализации рецепторной функции НГ, коррелирующий с увеличением процента забеременевших женщин [11].

Полученные нами данные позволяют разрабатывать критерии контроля за течением ассоциированных вирусных инфекций и бактериальных гнойно-воспалительных заболеваний, диагностировать и/или прогнозировать усугубление их тяжести, оптимизировать методы иммунотерапии, направленные на коррекцию дисфункций НГ.

Многократное увеличение субпопуляции $CD64^{-}CD32^{-}CD16^{+}CD11b^{+}$НГ было показано у детей с повторными острыми респираторными вирусными инфекциями, ассоциированными с герпесвирусной моно- или микст ко-инфекцией. При этом наблюдалась значительная репликативная активность таких герпесвирусов, как ВПГ I/II, ЦМВ, ВЭБ, ВГЧ VI [25, 77].

Для полноценного функционирования НГ важно не только определенный субпопуляционный состав, но и адекватный уровень плотности экспрессии соответствующих поверхностных мембранных маркеров НГ. Так, Pillay J. с соавт. обнаружили несколько субпопуляций НГ с различным фенотипом, которые отличались по количеству и плотности оснащения рецепторами: зрелые НГ - с фенотипом $CD16^{high}CD62L^{high}$, незрелые НГ – с фенотипом $CD16^{low}CD62L^{high}$, супрессорные НГ - с фенотипом $CD16^{high}CD62L^{low}$ и НГ-предшественники - с фенотипом $CD16^{low}CD62L^{low}$ [80]. Субпопуляция циркулирующих НГ с фенотипом $CD16^{low}CD62L^{high}$ наблюдалась у детей с респираторно-синцитиальной вирусной инфекцией, а также при вирусной и бактериальной ко-инфекции [36, 67]. Показано, что субпопуляция незрелых НГ не обладала способностью к иммунной защите от микроорганизмов. У пациентов с ВИЧ-инфекцией обнаружены активированные зрелые НГ с иммуносупрессивными свойствами [84].

Супрессорные НГ могут вызвать паралич ИС, в результате которого нарушается противоинфекционная защита, что облегчает возникновение бактериальных осложнений и возникновение вирусной и бактериальной ко-инфекции [36, 65]. Появление $CD16^{high}CD62L^{low}$НГ значительно возрастает при бактериальной инфекции, или вирусной и бактериальной ко-инфекции и, в тоже время, при вирусной инфекции при поражении нижних дыхательных путей, - в легких эта субпопуляция, практически, не обнаруживается [36, 81]. У детей с тяжелой вирусной респираторной инфекцией без бактериальной ко-инфекции, и у пациентов с бактериальным сепсисом, была обнаружена нейтрофильная субпопуляция, характеризуемая фенотипом $CD16^{low}CD62L^{low}$ [36, 67]. С помощью проточной цитометрии в сочетании с визуальной оценкой клеток было показано, что в эту субпопуляцию входят большое количество миелоцитов и метамиелоцитов, поэтому НГ с фенотипом $CD16^{low}CD62L^{low}$ назвали субпопуляцией НГ-«предшественников». Последовательное увеличение числа НГ-«предшественников» статистически достоверным ($p < 0{,}001$) и не зависело от наличия бактериальной ко-инфекции [36]. Предположили, что НГ-«предшественники» происходят из гетерогенного семейства G-MDSCs (granulocyte myeloid-derived suppressor cells – гранулоцитарных супрессорных клеток миелоидного происхождения), к которым относятся гранулоцитарные клетки со свойством иммунного ингибирования [36, 82]. Достоверных различий по количеству маркеров активации и дегрануляции CD11b, CD54, CD63, CD66b у вышеуказанных четырех субпопуляций (зрелые НГ, незрелые НГ, супрессорные НГ и НГ-«предшественники») при вирусных инфекциях и при бактериальных ко-инфекциях у новорожденных с тяжелой вирусной инфекцией, практически, не выявлено. При этом отмечено, что при активации и дегрануляции у супрессорных НГ выявляется высокий уровень экспрессии CD11b и CD63, в то время как у НГ - «предшественников» отмечается наиболее высокий уровень экспрессии CD63 и CD66b и низкий уровень экспрессии CD11b и

CD54 [36]. Интересно, что количество НГ, находящихся в кровотоке и оснащенных CD62L на поверхностной мембране, больше, чем CD62L НГ, полученных из бронхоальвеолярного лаважа, что предположительно связано с утратой этого рецептора при миграции.

В результате проведенных нами исследований у пациентов с острыми вирусными (острой вирусной Эпштейн-Барр (ВЭБ) инфекцией) и острыми бактериальными инфекционно-воспалительными заболеваниями (острым бактериальным тонзиллитом) были выявлены разные фенотипы НГ с индивидуальными характеристиками. Ранее было показано, что популяция $CD16^{+}CD11b^{+}$НГ играет важную роль в осуществлении реакций фагоцитоза и АЗКЦ при инфекционных процессах различной природы. Известно, что CD11b и CD16 НГ – важнейшие триггеры, запускающие каскад активационных и регуляторных процессов НГ и у покоящихся неактивированных НГ CD11b и CD16 экспрессируются на низком уровне, а при активации клетки происходит дополнительная транслокация внутриклеточных CD16 и CD11b на мембрану НГ [24, 28, 44]. Наши исследования показали, что субпопуляция $CD16^{bright}CD11b^{dim}$НГ преобладала у здоровых людей, а НГ с фенотипом $CD16^{bright}CD11b^{bright}$ отсутствовала у здоровых добровольцев, но появилась и доминировала при острой ВЭБ инфекции (Таблица 1.9.1.) [24].

Pillay J. и соавторы [81, 82] обнаружили существование новой субпопуляции $CD11c^{bright}CD62L^{dim}CD16^{bright}CD11b^{bright}$НГ - зрелых гиперсегментированных НГ человека с иммуносупрессивной активностью. Эта субпопуляция была способна подавлять пролиферацию Т-клеток через высвобождение активных форм кислорода и демонстрировала высокую экспрессию CD11b. Более ранние исследования Woodfin A. и соавторов продемонстрировали, что супрессивные НГ - зрелые НГ с гиперсегментированным ядром, экспрессирующие высокие уровни ICAM-1, обладают способностью к обратной трансэндотелиальной миграции (ТЭМ) [93]. Позже Cortjens B. и его коллеги в 2017 году [36] показали, что при тяжелой респираторной вирусной инфекции у младенцев экспрессия активационного маркера CD11b была значительно повышена у супрессорной субпопуляции НГ. Эти супрессорные субпопуляции НГ, появившиеся при вирусных и бактериальных ко-инфекциях у новорожденных, также имели самую высокую экспрессию молекул CD63 на их поверхностных мембранах, что свидетельствовало об активной дегрануляции НГ.

Выявленное нами при острой бактериальной инфекции (острый бактериальный тонзиллит) появление превалирующей популяции $CD16^{dim}CD11b^{bright}$НГ свидетельствовала, по нашему мнению, о выходе в циркуляцию незрелых форм НГ при бактериальной атаке. В тоже время при острой вирусной инфекции (острой ВЭБ-инфекции), преобладала субпопуляция $CD16^{bright}CD11b^{bright}$ НГ. Мы предположили, что с одной стороны, появление $CD16^{bright}CD11b^{bright}$ НГ с высокой цитотоксичностью (высокие уровни экспрессии CD16) и с супрессивным влиянием на пролиферацию Т-клеток (высокие уровни экспрессии молекул CD11b) необходимо для реализации противовирусной активности НГ в их борьбе с ВЭБ-инфекцией. $CD16^{bright}CD11b^{bright}$НГ должны обладать высокой противовирусной активностью. С другой стороны, их супрессорные свойства (высокие уровни экспрессии CD11b), возможно, приведут к различным осложнениям в виде вторичных бактериальных инфекций.

Таким образом, при тяжелой острой ВЭБ-инфекции выявлено ремоделирование фенотипа НГ и появление новой субпопуляции $CD16^{bright}CD11b^{bright}$НГ с высокой цитотоксичностью и супрессивным влиянием. Необходимы дальнейшие исследования для выявления функциональной значимости субпопуляции $CD16^{bright}CD11b^{bright}$НГ как при ВЭБ-инфекции, так и при других герпесвирусных инфекциях, а также для изыскания возможности иммуномодулирующих воздействий на этот «негативный» фенотип НГ с целью его позитивной трансформации, что позволит предотвратить присоединение тяжелых бактериальных осложнений [24].

В связи с изложенным насущной задачей фундаментальной иммунологии является изучение различных вариантов дисфункций НГ, с уточнением особенностей спонтанной и индуцированной реструктуризации ядерного хроматина, трансформации фенотипа различных субпопуляций и функциональной активности НГ, при нетипично протекающих ИВЗ, и, на этой основе необходим поиск методов, направленных на улучшение функционирования дефектных НГ. Разработка экспериментальных подходов к созданию методов ремоделирования дефектно функционирующих НГ при различных нетипично протекающих инфекционно-воспалительных процессах в настоящее время является актуальнейшей проблемой и требует своевременного решения.

ЗАКЛЮЧЕНИЕ

Таким образом, классический взгляд на НГ, как на короткоживущие *конечно дифференцированные* эффекторные клетки воспалительной реакции, осуществляющие только фагоцитоз, киллинг и элиминацию внеклеточных патогенов, убедительно опровергнут каскадом последних исследований.

Новые научные факты, полученные в течение лишь последних 10-15 лет, продемонстрировали, что НГ обладают определенными регулирующими влияниями как активирующего, модулирующего, так и депрессивного характера, практически, на все клетки, как врожденного, так и адаптивного иммунитета. Более того, доказано, что длительность жизненного цикла НГ может значительно увеличиваться под влиянием комплексного воздействия цитокинов, в том числе при выполнении «своих обязанностей» в крови и тканях при защите от агрессивных микробных патогенов, различных АГ, неопластических и мутировавших клеток.

НГ способны под влиянием индуцировавших стимулов повышать экспрессию генов, кодирующих ключевые медиаторы воспаления, в том числе компоненты комплемента, Fc рецепторы, хемокины и провоспалительные, противовоспалительные и регуляторные цитокины. При этом существуют данные, свидетельствующие о том, что НГ продуцируют и различные противовоспалительные факторы, в том числе липоксины, которые способствуют разрешению воспаления. Более того, показано, что при катастрофическом состоянии иммунной системы при сепсисе тканевые НГ, получив определенную информацию, способны к реверсивной трансмиграции не только в периферическую кровь, но и в костный мозг и, таким образом, способны влиять на процессы созревания клеток иммунной системы и приобретение ими определенных функций. Развитие новых диагностических технологий позволило расширить и углубить наше понимание роли НГ в иммунном гомеостазе и оценить динамическую взаимосвязь функционального потенциала клетки с ее генной экспрессией и синтезом тех или иных факторов, участвующих в иммунологическом «кросс токе» (перекрестном разговоре), и фенотипической поляризацией НГ в ответ на индуцирующие сигналы интра- и экстрацеллюлярного окружения. До настоящего времени еще окончательно неизвестно, сколько имеется фенотипов НГ. По нашему мнению, существует несколько субпопуляций НГ с различной рецепторной оснащенностью, отличающиеся по своим свойствам реструктуризировать хроматин, экспрессировать гены цитокинов и секретировать про- и противовоспалительные цитокины, реализовывать содержимое гранулярного аппарата, продуцировать активные формы кислорода, осуществлять цитотоксичность, образовывать NET. Так, можно выделить следующие субпопуляции НГ: *регуляторные; супрессорные; провоспалительные* – инициирующие воспалительную реакцию; *воспалительные с позитивным микробицидным потенциалом* (антибактериальным, противовирусным, противогрибковым); *воспалительные с негативным цитотоксическим потенциалом* – «агрессивные»; *противовоспалительные* – регулирующие регрессию воспаления; *противоопухолевые* – TAN1; *проопухолевые*– TAN2; *гибридные*, сочетающие свойства НГ и ДК.

Многочисленные современные фундаментальные и клинические исследования убедительно демонстрируют, что пришло время переосмысления старых догм: неоспоримые факты свидетельствуют о том, что НГ являются ключевыми эффекторными и регуляторными мультифункциональными клетками как врожденного, так и адаптивного иммунитета, а различные дисфункции НГ играют негативную, часто решающую роль, в иммунопатогенезе широкого спектра заболеваний: количественный и функциональный дефицит, неадекватность ответа на микробные патогены и антигены некоторых опухолей, гиперэргическое функционирование при аутоиммунных и аллергических процессах и т.д. Очевидна необходимость проведения дальнейших фундаментальных исследований, направленных на выявление и уточнение иммунопатогенетической роли субпопуляций НГ при различных патологических процессах и, на этой основе, разработки новых подходов к ремоделированию негативно трансформированных фенотипов НГ, т.е. создание новых иммунодиагностических и иммунотерапевтических стратегий.

СПИСОК ЛИТЕРАТУРЫ

1. Алешина Г.М., Шамова О.В., Перекрест С.В., Янкелевич И.А., Семочкина А.Ю., Колобов А.А., Андреева Ю.В., Кокряков В.Н. Эндотоксин-нейтрализующее действие антимикробных пептидов // Цитокины и воспаление. 2013. Т. 12, №1-2. С. 72-77.

2. Бережная Н.М. Нейтрофилы и иммунологический гомеостаз. Киев: Наук.думка. 1988. 205с.

3. Бойко А.А., Ветчинин С.С., Сапожников А.М., Коваленко Е.И. Изменение уровня белков теплового шока семейства 70 кДа в нейтрофилах человека под действием теплового шока // Биоорганическая химия. 2014. Т.40, №5. С.528-540.

4. Гусакова Н.В., Новикова И.А. Функциональная активность нейтрофилов при хронической рецидивирующей герпетической инфекции // Мед. Иммунология. 2013. Т.15, №2. С.169-176.

5. Дидковский Н.А., Малашенкова И.К., Танасова А.Н., Щепеткова И.Н., Зуйков И.А. Герпес-вирусная инфекция: клиническое значение и принципы терапии // РМЖ. 2004. Т.12, №7. С.459-464.

6. Долгушин И.И., Семенова А.Б., Шишкова Ю.С., Казачков Е.Л., Важенин А.В., Шаманова А.Ю. Структурные особенности процессов формирования нейтрофильными гранулоцитами сетей внеклеточной ДНК при встрече с опухолевыми клетками карциномы гортани // Уральский медицинский журнал. 2015. № 9(132). С.119-122.

7. Долгушин И.И., Шишкова Ю.С., Савочкина А.Ю. Нейтрофильные ловушки и методы оценки функционального статуса нейтрофилов. Москва: РАМН. 2009. 203с.

8. Евглевский А.А., Нестерова И.В., Ковалева С.В. Особенности реструктуризации хроматина нейтрофильных гранулоцитов при хроническом миелолейкозе // Российский иммунологический журнал. 2012. Т.6, №4. С.384 - 381.

9. Злотникова М.В., Новикова И.А. Функциональная активность нейтрофилов и перекисное окисление липидов при тяжелой форме герпетической инфекции // Проблемы здоровья и экологии. 2011. Т.27, №1. С.70-76.

10. Киселева Е.П. Новые представления о противоинфекционном иммунитете // Инфекция и иммунитет. 2011. Т.1, №1. С.9 – 14.

11. Колесникова Н.В., Ковалева С.В., Нестерова И.В., Чудилова Г.А., Ломтатидзе Л.В. Коррекция нарушений рецепторной функции нейтрофильных гранулоцитов на этапе прегравидарной подготовки // Российский иммунологический журнал. 2014. Т.8, № 3 (17). С. 697-699.

12. Кравцов А.Л., Шмелькова Т.П. Секреторная дегрануляция нейтрофилов, как триггер воспаления и регулятор иммунного ответа: роль сериновых лейкоцитарных протеаз и протеолитически-активных рецепторов // Эпидемиология и вакцинопрофилактика. 2011. № 1. С.79 - 87.

13. Маркова Т.П. Часто болеющие дети. Взгляд иммунолога. Москва: ТОРУС ПРЕСС. 2014. 192с.
14. Нагоев Б.С., Камбачокова З.А. Функционально-метаболическая активность нейтрофильных гранулоцитов у больных рецидивирующей герпетической инфекцией // Журнал инфектологии. 2011. Т.3, №3. С. 38-41.
15. Нестерова И.В. Нейтрофильные экстрацеллюлярные сети: протекция и защита // International Journal on Immunorehabilitation. 2009. Т.1, №1. С.25 - 26.
16. Нестерова И.В., Евглевский А.А., Фомичева Е.В. Колесникова Н.В., Ковалёва С.В., Чудилова Г.А., Ломтатидзе Л.В., Коков Е.А., Кокова Л.Н. Особенности спонтанной и индуцированной реструктуризации хроматина и функционирования кислород-зависимых цитотоксических механизмов нейтрофильных гранулоцитов при колоректальном раке // Российский иммунологический журнал. 2011. Т.5(14), №3-4. С.254 - 261.
17. Нестерова И.В., Евглевский А.А., Чудилова Г.А., Ломтатидзе Л.В., Ковалева С.В., Калашников А.Е. Особенности реструктуризации хроматина и изменение уровня относительной экспрессии генов IL8, IL-1β и TNFα нейтрофильных гранулоцитов под влиянием глюкозаминилмурамилдипептида и интерферона-γ у больных хроническим гайморитом в системе in vitro // Иммунология. 2015. Т.36, №6. С.363 – 367.
18. Нестерова И.В., Ковалева С.В., Евглевский А.А., Чудилова Г.А., Ломтатидзе Л.В., Фомичева Е.В. Ремоделирование структуры хроматина и изменение фенотипа нейтрофильных гранулоцитов под влиянием G-CSF у больных колоректальным раком // Современные проблемы науки и образования. 2014. №3.
19. Нестерова И.В., Ковалева С.В., Чудилова Г.А., Коков Е.А., Ломтатидзе Л.В., Сторожук С.В., Уваров И.Б., Казанцева М.В. Особенности фенотипа нейтрофильных гранулоцитов при неопластических процессах // Российский иммунологический журнал. 2010. Т.4, №4(13). С. 374-380.
20. Нестерова И.В., Ковалева С.В., Чудилова Г.А., Ломтатидзе Л.В., Евглевский А.А. Двойственная роль нейтрофильных гранулоцитов в реализации противоопухолевой защиты // Иммунология. 2012. Т.33, №5. С.281 – 288.
21. Нестерова И.В., Колесникова Н.В., Клещенко Е.И., Тараканов В.А., Смерчинская Т.В., Сапун О.И., Чудилова Г.А., Ломтатидзе Л.В., Фомичева Е.В., Кокова Л.Н., Стрюковский А.Е. Различные варианты дефектов функционирования нейтрофильных гранулоцитов при врожденных пневмониях у новорожденных // Российский иммунологический журнал. 2012. Т.6, №2. С.170 - 176.
22. Нестерова И.В., Колесникова Н.В., Клещенко Е.И., Чудилова Г.А., Ломтатидзе Л.В., Смерчинская Т.В., Сапун О.И., Сторожук С.В. Варианты трансформации фенотипа нейтрофильных гранулоцитов $CD64^{+}CD32^{+}CD11b^{+}$ у новорожденных с различными инфекционно-

воспалительными заболеваниями // Цитокины и воспаление. 2011. Т.10, №4. С.61-65.
23. Нестерова И.В., Колесникова Н.В., Чудилова Г.А., Ломтатидзе Л.В., Ковалева С.В., Евглевский А.А. Нейтрофильные гранулоциты: новый взгляд на «старых игроков» на иммунологическом поле // Иммунология. 2015. Т.35, №4. С.257–265.
24. Нестерова И.В., Чудилова Г.А., Ломтатидзе Л.В. Ковалева С.В., Колесникова Н.В., Авдеева М.Г., Русинова Т.В. Дифференцированность вариантов субпопуляций трансформированного фенотипа CD16⁺CD11b⁺ нейтрофильных гранулоцитов при острой вирусной и острой бактериальной инфекциях // Иммунология. 2016. Т.37, №4. С.199-204.
25. Нестерова И.В., Чудилова Г.А. Ломтатидзе Л.В, Ковалева С.В., Сапун О.И., Клещенко, Е.И., Смерчинская Т.В. Ремоделирование фенотипа субпопуляций
$CD64^-CD16^+CD32^+CD11b^+$ и $CD64^+CD16^+CD32^+CD11b^+$ нейтрофильных гранулоцитов при врожденной пневмонии у глубоко недоношенных новорожденных // Российский иммунологический журнал. 2014. Т. 8, № 1(17). С. 48-53.
26. Нестерова И.В., Швыдченко И.Н., Роменская В.А., Фомичева Е.В., Быковская Е.Ю. Нейтрофильные гранулоциты - ключевые клетки иммунной системы // Аллергология и иммунология. 2008. Т.9, №4. С.432 - 435.
27. Новикова И.А., Романива О.А. Особенности продукции цитокинов при рецидивирующей герпетической инфекции // Медицинская иммунология. 2013. Т.15, №6. С.571-576.
28. Русинова Т.В., Чудилова Г.А., Колесникова Н.В. Сравнительная оценка иммунотропных эффектов in vitro дерината и синтетического агониста TLR9 на рецепторную функцию нейтрофильных гранулоцитов и моноцитов в норме и при инфекционном процессе// Кубанский научный медицинский вестник. 2016. №5 (160). С.94-97.
29. Хаитов Р.М., Игнатьева Г.А., Сидорович И.Г. Иммунология. Норма и патология. 3-е изд. Москва: Медицина. 2010. 752 с.
30. Beiter K., Wartha F., Albiger B., Normark S., Zychlinsky A., Henriques-Normark B. An endonuclease allows Streptococcus pneumoniae to escape from neutrophil extracellular traps. Curr. Biol. 2006. V.16, №4. P.401–407.
31. Beyrau M., Bodkin J.V., Nourshargh S. Neutrophil heterogeneity in health and disease: a revitalized avenue in inflammation and immunity. Open Biol. 2012. V.2, №11. P.120-134.
32. Brinkmann V., Zychlinsky A. Neutrophil extracellular traps: is immunity the second function of chromatin? J. Cell Biol. 2012. V.198. P.773 – 783.
33. Buckley C.D., Ross E.A., McGettrick H.M., Osborne C.E., Haworth O., Schmutz C., Stone P.C.W., Salmon M., Matharu N.M., Vohra R.K, Nash G.B., Rainger G.E. Identification of a phenotypically and functionally distinct population of long-lived neutrophils in a model of reverse endothelial migration. J. Leukoc. Biol. 2006. V.79. P.303 – 311.

34. Cassatella M. A. On the production of TNF-related apoptosis inducing ligand (TRAIL/Apo-2L) by human neutrophils. J.Leukoc. Biol., 2006, vol.79, pp.1140 - 1149.
35. Cheng O.Z., Palaniyar N. NET balancing: a problem in inflammatory lung diseases. Front. in Immunol. 2013. V.24, P.4.
36. Cortjens B., Ingelse S.A., Calis J.C., Valar A.P., Koendetman L., Bem R.A., van Woensel J.B. Neutrophil subset responses in infants with severe viral respiratory infection. Clinical immunology. 2017. V.176, P.100-106.
37. Courtney F. S., Fernandez-Boyanapalli R.F., Zemski B. K.A., Murphy R.C., Leslie C.C., Nick J.A., Henson P.M., Bratton D.L. Neutrophils regulate tissue neutrophilia in inflammation via the oxidant-modified lipid lysophosphatidylserine. J. Biol. Chem. 2013, V.288, №7. P.4583-4593.
38. De Lorenzo B.H., Godoy L.C., Novaes e Brito R.R., Pagano R.L., Amorim-Dias M.A., Grosso D.M., Lopes J.D., Mariano M. Macrophage suppression following phagocytosis of apoptotic neutrophils is mediated by the S100A9 calcium binding protein. Immunobiology. 2010. V. 215, №5, P. 341 - 347.
39. De Oliveira-Junior E. B., Bustamante J. Newburger P.E., Condino-Neto A. The human NADPH oxidase: primary and secondary defects impairing the respiratory burst function and the microbicidal ability of phagocytes. Scand.J.Immunol. 2011. Vol.73, №5, P.420-427.
40. Dragon S., Saffar A.S., Shan L., Gounni A.S. IL-17 attenuates the anti-apoptotic effects of GM-CSF in human neutrophils. Mol. Immunol. 2008. V.45, №1, P.160-168.
41. Drescher B., Bai F. Neutrophil in viral infections, friend or foe? Virus Res. 2013. V.171, №1, P.1–7.
42. Drifte G., Dunn-Siegrist I., Tissières P., Pugin J. Innate immune functions of immature neutrophils in patients with sepsis and severe systemic inflammatory response syndrome. Crit. Care. Med. 2013. V. 41, №3, P. 820 – 832.
43. Elbim C., Katsikis P.D., Estaquier J. Neutrophil apoptosis during viral infections. Open Virol. J. 2009. V.3, P.52–59.
44. Elghetany M.T. Surface antigen changes during normal neutrophilic development: a critical review. Blood Cells Mol. Dis. 2002. V.28, №2, P.260–274.
45. Fadeel B. Babies born without safety NET. Blood. 2009. V. 113, № 25. P. 6270–6271.
46. Feng X., Deng T., Zhang Y., Su S., Wei C., Han D. Lipopolysaccharide inhibits macrophage phagocytosis of apoptotic neutrophils by regulating the production of tumour necrosis factor α and growth arrest-specific gene 6. Immunology. 2011. V.132, №2, P. 287-295.
47. Fridlender Z.G., Sun J., Kim S., Kapoor V., Cheng G., Ling L., Worthen G.S., Albelda S.M. Polarization of tumor-associated neutrophil phenotype by TGF-beta: "N1" versus "N2" TAN. Cancer Cell. 2009. V.16, №3, P.183-194.
48. Fuchs T. A., Brill A., Duerschmied D., Schatzberg D. Monestier M., Myers D.D., Wrobleski S.K., Wakefield T.W., Hartwig J.H., Wagner D.D.

Extracellular DNA traps promote thrombosis. Proc. Natl. Acad. Sci. U.S.A. 2010. V.107, №36. P.15880–15885.
49. Fuchs T., Püellmann K., Scharfenstein O., Eichner R., Stobe E., Becker A., Pechlivanidou I., Kzhyshkowska J., Gratchev A., Ganser A., Neumaier M., Beham A.W., Kaminski W.E. The neutrophil recombinatorial TCR-like immune receptor is expressed across the entire human life span but repertoire diversity declines in old age. Biochem. Biophys. Res. Commun. 2012. V.419, №2, P.309-315.
50. Garcia-Romo G.S., Caielli S., Vega B. Connolly J., Allantaz F., Xu Z., Punaro M., Baisch J., Guiducci C., Coffman R. L., Barrat F.J., Banchereau J., Pascual V. Netting neutrophils are major inducers of type I IFN production in pediatric systemic lupus erythematosus. Sci. Transl. Med. 2011. V.3, P.73ra20.
51. Gougerot-Pocidalo M.A., el Benna J., Elbim C., Chollet-Martin S., Dang M.C. Regulation of human neutrophil oxidative burst by pro- and anti-inflammatory cytokines. J. Soc. Biol. 2002. V.196, №1, P.37 – 46.
52. Gupta A.K., Hasler P., Holzgreve W., Gebhardt S., Hahn S. Induction of neutrophil extracellular DNA lattices by placental microparticles and IL-8 and their presence in preeclampsia. Human Immunology. 2005. V.66, №11. P.1146 – 1154.
53. Hamon V.F., Cossart P. Histone modifications and chromatin remodeling during bacterial infections. Cell Host Microbe. 2008, V.4, №2. P.100 - 109.
54. Heyworth P.G., Cross A.R., Curnutte J.T. Chronic granulomatous disease. Curr. Opin. Immunol. 2003. V.15, P.578 - 584.
55. Hofman P. Molecular regulation of neutrophil apoptosis and potential targets for therapeutic strategy against the inflammatory process. Curr. Drug Targets. Inflamm. Allergy. 2004. V.3, №1. P.1-9.
56. Hung S.L., Chiang H.H., Wu C.Y., Hsu M.J., Chen Y.T. Effects of herpes simplex virus type 1 infection on immune functions of human neutrophils. J. Periodontal Res. 2012. V.47, №5, P.635-644.
57. Hurtado-Nedelec M., Makni-Maalej K., Gougerot-Pocidalo M.A., Dang P.M., El-Benna J. Assessment of priming of the human neutrophil respiratory burst. Methods. Mol. Biol. 2014, V.1124, P. 405 - 412.
58. Iking-Konert C., Wagner C., Denefleh B., Hug F., Schneider M., Andrassy K., Hansch G.M. Up-regulation of the dendritic cell marker CD83 on polymorphonuclear neutrophils (PMN): divergent expression in acute bacterial infections and chronic inflammatory disease. Clin. Exp. Immunol. 2002. V.130, №3, P.501-508.
59. Jack R.M., Fearon D.T. Selective synthesis of m RNA and proteins by human peripheral blood neutrophils. J. Immunol., 1988, vol.140, no.12, pp.4286-4293.
60. Janeway C.A., Travers P., Walport M., Shlomchik M. Immunobiology: the-immune system in health and disease. Sixth edition. Chapter 13. Autoimmunity and transplantation. New York: Garland Science Publishing. 2005. 96 p.

61. Kaplan M. J., Radic M. Neutrophil extracellular traps: double-edged swords of innate immunity. J. Immunol. 2012, V.189, №6, P.2689–2695.
62. Klebanoff S.J., Kettle A.J., Rosen H., Winterbourn C.C., Nauseef W.M. Myeloperoxidase: a front-line defender against phagocytosed microorganisms. J. Leukoc. Biol. 2013. V.93, №2. P.185-198.
63. Kobayashi S.D., De Leo F.R. Role of neutrophils in innate immunity: a systems biology-level approach. Wiley Interdiscip. Rev. Syst. Biol. Med. 2009. V.1, №3. P.309–333.
64. Kobayashi S.D., Voyich J.M., Buhl C.L., Stahl R.M., De Leo F.R. Global changes in gene expression by human polymorphonuclear leukocytes during receptor-mediated phagocytosis: cell fate is regulated at the level of gene expression. Proc. Nat. Acad. Sci. 2002. V.99. P.6901–6906.
65. Leliefeld P.H., Wessels C.M., Leenen L.P., Koenderman L., Pillay J. The role of neutrophils in immune dysfunction during severe inflammation. Crit. Care. 2016. V.20. P.73.
66. Li B., Carey M., Workman J.L. The role of chromatin during transcription. Cell. 2007. V.128, №4. P.707-719.
67. Lukens M.V., van de Pol A.C., Coenjaerts F.E., Jansen N.J., Kamp V.M., Kimpen J.L., Rossen J.W., Ulfman L.H., Tacke C.E., Viveen M.C., Koenderman L., Wolfs T.F., van Bleek G.M. A systemic neutrophil response precedes robust CD8(+) T-cell activation during natural respiratory syncytial virus infection in infants. J. Virol. 2010. v. 84, №5. P.2374–2383.
68. Mantovani A., Cassatella M.C. Costantini C., Jaillon S. Neutrophils in the activation and regulation of innate and adaptive immunity. Nat.Rev. Immunol. 2011. V.11, №8. P.519–531.
69. Marcos V., Zou Z., Yildrim A.O., Bohla A., Hector A., Vitkov L.; Wiedenbauer E.M., Krautgartner W.D., Stoiber W., Belohradsky B.H., Rieber N., Kormann M., Koller B., Roscher A., Roos D., Griese M., Eickelberg O., Döring G., Mall M. A., Hartl D. CXCR2 mediates NADPH oxidase-independent neutrophil extracellular trap formation in cystic fibrosis airway inflammation. Nat. Med. 2010. V. 16. P.1018–1023.
70. Maródi L. Innate cellular immune responses in newborns. Clin. Immunol. 2006. V.118, №2-3. P.137 – 144.
71. Massberg S., Grahl L., von Bruehl M.L., Manukyan D., Pfeiler S., Goosmann C., Brinkmann V., Lorenz M., Bidzhekov K., Khandagale A.B., Konrad I., Kennerknecht E., Reges K., Holdenrieder S., Braun S., Reinhardt C., Spannagl M., Preissner K.T., Engelmann B. Reciprocal coupling of coagulation and innate immunity via neutrophil serine proteases. Nat. Med. 2010. V.16, №8. P.887 - 896.
72. Matsushima H., Geng S., Lu R., Okamoto T., Yao Y., Mayuzumi N., Kotol P.F., Chojnacki B.J., Miyazaki T., Gallo R.L., Takashima A. Neutrophil differentiation into a unique hybrid population exhibiting dual phenotype and functionality of neutrophils and dendritic cells. Blood. 2013. V.121, №10, P.1677–1689.
73. Matzinger P. Friendly and dangerous signals: is the tissue control? Nature Immunol. 2007. V.8. P.11–13.

74. Metelitsa L.S., Gillies S.D., Super M., Shimada H., Reynolds C.P., Seeger R.C. Antidisialoganglioside/ granulocyte macrophage - colony-stimulating factor fusion protein facilitates neutrophil antibody-dependent cellular cytotoxicity and depends on Fc-γRII (CD32) and Mac-1 (CD11b/CD18) for enhanced effector cell adhesion and azurophil granule exocytosis. Blood. 2002. V.99, №11. P.4166–4173.
75. Mócsai A. Diverse novel functions of neutrophils in immunity, inflammation, and beyond. J.Exp.Med. 2013. V.210, №7. P.1283 - 1290.
76. Morrison A. J., Shen X. Chromatin remodelling beyond transcription: the INO80 and SWR1 complexes. Nature Reviews Molecular Cell Biology. 2009. №10, P.373-384.
77. Nesterova I.V., Kovaleva S.V., Kolesnikova N.V., Kleshchenko E.I., Shinkareva O.N., Chudilova G.A., Lomtatidze L.V., Kokova L.N. Optimization of interferon-and immunotherapy in immunocompromised children with associated viral infections. Allergy, Asthma & Immunophysiology: from basic science to clinical management. Medimond. International Proceedings. 2013. P.101-104.
78. Oku R., Oda S., Nakada T.A., Sadahiro T., Nakamura M., Hirayama Y., Abe R., Tateishi Y., Ito M., Iseki T., Hirasawa H. Differential pattern of cell-surface and soluble TREM-1 between sepsis and SIRS. Cytokine. 2013. V.61, №1. P.112 - 117.
79. Ottonello L., Epstein A.L., Mancini M., Dapino P., Dallegri F. Monoclonal LYM-1 antibody-dependent cytotocsis by human neutrophils exposed to GM-CSF: auto-regulation of target cell attack by catepsin G. J. Leukoc. Biol. 2003. V.75, №1. P.99–105.
80. Pillay J., den Braber I., Vrisekoop N., Kwast L.M., de Boer R.J., Borghans J.A., Tesselaar K., Koenderman L. In vivo labeling with 2H2O reveals a human neutrophil lifespan of 5.4 days. Blood. 2010. V.116, №4. P. 625–627.
81. Pillay J., Kamp V.M., van Hoffen E., Visser T., Tak T., Lammers J.W., Ulfman L.H., Leenen L.P., Pickkers P., Koenderman L.A. Subset of neutrophils in human systemic inflammation inhibits T cell responses through Mac-1. J. Clin. Invest. 2012. V.122. №1. P.327–336.
82. Pillay J., Tak T., Kamp V.M.,·Koenderman L. Immune suppression by neutrophils and granulocytic myeloid-derived suppressor cells: similarities and differences. Cell. Mol. Life Sci. 2013. V.70, №20. P.3813–3827.
83. Remijsen Q., Kuijpers T.W., Wirawan E., Lippens S., Vandenabeele P., Vanden Berghe T. NETosis, mechanisms behind an antimicrobial cell death modality. Cell Death and Differentiation. 2011. V.18. P.581-588.
84. Scapini P., Cassatella M.A. Social networking of human neutrophils within the immune system. Blood. 2014. V.124, №5. P.710-719.
85. Smale S.T., Fisher A.G. Chromatin structure and gene regulation in the immune system. Annu. Rev. Immunol. 2002. V.20. P. 427-462.
86. Smuda C., Wechsler J.B., Bruce P.J. TLR-induced activation of neutrophils promotes histamine production via a P13 kinase dependent mechanism. J. Immunol. Lett. 2011. V.141, №1. P.102-108.

87. Soehnlein O., Zernecke A., Eriksson E.E., Rothfuchs A.G., Pham C.T., Herwald H., Bidzhekov K., Rottenberg M.E., Weber C., Lindbom L. Neutrophil secretion products pave the way for inflammatory monocytes. Blood. 2008. V.112, №4. P.1461–1471.
88. Tamassia N., Cassatella M. A. Cytoplasmic receptors recognizing nucleic acids and mediating immune functions in neutrophils. Curr. Opin. Pharmacol. 2013. V.13, №4, P.547 – 554.
89. Tamassia N., Cassatella M.A., Bazzoni F. Fast and accurate quantitative analysis of cytokine gene expression in human neutrophils. Methods Mol. Biol. 2014. V.1124. P.451-467.
90. Vercauteren D., Piest M., van der Aa L.J., Al Soraj M., Jones A.T., Engbersen J.F., De Smedt S.C., Braeckmans K. Flotillin-dependent endocytosis and a phagocytosis-like mechanism for cellular internalization of disulfide-based poly(amido amine)/DNA polyplexes. Biomaterials. 2011. V.32, №11, P.3072-3084.
91. Wartha F., Beiter K., Albiger B., Fernebro J., Zychlinsky A., Normark S., Henriques-Normark B. Capsule and D-alanylated lipoteichoic acids protect Streptococcus pneumoniae against neutrophil extracellular traps. Cell. Microbiol. 2007. V.9, №5. P.1162-1171.
92. Winterbourn C.C., Kettle A.J. Redox reactions and microbial killing in the neutrophil phagosome. Antioxid Redox Signal. 2013. V.18, №6, P.642 - 660.
93. Woodfin A.L., Voisin M.B., Beyrau M., Colom B., Caille D., Diapouli F.M., Nash G.B., Chavakis T., Albelda S.M., Rainger G.E., Meda P., Imhof B.A., Nourshargh S. The junctional adhesion molecule JAM-C regulates polarized transendothelial migration of neutrophils in vivo. Nat. Immunol. 2011. V. 12, №8. P. 761–769.
94. Wynn J.L., Levy O. Role of innate host defenses in susceptibility to early-onset neonatal sepsis. Clin. Perinatol. 2010. V.37, №2. P.307–337.
95. Yang C.W., Strong B.S., Miller M.J., Unanue E.R. Neutrophils influence the level of antigen presentation during the immune response to protein antigens in adjuvants. J. Immunol. 2010. V.185, №5, P.2927 – 2934.
96. Zhang X., Kluger Y., Nakayama Y., Poddar R., Whitney C., De Tora A., Weissman S.M., Newburger P.E. Gene expression in mature neutrophils: early responses to inflammatory stimuli. J.Leukoc.Biol. 2004. V.75, №2. P.358-372.

Глава 2. РЕМОДЕЛИРОВАНИЕ СТРУКТУРЫ ХРОМАТИНА И ИЗМЕНЕНИЕ УРОВНЯ ОТНОСИТЕЛЬНОЙ ЭКСПРЕССИИ ГЕНОВ IL8 и IL1β НЕЙТРОФИЛЬНЫХ ГРАНУЛОЦИТОВ ПОД ВЛИЯНИЕМ ГМДП и IFNγ

В настоящее время установлено, что НГ являются полноценными иммунокомпетентными клетками с иммунорегуляторными свойствами, способными к экспрессии генов и синтезу de novo цитокинов [2, 5, 13]. Убедительно доказано, что НГ могут повышать экспрессию генов, вовлекаемых в реализацию фагоцитарной функции, а также отвечать на воздействие провоспалительных цитокинов (TNFα, G-CSF, INFγ) дифференцировкой, выражающейся экспрессией рецепторов, присущих антигенпрезентирующим клеткам (АПК). Они могут становиться участниками формирования цитокиновой сети посредством секреции провоспалительных (ILlα, IL1J3, CSF, IFNγ, TNFα и т.д.) и противовоспалительных (IL4, IL10, IL1Ra и т.д.) цитокинов, регулируя при этом экспрессию генов. Таким образом, в настоящее время НГ признан АПК, способной к дифференцировке и активации ядра – реструктуризации хроматина, экспрессии многочисленных генов, синтезу и секреции цитокинов, хемокинов, ростовых факторов, различных пептидов и ряда других молекул [11, 6, 14, 16, 19, 20].

Экспрессия генов различных цитокинов, белков, регуляторных молекул в ядре НГ тесно связана с активацией хроматина [16, 19]. В состав хроматина – нуклеопротеида клеточного ядра НГ, составляющего основу хромосом, входят ДНК, гистоны, негистоновые белки и РНК. В ходе экспрессии генов структура хроматина претерпевает глубокие изменения. Для активного хроматина характерны: модификация гистонов, повышенное содержание негистоновых белков, наличие деметилированной ДНК, угловое напряжение в ДНК, наличие свободных от нуклеосом зон (участков свободной ДНК) и т. д..

В настоящее время стали хорошо известны 2 функции хроматина, – первая состоит в том, что в его состав в больших количествах входит ДНК, вторая – он используется в качестве защиты целостности генома молекул [10]. Кроме того, хроматин участвует в формировании уникального механизма, присущего НГ – нейтрофильных экстрацеллюлярных сетей (ловушек), при этом, к нитям ДНК (внеклеточно «выстреливший хроматин»), привязано эктрацеллюлярно выброшенное из цитоплазмы НГ их гранулярное содержимое – энзимы и белки, которые осуществляют, возможно, последний вариант противомикробной защиты [10].

Существующие в настоящее время современные методы исследования экспрессии генов и изменений структурной упорядоченности хроматина являются достаточно сложными, требуют дорогостоящего оборудования и, к сожалению, малодоступны для применения в клинике. В то же время, известен метод поляризационной микроскопии, использующий оптический анизотропный эффект для изучения топологических свойств ядерного хроматина. Он позволяет эффективно выявлять структурные характеристики ядерного материала на разных этапах функционирования клетки [4, 3, 9]. Величина выявляемой анизотропии ядра отражает структурно-молекулярную упорядоченность хроматина, основного носителя генетической информации в клетке. Снижение уровня анизотропии может интерпретироваться как показатель деспирализации хроматина, сопровождающейся ослаблением химических связей комплекса ДНК-гистон в ядрах клеток. Подобные явления указывают на биологическую активацию хроматина, что является предпосылкой для появления матричной активности ДНК с последующей экспрессией нескольких сотен генов и дальнейшим белковым синтезом.

Наибольший интерес представляет уточнение связи между структурой хроматина, его способностью к реструктуризации и экспрессии генов НГ некоторых провоспалительных цитокинов, при иммунодефицитах (ИД), с инфекционным синдромом, ассоциированных с дефектами функционирования НГ.

Наиболее адекватной «клинической моделью» ИД с инфекционным синдромом, являются пациенты, страдающие хроническим гайморитом, упорно-рецидивирующего течения с частотой рецидивов до 4-6 раза в год, нуждающиеся в антибактериальной терапии не менее 4-6 раз в год, при этом использование антибактериальной терапии не профилактирует последующих обострений хронического гайморита [1]. При этом следует подчеркнуть, что уточнение изменений активности хроматина НГ в сопоставлении с уровнем экспрессии генов цитокинов при хроническом гайморите ранее не проводилось.

Целью исследования послужило изучение особенностей реструктуризации хроматина ядер НГ с одновременной оценкой относительной экспрессии генов IL8, IL1β и TNF под влиянием глюкозаминилмурамилдипептида (ГМДП) и IFNγ у здоровых лиц и больных хроническим гайморитом в системе in vitro.

В группу исследования вошли 10 пациентов обоего пола в возрасте от 38 до 60 лет с хроническим гайморитом в фазе обострения воспалительного процесса, находящихся на лечении в Краснодарском краевом центре оториноларингологии до начала стационарного лечения. Контрольную группу, сопоставимую по полу и возрасту, составили 10 условно здоровых добровольцев. Кровь в объеме 4–5 мл забирали путем пункции локтевой вены утром, натощак, в вакуэты с ЭДТА (концентрация 2,7%), затем наслаивали ее на фиколл-верографиновый градиент плотности (1,077) и выдерживали 40 минут в холодильнике (4°С). Снимали плазму со взвешенными лейкоцитами и наслаивали на градиент двойной плотности (1,093:1,077) в соотношении 1:1. Центрифугировали 15-20 минут при 1500 об/мин. На границе между двумя градиентами пастеровской пипеткой отбирали кольцо НГ. Клетки отмывали средой 199 дважды с последующим центрифугированием по 5 минут при 1500 об/мин для удаления надосадочной жидкости. Полученные клетки ресуспендировали и подсчитывали в камере Горяева, доводя суспензию до 1 млн. НГ/мл. Часть полученной суспензии подвергали преинкубации с ГМДП и IFNγ. При этом исследовался уровень экспрессии генов IL8, IL1β и TNFα, а также особенности реструктуризации хроматина ядер НГ. Для преинкубации в системе in vitro был использован IFNγ (ООО Иммунофарм, Россия), в конечной концентрации 1 мкг/мл (время преинкубации составило 1 час при Т-37°С) а также ГМДП (чистый продукт ГМДП синтезирован в ФГБУН ИБХ им. академиков М.М.Шемякина и Ю.А.Овчинникова РАН и предоставлен ЗАО «Пептек», г.Москва) в конечной концентрации 1 мкг/мл (время преинкубации составило 1 час при Т-37°С). Дополнительным контролем служили НГ выделенной взвеси (как больных хроническим гайморитом, так и здоровых лиц), не подвергавшиеся индукции в системе in vitro (неиндуцированный контроль). Экспрессию генов IL8, IL1β и TNFα НГ определяли относительно неиндуцированного контроля методом полимеразной цепной реакции (ПЦР) в режиме реального времени (относительная экспрессия - ОЭ).

Выделение РНК из НГ осуществляли стандартным методом с использованием коммерческого набора TRI REAGENT™(Sigma) для выделения РНК в соответствии с прилагаемой инструкцией. Для получения кДНК в качестве матрицы применяли образцы полученной РНК с проведением реакции обратной транскрипции, используя коммерческий набор RevertAid™ по инструкции производителя. ПЦР в режиме реального времени осуществляли с использованием коммерческого набора AmpliTag Gold 360 Master Mix для проведения ПЦР согласно инструкции производителя. При этом использовали коммерческие зонды для исследования экспрессии генов цитокинов IL8, IL1β, TNFα и ACTB (β-актин – референтный ген): TagMan Gene Expression Assay, s00174103_m1; TagMan Gene Expression Assay, Hs01555410_m1; TaqMan® Gene Expression Assay, Hs01113624_g1; TagMan Gene Expression Assay, Hs01060665_g1. Общий объем амплификационной смеси составлял 20 мкл. Все реактивы фирмы Applied Biosystems (USA). Последовательность праймеров для определения экспрессии генов цитокинов представлена в таблице 2.1.1.

Таблица 2.1.1. Последовательность праймеров генов цитокинов IL8, IL1β, ACTB (β-актин).

Ген	Последовательность праймера
IL8	GTGTGAAGGTGCAGTTTTGCCAAGG
IL1β	CAGATGAAGTGCTCCTTCCAGGACC
TNF	TTCCTGCATCCTGTCTGGAA
ACTB (β-актин)	CGACAGGATGCATGCAGAAGGAGA

Подготовленный материал переносили в прибор для проведения ПЦР в режиме реального времени (Rotor-Gene 6000 series), где проводилась амплификация в автоматическом режиме по заданной программе. Расчет относительной экспрессии генов IL8, IL1β и TNFα осуществляли по общепринятой методике [17].

Оценка реструктуризации хроматина ядер НГ по уровню оптической анизотропии (ОА) хроматина ядер НГ проводилась с использованием модифицированного метода Нестеровой и соавт. [4]. При этом учитывали, что при окраске ядер клеток толуидиновым синим при pH-5,0, обработанных после солянокислого гидролиза солянокислым гидроксиламином, возникает эффект двулучепреломления тем более сильный, чем более упорядоченной является структура ДНК в изучаемых ядрах. Механизм реакции состоит в том, что толуидиновый синий взаимодействует как с фосфатными группами ДНК, так и с открывшимися после гидролиза альдегидными группами, пространственная ориентация которых различна и меняется в процессе функционирования хроматина. Как правило, чем более упорядоченной по своей структуре является ДНК, тем более конденсированным является соответствующий ей хроматин и тем менее он активен в процессах экспрессии генов и тем выше уровень, возникающий при окраске толуидиновым синим оптической анизотропии.

Таким образом, количественный учет степени оптической анизотропии ядер позволяет судить об уровне реструктуризации хроматина и, следовательно, о его активности.

Мазки клеток крови, подсушивали на воздухе, фиксировали смесью этанол/ацетон в соотношении 1:1, подвергали гидролизу в 5 N HCl при 20°C и обработке солянокислым гидроксиламином, при температуре 37°C в течение 3 часов. Обработанные таким образом мазки, окрашивали 0,05% раствором толуидинового синего при pH-5.0, приготовленного на 0,001 M цитратном буфере. Время окраски составляло 20 минут. Окрашенные препараты быстро отмывали цитратным буфером, высушивали на воздухе и исследовали под поляризационным микроскопом "МП-8" при скрещенном анализаторе и поляризаторе.

Для учета интенсивности анизотропного эффекта в ядрах НГ использовали модификацию полуколичественного метода Астальди и Верга, адаптированного для изучения ядер. Все ядра были разделены по уровню оптической анизотропии на 5 групп, каждой из которых была присвоена определенная величина (степень «0» означала полное отсутствие анизотропии, что соответствовало наибольшей степени активации хроматина ядра; степень «4» означала то, что анизотропно все ядро, что соответствовало отсутствию активности хроматина; степени анизотропии от «1» до «3» соответствовали промежуточным значениям анизотропии ядра) [7, 4]. Таким образом, уровень ОА является величиной обратной по отношению к реструктуризации (Р) хроматина (Р = 1/ОА). Одновременно рассчитывался индекс реструктуризации хроматина (ИРХ) равный отношению уровня реструктуризации после индукции (Ри) к его спонтанному значению (Рсп) (ИРХ= Ри/Рсп), что позволяет оценивать дополнительный уровень реструктуризации хроматина НГ, возникающий в результате индукции. Полученные данные исследования были подвергнуты статистической обработке с использованием методов вариационной статистики. Методом корреляционного анализа с использованием компьютерной программы Biostat 4.0

проанализирована корреляционная связь (КС) уровня Р и уровня относительной экспрессии генов IL8, IL1β и TNFα.

2.1. Особенности реструктуризации хроматина нейтрофильных гранулоцитов здоровых людей по данным топологического исследования.

Исследованию была подвергнута периферическая кровь 10 условно здоровых добровольцев. Определение уровня реструктуризации хроматина НГ определяли поляризационно-оптическим методом по уровню оптической анизотропии (ОА). В эксперименте in vitro, взвесь НГ была подвергнута индукции с использованием ГМДП и IFNγ.

Для установления наличия ассоциации уровня реструктуризации хроматина НГ с изменением активационного потенциала этих клеток, методом полимеразной цепной реакции (ПЦР) в режиме «реального времени» был изучен уровень относительной экспрессии генов цитокинов IL8, IL1β, TNFα. Всего методом поляризационной микроскопии было исследовано 1000 НГ периферической крови и 3000 НГ взвеси.

У клинически здоровых лиц контрольной группы морфологически зрелые НГ периферической крови, не подвергавшиеся индуцирующему влиянию, обнаруживают уровень реструктуризации хроматина 0,43±0,02 усл.ед. при коэффициенте вариации (CV) равном 12,7%; аналогичный показатель для выделенной взвеси НГ был на 16% выше и составил 0,50±0,03 при CV=12%, однако это различие не было статистически значимо (p>0,05).

Использование в качестве индуктора ГМДП привело к увеличению уровня реструктуризации хроматина НГ взвеси на 14% и составило в среднем 0,57±0,02 при CV=9% (p<0,01), а индекс реструктуризации хроматина (ИРХ) был равен 1,14. При этом экспрессия гена IL8 относительно не индуцированного контроля составила 1,16±0,03 (Рисунки 2.1.1., 2.1.2.).

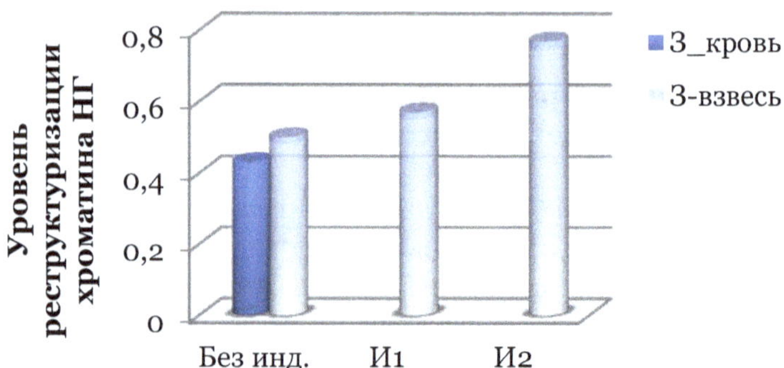

Рисунок 2.1.1. Уровень реструктуризации хроматина интактных НГ здоровых лиц и при индукции в системе in vitro (З - здоровые; без инд. – без индукции; И1 – индукция ГМДП; И2 – индукция IFNγ)

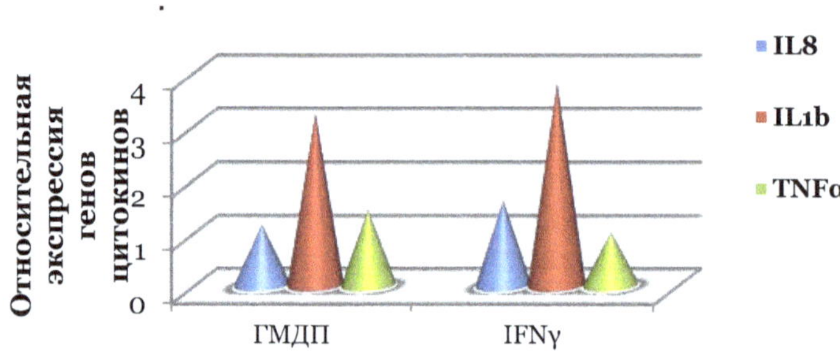

Рисунок 2.1.2. Уровень относительной экспрессии генов цитокинов IL8, IL1β, TNFα нейтрофильными гранулоцитами здоровых лиц в условиях индукции ГМДП и ИНФγ в системе in vitro.

Уровень корреляционной связи (КС) между уровнем экспрессии гена IL8 и уровнем реструктуризации хроматина НГ был умеренно прямым (R=+0,54). Экспрессия гена IL1β относительно не индуцированного контроля ровнялась 3,24±0,5, при этом также наблюдалась умеренная прямая корреляционная связь с уровнем реструктуризации хроматина НГ (R=+0,38). Экспрессия гена TNFα относительно не индуцированного контроля составила 1,44±0,09. Также была обнаружена сильная прямая корреляционная связь (КС) между уровнем экспрессии гена TNFα и уровнем реструктуризации хроматина НГ (R=+0,76). Полученные данные свидетельствуют, что у клинически здоровых лиц при индукции НГ с помощью ГМДП происходит достоверное увеличение реструктуризации хроматина НГ, которое сопровождается повышением экспрессии генов IL8, IL1β и TNFα относительно не индуцированного контроля.

При использовании в качестве индуктора IFNγ уровень реструктуризации хроматина НГ взвеси составил в среднем 0,77±0,05 усл.ед. при CV=13% (P<0,001), а ИРХ был равен 1,54. При этом экспрессия гена IL8 относительно не индуцированного контроля составила 1,62±0,43 (Рисунки 2.1.1., 2.1.2.). Корреляционная связь (КС) между уровнем экспрессии гена IL8 и уровнем реструктуризации хроматина НГ была сильной прямой (R=+0,89). Экспрессия гена IL1β относительно не индуцированного контроля ровнялась 3,8±1,01, при этом также наблюдалась сильная прямая корреляционная связь с уровнем реструктуризации хроматина НГ (R=+0,94). Экспрессия гена TNFα относительно не индуцированного контроля составила 1,02±0,17 (Рисунки 2.1.1., 2.1.2.). Корреляционная связь (КС) между уровнем экспрессии гена TNFα и уровнем реструктуризации хроматина НГ была сильной прямой (R=+0,94).

Полученные данные свидетельствуют о том, что у клинически здоровых лиц при индукции НГ с помощью IFNγ, также как и при индукции НГ с помощью ГМДП, происходит достоверное увеличение реструктуризации хроматина НГ, которое сопровождается повышением экспрессии генов IL8, IL1α и TNFα относительно не индуцированного контроля, что выражается в сильной прямой корреляционной связи между двумя этими показателями.

Таким образом, установлены следующие факты и закономерности:

1. По данным цитофлуориметрическоого исследования хроматин НГ здоровых людей функционирует в составе двух фракций: с низкой степенью реструктуризации и высокой степенью реструктуризации, при этом отмечается значительное преобладание хроматина с низкой степенью реструктуризации.

2. По данным электронной микроскопии у здоровых субъектов ядра НГ имеют деление хроматина на компактный и диффузный, при этом использование компьютерной морфометрии позволило выявить значительное преобладание хроматина с малым уровнем реструктуризации (ГетХ) НГ над реструктурированным (ЭуХ) хроматином.

3. НГ здоровых добровольцев, имея низкий уровень спонтанной РХ, демонстрируют достоверное увеличение уровня индуцированной РХ при воздействии на них различных индукторов в системе in vitro, что сопровождается достоверным увеличением экспрессии генов цитокинов IL8, IL1β и TNFα.

2.2. Ремоделирование структуры хроматина и изменение уровня относительной экспрессии генов IL8 и IL1β нейтрофильных гранулоцитов под влиянием ГМДП и IFNγ у больных хроническим гайморитом.

В группу исследования вошли 10 пациентов обоего пола в возрасте от 38 до 60 лет с хроническим гайморитом в фазе обострения воспалительного процесса, находящихся на лечении в Краснодарском краевом центре оториноларингологии до начала стационарного лечения. Контрольную группу, сопоставимую по полу и возрасту, составили 10 условно здоровых добровольцев.

Относительную экспрессию генов определяли методом полимеразной цепной реакции в режиме «реального времени» с предварительной стадией обратной транскрипции. Оценка реструктуризации хроматина ядер НГ по уровню оптической анизотропии (ОА) хроматина ядер НГ проводилась с использованием модифицированного метода Евглевского и соавт. [2000, 2004, 2005].

У больных хроническим гайморитом морфологически зрелые НГ периферической крови, не подвергавшиеся индуцирующему влиянию, обнаруживают уровень реструктуризации хроматина в 0,53±0,01 усл. ед. при коэффициенте вариации (CV) равном 5%, аналогичный показатель для выделенной взвеси НГ был на 9% выше и составил 0,58±0,02 при CV=6%, и это различие было статистически значимо ($p<0,05$). Использование в качестве индуктора ГМДП привело к увеличению уровня реструктуризации хроматина НГ взвеси на 12% относительно исходного уровня и составило в среднем 0,65±0,03 при CV=10% ($p<0,01$), а ИРХ был равен 1,12. При этом экспрессия гена IL8 относительно не индуцированного контроля составила 0,25±0,05 (Рисунки 2.2.1., 2.2.2., 2.2.3.).

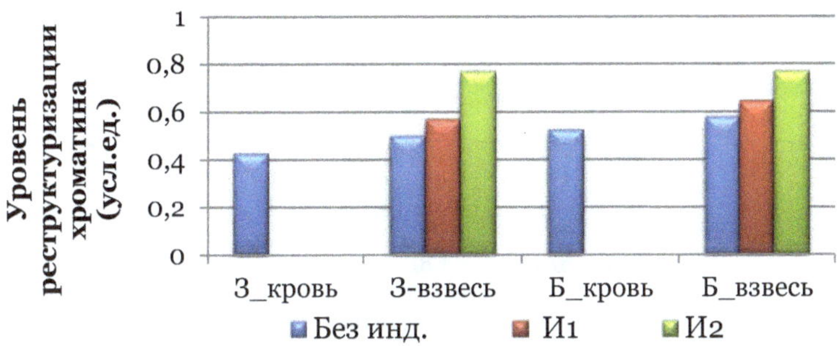

Рисунок 2.2.1. Уровень реструктуризации хроматина НГ здоровых людей и больных хроническим гайморитом в условиях индукции в системе in vitro (З - здоровые лица; Б- больные хроническим гайморитом; И1 - индукция ГМДП; И2 - индукция IFNγ).

Уровень корреляционной связи (КС) между уровнем экспрессии гена IL8 и уровнем реструктуризации хроматина НГ был умеренно прямым (R=+0,53). Экспрессия гена IL1β относительно не индуцированного контроля равнялась

0,84±0,19, при этом наблюдалась слабая обратная корреляционная связь с уровнем реструктуризации хроматина НГ (R=-0,22). Экспрессия гена TNFα относительно не индуцированного контроля составила всего 0,03±0,005 (Рисунки 2.2.1., 2.2.2., 2.2.3.).

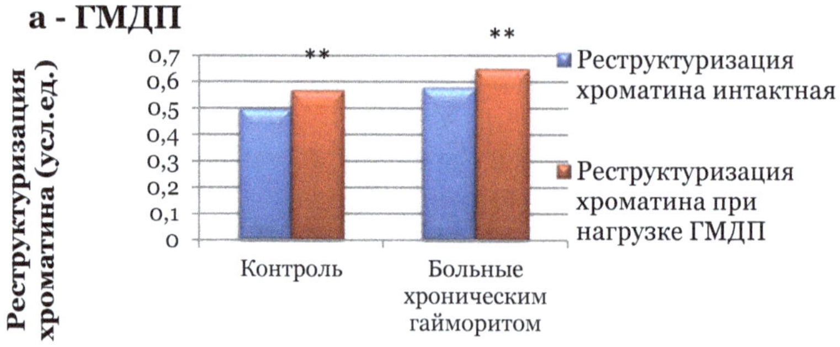

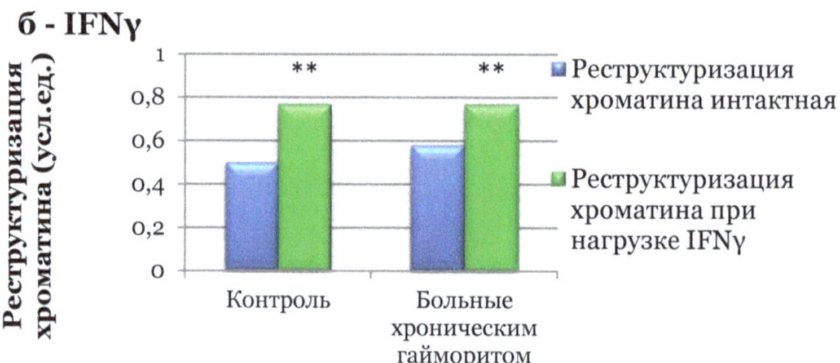

Рисунок 2.2.2. Индукция экспрессии генов цитокинов НГ относительно неиндуцированного контроля (а - индуктор ГМДП; б - индуктор IFNγ).

Уровень корреляционной связи (КС) между уровнем экспрессии гена TNFα и уровнем реструктуризации хроматина НГ был слабым прямым (R=+0,17). Полученные данные свидетельствуют о том, что у больных хроническим гайморитом при индукции НГ с помощью ГМДП происходит достоверное увеличение реструктуризации хроматина НГ, которое сопровождается повышением экспрессии гена IL8 относительно не индуцированного контроля.

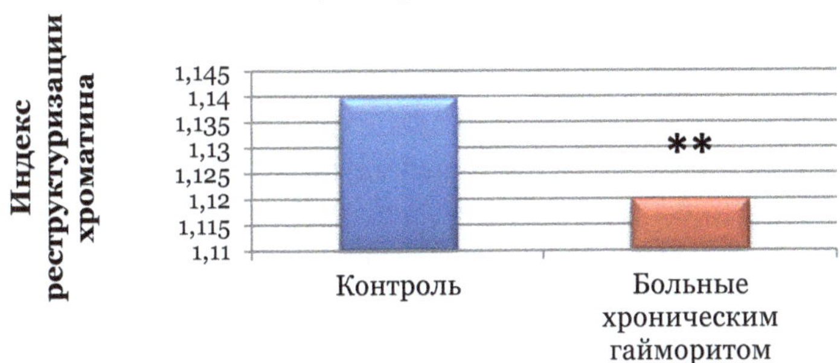

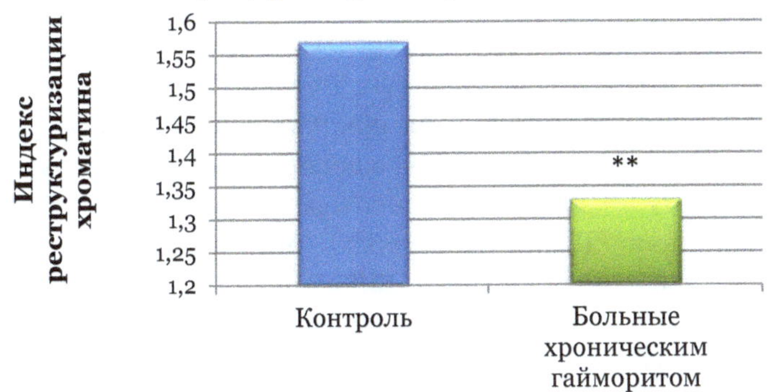

Рисунок 2.2.3. Индекс реструктуризации хроматина (ИРХ) НГ лиц контрольной группы и больных хроническим гайморитом в условиях индукции (Индукторы: а - ГМДП; б - IFNγ; З - здоровые; Б - больные).

Экспрессия гена IL1β также незначительно увеличивается, однако значение КС с уровнем реструктуризации хроматина носит слабый обратный характер. Относительная экспрессия гена TNFα весьма незначительна и носит «следовой» характер при наличии слабой положительной КС. Следует отметить, что у больных хроническим гайморитом увеличение уровня экспрессии генов IL8, IL1β и TNFα относительно неиндуцированного контроля существенно ниже, чем у здоровых лиц (на 78,4 % , 74 % и 98 %, соответственно).

При использовании в качестве индуктора IFNγ уровень реструктуризации хроматина НГ взвеси увеличился на 32,8 % относительно исходного уровня и составил в среднем 0,77±0,05 при CV=13 % (P<0,001), а ИРХ был равен 1,33. При этом экспрессия гена IL8 относительно не индуцированного контроля составила 0,22±0,07 (Рисунки 2.2.1., 2.2.2., 2.2.3.) при полном отсутствии КС с уровнем реструктуризации хроматина НГ (R=-0,03). Экспрессия гена IL1β относительно не индуцированного контроля равнялась 1,1±0,41. КС с уровнем реструктуризации хроматина также практически отсутствовала (R=+0,03). Экспрессия гена TNFα относительно не индуцированного контроля составила 0,04±0,01 (Рисунки 2.2.1., 2.2.2., 2.2.3.) при сильной прямой КС с уровнем реструктуризации хроматина НГ (R=+0,85). Полученные данные свидетельствуют о том, что у больных хроническим гайморитом при индукции НГ с помощью IFNγ происходит достоверное увеличение реструктуризации хроматина НГ, которое сопровождается повышением экспрессии гена IL8 относительно не индуцированного контроля. Экспрессия гена IL1β также незначительно увеличивается, а для гена TNFα имеет “следовой” характер. Следует отметить, что у больных хроническим гайморитом, увеличение уровня экспрессии генов IL8, IL1β и TNFα относительно не индуцированного контроля существенно ниже, чем у здоровых лиц (на 86,4 %, 71,1 % и 96,1 % соответственно). При этом корреляционная связь (КС) между уровнем экспрессии генов IL8, IL1β и уровнем реструктуризации хроматина НГ в обоих случаях практически отсутствует (R=-0,03 и R=+0,08).

Таким образом, у здоровых людей и больных хроническим гайморитом при индукции НГ в системе in vitro с помощью ГМДП и IFNγ происходит достоверное увеличение реструктуризации хроматина НГ, сопровождающееся увеличением экспрессии генов IL8, IL1β и TNFα относительно не индуцированного контроля. Корреляционная связь (КС) между уровнем экспрессии генов изученных цитокинов с уровнем реструктуризации хроматина НГ у здоровых людей всегда носит прямой характер, при этом уровень КС колеблется от умеренного до сильного. У больных хроническим гайморитом данный показатель (КС) отличается существенной вариабельностью, что связано с индивидуальными особенностями течения патологического процесса у обследованных пациентов. При этом у здоровых людей уровень относительной экспрессии генов изученных цитокинов существенно выше, чем у больных гайморитом. Этот феномен, по-видимому, связан с тем, что индукция экспрессии этих генов НГ в системе in vitro происходила на фоне уже ранее существующей их индукции in vivo на фоне имеющегося паталогического инфекционно воспалительного процесса. Возможно, что нарушение экспрессии генов некоторых провоспалительных цитокинов у больных хроническим гайморитом в период обострения, которая должна быть гораздо выше (адекватный ответ) в остром периоде бактериальной инфекции, обуславливает хронизацию воспалительного бактериального процесса. В целом, проведённое исследование свидетельствует, что уровень реструктуризации хроматина НГ в сочетании с ИРХ тесно ассоциирован с относительной экспрессией изученных провоспалительных цитокинов и может являться косвенным показателем уровня этой экспрессии.

СПИСОК ЛИТЕРАТУРЫ

1. Гофман В.Р., Смирнов В.С. Состояние иммунной системы при острых и хронических заболеваниях ЛОР-органов. В кн.: Иммунодефицитные состояния; под ред. В.С. Смирнова, И.С. Фрейдлин. СПб.: Фолиант; 2000. С.163 - 187.
2. Мальцева В.Н., Сафронова В.Г. Неоднозначность роли нейтрофила в генезе опухоли // Цитология. 2009. №51(6). С. 467-474.
3. Нестерова И.В., Евглевский А. А., Фомичева Е.В., Колесникова Н.В., Ковалева С.В., Чудилова Г.А., Ломтатидзе Л.В., Коков Е.А., Кокова Л.Н. Особенности спонтанной и индуцированной реструктуризации хроматина и функционирования кислородзависимых цитотоксических механизмов нейтрофильных гранулоцитов при колоректальном раке // Российский иммунологический журнал. 2011. №5 (3/4). С. 254-261.
4. Нестерова И.В., Евглевский А.А., Фомичева Е.В. Особенности активационного потенциала ядер нейтрофильных гранулоцитов в норме и патологии // Цитокины и воспаление. 2004. №3(2). С. 52-55.
5. Нестерова И.В., Ковалева С.В., Чудилова Г.А., Ломтатидзе Л.В., Евглевский А.А., Колесникова Н.В., Фомичева Е.В., Коков Е.А. Особенности ремоделирования фенотипа и функциональных возможностей нейтрофильных гранулоцитов пациентов с колоректальным раком под влиянием G-CSF в системе in vitro // Иммунология. 2012. №6. С. 306-311.
6. Нестерова И.В., Ковалева С.В., Чудилова Г.А., Ломтатидзе Л.В., Евглевский А.А. Двойственная роль нейтрофильных гранулоцитов в реализации противоопухолевой защиты // Иммунология. 2012. №5. С. 281-287.
7. Нестерова И.В., Колесникова Н.В., Чудилова Г.А. Комплексное трехуровневое исследование системы нейтрофильных гранулоцитов с возможной диагностикой ИДС при различной патологии. Метод. рекомендации. Краснодар, 1996.
8. Ashby J., Xuetong S. Chromatin remodelling beyond transcription: the INO80 and SWR1 complexes. Nature Reviews Molecular Cell Biology. 2009. №10. P. 373-384.
9. Bird L. Tumor immunology: Neutrophil plasticity. Nature Reviews Immunology. 2009. V. 9, №10. P.672-673.
10. Brinkmann V., Brinkmann V., Zychlinsky A. Neutrophil extracellular traps: is immunity the second function of chromatin? JCB. 2012. V. 198(5). P. 773-778.
11. Eid N.S., Kravrilli K.E., Lanks K.W. Heat-shock protein synthesis by humam polymorphonuclear cells. J.Exp.Med. 1987. V. 165(5). P. 1448-1452.
12. Fridlender Z. G., Sun J., Kim S., Kapoor V., Cheng G., Ling L., Worthen G.S., Albelda S.M. Polarization of tumor-associated neutrophil phenotype by TGF-b: “N1” versus “N2” TAN. Cancer Cell. 2009. V.16. P. 183–194.
13. Hamon V.F., Cossart P. Histone modifications and chromatin remodeling during bacterial infections. Cell Host Microbe. 2008. V.4(2). P. 100-109.

14. Jack R.M., Fearon D.T. Selective synthesis of m RNA and proteins by human peripheral blood neutrophils. J.Immunol. 1988. V.140(12). P. 4286-4293.
15. Kobayashi S.D., Voyich J.M., Buhl C.L. Stahl R.M., DeLeo F.R. Global changes in gene expression by human polymorphonuclear leukocytes, during receptor-mediated phagocytosis: cell fate is regulated at the level of gene expression. Proc.Natl.Acad.Sci. 2002. V. 99(10). P.6901-6906.
16. Li B., Carey M., Workman O.L. The role of chromatin during transcription. Cell. 2007. V. 128(4). P. 707-719.
17. Livak K.J., Schmittgen T.D. Analysis of relative gene expression data using real-time quantitative PCR and the $2^{-\delta\delta C_T}$ method. Methods. 2001. V. 25(4). P.402-408.
18. Mantovani A. The yin-yang of tumor-associated neutrophils. Cancer Cell. 2009. V. 8. P.173-174.
19. Smale S.T., Fisher A.G. Chromatin structure and gene regulation in the immune system. Annu.Rev.Immunol. 2002. V.20. P.427-462.
20. Zhang X., Kluger Y., Nakayama Y., Poddar R., Whitney C., DeTora A., Weissman S.M., Newburger P.E. Gene expression in mature neutrophils: early responses to inflammatory stimuli. J.Leukoc.Biol. 2004. V. 75(2). P.358.

Глава 3. ДЕТЕКЦИЯ И ХАРАКТЕРИСТИКА СИГМА РЕЦЕПТОРОВ НА НЕЙТРОФИЛЬНЫХ ГРАНУЛОЦИТАХ ПЕРИФЕРИЧЕСКОЙ КРОВИ ЧЕЛОВЕКА

3.1. Экспрессия нейтрофилами периферической крови человека чувствительных к галоперидолу сигма-рецепторов.

Сигма - рецепторы были впервые обнаружены в головном мозге вначале с помощью фармакологических методов [34, 32], а позже в экспериментах по связыванию с радиоактивно меченым N-аллил-норметазоцином (веществом SKF10047) [39]. В течение некоторого времени сигма - рецепторы (σ - рецепторы) рассматривались как один из подтипов опиоидных рецепторов. Дальнейшие исследования показали, однако, что это не так. Причиной первоначального заблуждения послужило использование в фармакологических опытах и экспериментах по комплексообразованию лиганда с рецептором рацемической смеси двух изомеров SKF10047, из которых (-)-изомер специфически взаимодействует с опиоидными μ- и κ-рецепторами, а (±)-изомер с собственно σ-рецепторами [35, 40, 42]. Было показано, что σ - рецепторы специфически связывают не только (±)-SKF10047, но и (±)- изомеры и других бензоморфанов, а также анальгетик фенциклидин [42], нейролептики, в частности, галоперидол [42], ряд веществ с антипсихотической активностью [40] и некоторые стероиды [39, 41].

В настоящее время разные авторы выделяют несколько вариантов σ – рецепторов: чувствительные к галоперидолу σ/h-рецепторы и не чувствительные к галоперидолу сигма/фенциклидиновые (σ/PCP)- рецепторы [42]. Первые σ-h с высокой аффинностью связывают галоперидол и с низкой фенциклидин. Вторые σ/PCP, наоборот, не способны взаимодействовать с галоперидолом и обладают большим сродством к фенциклидину. (±)-SKF10047 с более высокой аффинностью связывается с σh-рецепторами.

Сигма - рецепторы были обнаружены не только в мозге [24, 38], но и на спленоцитах мыши [27], лимфоцитах периферической крови человека и морской свинки [43]. Эти данные имеют большое значение для понимания взаимодействия нервной системы и других функциональных систем организма, в частности, иммунной [4]. В настоящее время показано присутствие σ-рецепторов на иммунокомпетентных клетках, в частности, в тимусе крысы и мыши [23]. Наша работа была посвящена детекции и первичной характеристике σ - рецепторов на нейтрофильных гранулоцитах (НГ), выделенных из периферической крови человека.

НГ выделяли из крови здоровых субъектов центрифугированием в двойном градиенте плотности фиколла-верографина. Выделенные НГ ресуспендировали в 50 мМ буфера Трис-HCl pH-7,4, охлажденном до 0°С (2 млн клеток в 1 мл), и подвергали разрушению путем замораживания в жидком азоте и быстрого оттаивания с последующей гомогенизацией в гомогенизаторе Polytron (позиция 10; 2 х 1 мин.). Центрифугировали в течение 20 минут при 19000 об. мин, супернатант отбрасывали, а осадок дважды промывали буфером указанного состава (1 мл на 2 млн клеток) и, наконец, ресуспендировали в этом же буфере. Буфер для ресуспендирования добавляли из расчета 1 мл на 10 млн клеток исходной суспензии.

Эксперименты по связыванию (±)-SKF10047 с мембранами НГ проводили в полипропиленовых пробирках объемом 4,5 мл. Инкубационная смесь содержала 50 мМ Трис-HCl, буфера pH 7.4, (±)-[^{3}H]-SKF10047, немеченые лиганды σ-рецепторов (часть проб), мембраны НГ. Реакция запускалась добавлением мембран и проводилась при 25°С (эта температура обычно используется в экспериментах по связыванию специфических лигандов с σ-рецепторами). По окончании реакции связавшаяся с мембранами радиоактивность отделялась от не связавшейся фильтрованием под вакуумом через фильтры из стекловолокна GT/C (Whatman). После промывания холодным буфером фильтры высушивали, помещали в сцинтилляционные флаконы со сцинтилляционной смесью Keady - Solv ™(Beckman). После экстракции в течение ночи радиоактивность определяли с помощью сцинтилляционной спектрометрии.

В работе использовали (±)-[^{3}H]-SKF10047 фирмы New England nuclear. Изомеры SKF10047 и бремазоцина были получены от профессора А.Херца (Мартинстрид, ФРГ), другие фармакологические препараты от фирмы Research Biochemical, все остальные химические вещества от фирмы Sigma.

В первых опытах было продемонстрировано связывание (±)-[^{3}H]-SKF10047, использовали концентрации 0,5нМ, 2,5нМ и 10нМ, с мембранами НГ, подавляемое избытком немеченного (±)-SKF10047. Максимальное ингибирование (50-60 %) достигалось при концентрации немеченного лиганда % 5 мкМ. Ингибируемое избытком - SKF10047 связывание линейно возрастало в диапазоне концентраций мембранного белка в пробе от 0 до 1,5 мг/мл. Максимальный уровень ассоциации (±)-[^{3}H]-SKF10047 с мембранами достигался после 15-минутной инкубации и в дальнейшем не изменялся по крайней мере в течении 60 минут. Подавляемое немеченым лигандом в концентрации выше 5 мкМ связывание рассматривали как связывание со специфическими центрами («специфическое» связывание). Оставшиеся 40-50 % составляли неспецифическую сорбцию радиоактивности мембранами. Специфическое связывание (±)-SKF10047 с мембранами нейтрофилов было полностью обратимо, при добавлении в пробы избытка (10 мкМ) немеченного лиганда после 30-минутной инкубации мембран в присутствии 2,5 нМ (±)-[^{3}H]- SKF10047. Полученные в опытах данные использовали для определения неспецифической сорбции в реакции комлексообразования (±)-[^{3}H] SKF10047 с мембранами. В частности, определение неспецифического связывания проводили в присутствии 10 мкМ немеченного лиганда. Инкубация проводилась не менее 10 минут, что позволило достичь кинетического равновесия.

Для определения параметров связывания (±)-SKF10047 в условиях кинетического равновесия было измерено связывание варьирующих концентраций (±)-[^{3}H]-SKF10047. При каждой концентрации измерение проводилось в отсутствии и в присутствии 10 мкМ - меченного лиганда, а затем по разнице значений вычислялось специфическое связывание. Зависимость специфического связывания (±)-[^{3}H]-SKF 10047 от его концентрации представлена в прямых координатах Скетчарда (Рисунок 3.1.1.)

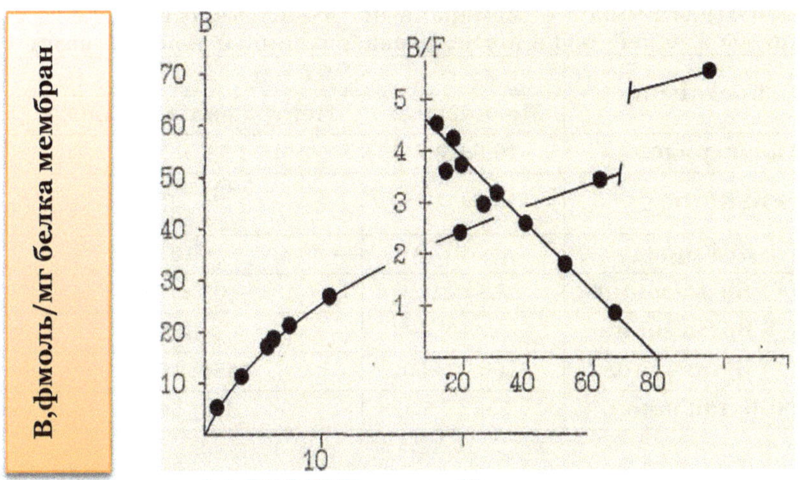

Концентрация (±)-[^{3}H]-SKF10047, нМ

B - концентрация связанного с мембранами (±)-[^{3}H]-SKF10047;

F - концентрация не связанного с мембранами (±)-[^{3}H]-SKF10047

Рисунок 3.1.1. Изотерма равновесного связывания (±)-[^{3}H]-SKF10047 с мембранами НГ. Вставка: изотерма в координатах Скетчарда.

Вид графика в координатах Скетчарда соответствует модели комплексообразования лиганда с одним типом не взаимодействующих между собой центров [6]. Вычисленная по наклону прямой в координатах Скетчарда константа диссоциации комплекса лиганд - специфический центр связывания равнялась в двух независимых опытах 17,2 нМ и 29,8 нМ (Рисунок 3.1.1).

Отрезок, отсекаемый прямой, построенной в координатах Скетчарда на оси абсцисс, равен концентрации центров связывания. В наших экспериментах эта величина была равна, соответственно, 81 и 53 моль/кг мембранного белка.

Результаты более детального изучения специфичности центров связывания (±)-SKF10047, обнаруженных нами на мембранах нейтрофилов представлены в таблице 3.1.1.

Таблица 3.1.1. Константы ингибирования связывания (±)-[^{3}H]-SKF10047 с мембранами, выделенными из мозга крысы или нейтрофилов человека, различными веществами

Соединение	К1 нМ	
	Мозг крысы	**Нейтрофилы человека**
Галоперидол	10,8± 2,7	15,3 ± 7,6
(±)-SKF10047	28,5± 7,7	39,9 ± 10,3 > 10^4
(-)- SKF10047	> 10^4	> 10^4
(±)-Бремазоцин	76± 21	103 ± 35
(-)- Бремазоцин	> 10^4	> 10^4
(±)-Бутакламол	6500± 1800	3450; 4620
(-)-Бутакламол	256± 55	390; 560

Связывание 2,5 нМ меченного лиганда проводили в присутствии возрастающих концентраций немеченных лигандов сигма-рецепторов. По данным экспериментов определяли концентрацию вещества., ингибируюшую специфическое связывание (±)-[^{3}H]-SKF10047 на 50 %, а по этой величине, используя модифицированную формулу Ченга-Пруссофа, находили константу диссоциации комплекса центр связывания- немеченый лиганд (предполагая, что намеченное вещество конкурирует с (±)-[^{3}H]-SKF 10047 за центры связывания). Из таблицы следует, что (±)-изомеры бензоморфанов, таких как SKF10047 и бремазоцин, взаимодействуют с центрами связывания (±)-[^{3}H]-SKF10047 мембран НГ человека со значительно большей аффинностью, чем изомеры. При этом константы специфического связывания и изомеров с мембранами НГ сходны с константами, определенными при работе с мембранами мозга (таблица 3.1.1.). (±)- Изомер бутакламола, который хуже, чем (-)-изомер, связывается с вентральными σ-рецепторами, хуже взаимодействует и с мембранами НГ, как и в случае σ-рецепторов, подтип центры связывания на мембранах НГ прочно ассоциируют с галоперидолом и, наоборот, слабо с фенциклидином.

Анализ полученных данных убедительно показывает, что мембраны НГ человека содержат центры связывания, подобные σ-рецепторам мозга, что позволяет предположить, что эти клетки экспрессируют рецепторы этого типа. Если это так, то нейтрофильные гранулоциты, очевидно, могут быть объектами регуляции со стороны предполагаемых эндогенных лигандов σ-рецепторов определенно служат мишенями нейролептиков, бензоморфанов и других неприродных лигандов. Изучение фармакологических эффекта перечисленных веществ на НГ, таким образом, является вполне актуальной задачей. Кроме всего прочего, оно, вероятно поможет пролить свет на до сих пор мало понятные функции σ-рецепторов.

Мембраны НГ периферической крови человека имеют σ- рецепторы, подобные σ-рецепторам головного мозга. Сигма-рецепторы мембран НГ относятся, в основном, к варианту галоперидол чувствительных сигма-рецепторов (σ-h) и, в гораздо меньшей степени, к галоперидол нечувствительным, но чувствительным к фенциклидину рецепторам.

Установленный факт экспрессирования НГ периферической крови человека σ - рецепторов диктует необходимость углубленного изучения регуляции функций НГ со стороны предполагаемых экзогенных лигандов σ-рецепторов, а также нейролептиков, бензоморфанов и других неприродных их лигандов.

3.2. Эффекты агониста, антагонистов сигма - рецепторов на функции нейтрофильных гранулоцитов в экспериментах in vitro.

3.2.1 Особенности экспрессии поверхностных дифференцировочных антигенов нейтрофильных гранулоцитов и влияние на них антагониста σ - рецепторов - галоперидола.

Опыт изучения НГ больных и здоровых лиц не оставляет сомнений в том, что нарушение функций НГ характерно для очень многих патологических процессов, нередко резко отличающихся по этиологии, патогенезу, локализации, клинике, особенностям течения, морфологии и другим факторам. Картина нарушений отличается чрезвычайной пестротой, которая объясняет, как многоплановость параметров оценки функциональной активности НГ, так и разнообразием сочетаний этих нарушений.

Исследование архитектоники поверхностной цитоплазматической мембраны НГ с использованием моноклональных антител (МКАТ) – одно из новых направлений в изучении клеток этой популяции [3 , 2] МКАТ широко используются для изучения поверхностных структур, дифференцировки и функциональной гетерогенности миелоидных макрофагальных клеток [2]

Целью исследования явилось уточнение особенности экспрессии поверхностных дифференцировочных антигенов НГ периферической крови здоровых детей и определение влияния антагониста σ- рецепторов - галоперидола на их количество.

Образцы крови 11 здоровых детей обоего пола в возрасте от 8 до 10 лет. НГ [30], помещали в лунки иммунологического планшета, надосадок удаляли, к осадку НГ добавляли галоперидол в концентрации 10^{-6}М. НГ, инкубировали с препаратом при 4°С в течение 30 минут, затем галоперидол отмывали средой 199 с последующим центрифугированием. Специфичность АГ определяли посредством панели МКАТ отечественного производства серии ИКО, в разведении 1:100, используя метод непрямой поверхностной иммунофлюоресценции [19]. Типирование CD11b АГ, специфичность которого характеризуется выявлением CR3 - рецептора для C_3b - компонента комплемента осуществляли с помощью МКАТ ИКО - ГМ1. Посредством МКАТ ИКО - 53 определяли мономорфные детерминанты тяжелой цепи HLA1-класса. МКАТ ИКО - 60 направлены против бетта - цепи CD11a,b,c; gp 95 и распознают CD18 АГ. В качестве меченых антител использовали коммерческие Fab2 - фрагменты, полученные из кроличьей антисыворотки против глобулинов белой мыши, меченные ФИТЦ.

Результаты исследования позволили установить процент антиген положительных клеток НГ у здоровых детей. (Таблица 3.2.1.1.)

Таблица 3.2.1.1. Особенности экспрессии поверхностных дифференцировочных антигенов под влияние галоперидола.

МКАТ	Определяемый антиген	Частота экспрессии дифференцировочных антигенов			
		спонтанное количество		количество под влиянием галоперидола	
		%	абс.	%	абс.
ИКО-60	CD18	24,6 ±2,80	0,72 ±0,10	27,5 ±2,63	0,76 ±0,08
ИКО-53	HLA-1	24,3 ±1,24	0,68 ±0,09	29,8 ±0,46	0,91 ±0,05
ИКО-ГМ1	CD11b	21,8 ±2,09	0,66 ±0,08	39,8 ±3,2	1,26 ±0,10

Так НГ периферической крови здоровых детей экспрессируют 21,8 ± 2,09% CD11b АГ, что в абсолютных значениях составляет 0,66±0,08 х 10^9л. Количество НГ с CD18 АГ составляет 24,6 ± 2,8%, что в абсолютных значениях составляет 0,72 ± 0,10 х 10^9л. Уровень НГ, экспрессирующих

HLA - антиген 1-го класса, составил 24,3 ± 1,24%, что в абсолютных значениях составляет 0,68± 0,05 х 10^9л.

У всех обследованных детей в результате определения выявлено то или иное количество НГ, несущих CD11b, CD18, HLA-1, т.е. частота экспрессии этих антигенных структур составила 100%.

При инкубации НГ с галоперидолом в концентрации 10^{-6}М имело место незначительное увеличение процентного, и абсолютного количества НГ, эспрессирующих CD18 АГ. Так число НГ, несущих CD18 АГ, увеличилось до 27,5 ± 2,63 % или в абсолютных значениях до 0,76± 0,08 х 10^9л, что достоверно не отличалось от контроля (p>0,05) (таблица 3.2.1.1.).

Число НГ, несущих на поверхностной цитоплазматической мембране HLA-1 антигены, возросло под влиянием галоперидола до 9,9 ± 0,46%, что составило в абсолютных показателях 0,90±0,05х10^9л (p<0,001)(Рисунок 3.2.1.1.).

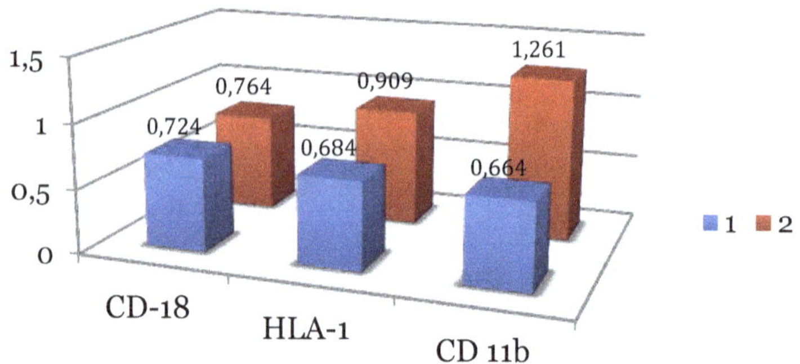

Рисунок 3.2.1.1. Влияние галоперидола на экспрессию дифференцировочных антигенов CD18, HLA-1, CD11b.

1 - спонтанное распределение дифференцировочных антигенов поверхностной цитоплазматической мембраны НГ здоровых детей.

2 - уровень экспрессии дифференцировочных антигенов после экспозиции in vitro с галоперидолом в концентрации 10^{-6} М.

При инкубации НГ с галоперидолом наблюдается увеличение процента НГ, экспрессирующих на своей поверхности CD11b АГ до 39,8 ± 3,2 % против 21,8 ± 2,09 % в контроле. Абсолютное содержание НГ, несущих CD11b АГ, достигало 1,26 ± 0,1х10^9л: в два раза выше контрольных значений ($p<0{,}001$). Анализ индивидуальных показателей позволил выделить две группы значений, характеризующих НГ, несущие CD11b АГ, а также в ответ на влияние галоперидола. Первая группа детей имела от 14 до 20 % НГ с CD11b АГ, что в абсолютных показателях колебалось от 0,39 до 0,63 х 10^9л НГ. Вторая группа содержала 30-40% НГ с CD11b АГ, что в абсолютных показателях колебалось от 0,95 до 1,35 х 10^9л. При анализе действия галоперидола отмечено значительное повышение экспрессии CD11b АГ в образцах крови первой группы детей. Количество НГ, несущих CD11b АГ, увеличивается более, чем в три раза, как абсолютных, так и процентных значениях. Тогда как во второй группе наблюдалось плавное увеличение количества НГ, несущих CD11b АГ. Отмечена закономерность, что чем ниже уровень экспрессии антигенов на поверхности НГ в контрольных значениях, тем значительнее стимулирующее влияние галоперидола (Рисунок 3.2.1.1.).

Таким образом, получены данные о некоторых особенностях антигенной структурной характеристики поверхностной цитоплазматической мембраны НГ у здоровых детей. Получено изменение топографии мембраны нейтрофилов на фоне влияния галоперидола. Установлено, что НГ периферической крови здоровых детей экспрессируют цитоплазматичсские дифференцировочные антигены: CD18, HLA-1, CD11b с частотой экспрессии - 100%. Выявлено, что при инкубации НГ с галоперидолом происходит увеличение экспрессии CD11b и HLA- 1. Показано, что экспозиция НГ с галоперидолом в концентрации 10^{-6} М в течение 30 минут не вызывает увеличения количественного уровня CD18 НГ.

3.2.2. Модификация антигенного репертуара поверхностной цитоплазматической мембраны нейтрофильных гранулоцитов агонистом и антагонистами сигма-рецепторов.

Интенсивное изучение взаимодействия иммунной и нервной систем в обеспечении защитных функций привело к установлению новых закономерностей. К их числу относится существование у регуляторов этих систем индивидуальных и общих свойств. Например, медиаторы иммунной системы способны регулировать различные звенья иммуногенеза и производить анальгезирующий эффект, что обусловлено наличием соответствующих рецептивных участков на клетках как иммунной, так и нервной систем [22, 7, 8, 9]. Эта закономерность требует форсирования исследований на клеточно-молекулярных механизмах взаимодействия нервной и иммунной системы.

Нашими исследованиями [21] было впервые показано, что мембраны НГ содержат центры связывания, подобные сигма - рецепторам головного мозга. Кроме того показано, что σ - рецепторы мембран НГ относятся, в основном, к варианту галоперидол чувствительных σh-рецепторов. Установлен факт экспрессирования НГ рецепторов этого типа позволил предположить, что НГ могут быть объектами регуляции со стороны предполагаемых эндогенных лигандов σ - рецепторов и определенно служат мишенями нейролептиков, бензоморфанов и других неприродных их лигандов. Изучение эффектов перечисленных на НГ, таким образом, является актуальной задачей.

Настоящая работа была посвящена изучению эффектов агониста σ - рецепторов (±)-SKF (N-аллилнорметазоцина), антагониста σ - рецепторов на ЦНС - Rimcasol, антагониста σ - рецепторов галоперидола и нейтрального вещества - Dextrophan на некоторые функции интактных и "контактных" (бывших в контакте in vivo с бактериальными АГ) НГ.

Исследовались НГ, выделенные из крови детей обоего пола в возрасте от 4 до 12 лет: 17 здоровых (интактные НГ) и 12 больных с гнойно-септическими заболеваниями - сепсис, перитонит, обширный абсцесс ("контактные" НГ).

НГ выделяли центрифугированием в двойном градиенте плотности фиколл-уротраст. Выделенные НГ осаждали центрифугированием в лунках планшета и инкубировали с препаратами: (±)-SKF10047 в концентрации 10^{-6}M, Rimcosol в концентрации 10^{-5}M, Dextrophan в концентрации 10^{-5}M, галоперидол в концентрациях 10^{-6}M, 10^{-5}M при 4°C в течении 30 минут. Затем клетки отмывали от веществ средой 199. Методом непрямой иммунофлюоресценции определяли антигенные детерминанты поверхностной цитоплазматической мембраны НГ - CD15, CD16, CD11b, их спонтанное распределение и изменение экспрессии после экспозиции с антагонистами, агонистом и нейтральным веществом к σ - рецепторам.

Тестирование поверхностных АГ детерминант проводили посредством соответствующих МКАТ отечественного производства серии ИКО: ИКО-Г2, (типирование CD15 АГ, специфичность которого характеризуется выявлением X-гаптена на НГ и другого мембранного компонента 3-фукозил-N-ацетиллактозамина), КС-ГМ-1 (типирование CD11b АГ, специфичность которого характеризуется выявлением рецептора для C_{3b} компонента комплемента, gp 155 / 95 и Re C_{3b}), и Re C_{3b} (типирование CD16 АГ, специфичность которого характеризуется выявлением рецепторов Fc-фрагмента γ-цепи IgG типа III, компонент gp-50-65). В качестве меченых антител использовали $F(ab)_2$ - фрагменты, полученные из коммерческой кроличьей антисыворотки, против глобулинов белой мыши, меченной ФИТЦ.

Показано, что НГ периферической крови здоровых детей экспрессируют 31, 35 ± 0,73 % CD15 АГ, что в абсолютных значениях составляет 0,91±0,04 x 10^{9}л. Инкубация интактных НГ: галоперидолом в концентрации 10^{-5} не повлияла на уровень экспрессии CD15 АГ ($p<0,001$). При инкубации НГ с галоперидолом в концентрации 10^{-6} отмечено увеличение процентного и абсолютного количества CD15 в 2 раза по сравнению с контрольными параметрами. Так, процентное количество НГ, несущих CD15 АГ, возросло до 54,6 ± 1,3 % , а абсолютное до 1,68 ± 0,13 x 10^9л (p1< 0,001; p2< 0,001). Аналогичная стимуляция выявлена при изучении агониста сигма-рецепторов (±)-SKF 10047 . Абсолютное содержание НГ с CD15 АГ при обработке этим веществом достигало 1,60 ± 0,06 x 10^9л, что почти в 1,77 раз выше контрольных данных (p<0,001). При тестировании CD15 АГ на нейтрофилах, обработанных Rimcasol, отмечено достоверное снижение их абсолютного количества до 0,076±0,042 x 10^9л (Таблица 3.2.2.1.).

Таблица 3.2.2.1. Модификация антигенного репертуара поверхностной мембраны НГ здоровых детей агонистом и антагонистами сигма-рецепторов (in vitro).

Вещество	CD15		CD16		CD11b	
	%	абс	%	абс	%	абс
Контроль	31,35 ±0,73	0,91 ±0,04	49,8 ±1,6	1,38 ±0,05	49,69 ±1,33	1,57 ±0,08
(±)-SKF10047	54,66 ±0,37	1,60 ±0,10	54,1 ±1,4	1,57 ±0,09	57,04 ±2,7	1,66 ± 0,09
Галоперидол 10^{-6}	52,77 ±3,34	1,68 ±0,13	52,5 ±4,21	1,22 ±0,17	59,16 ±4,5	1,69 ±0,17
Галоперидол 10^{-5}	34,16 ±1,94	0,96 ±0,11	31,8 ±1,82	0,93 ±0,04	51,88 ±2,65	1,53 ±0,12
Rimcasol	30,40 ±2,10	0,76 ±0,09	38,2 ±3,27	1,22 ±0,08	26,40 ±1,93	0,66 ±0,02
Dextrophan	34,20 ±1,94	0,97 ±0,10	48,8 ±3,27	1,01 ±0,11	51,0 ±3,65	1,12 ±0,13

У детей с гнойно-септическими заболеваниями процент НГ экспрессирующих CD15 АГ составил 68,5 ± 3,8 %. Этот показатель в 2 раза превысил таковой у здоровых детей (p<0,001) (Таблица 3.2.2.2.). Абсолютное содержание НГ несущих CD15 АГ при этом достигло 3,87±0,36 x 10^9л, что в 4 раза выше контрольных параметров (p<0,001). Экспозиция "контактных" нейтрофилов: веществами (±)-SKF10047, галоперидодом 10^{-6}, 10^{-5} вызывала уменьшение экспрессии CD15 АГ ($p<0,05$). Абсолютное количество НГ несущих CD15 АГ при инкубации Dextrophan снижалось в 1,5 раза, до 2,96±0,17х10^9л ($p<0,001$). Однако и это значение в 2,5 раза превышало показатели контрольных параметров здоровых детей. Rimcasol не оказал влияния за уровень CD15 АГ на "контактных" НГ ($p>0,05$) (Таблица 3.2.2.1.). Установлено, что поверхностная цитоплазматическая мембрана интактных НГ содержит 49,8 ± 1,6 % CD16, что в абсолютных показателях составило 1,38±0,05 х 10^9л. Экспрессия CD16 понижалась на интактных нейтрофилах при инкубации клеток с галоперидолом в обеих концентрациях, Rimcasol, Dextrophan. Эффект нарастает в ряду галоперидол 10^{-6} > Dextrophan > Rimcasol > галоперидол 10^{-5}. Экспозиция с веществом (±) – SKF10047 напротив приводила к увеличению количества НГ несущих CD16 АГ ($p<0,001$).Число НГ, несущих на поверхности мембраны CD16 АГ, в 3 раза возрастает на «контактных» НГ ($p<0,001$). При тестировании CD16 АГ на нейтрофилах больных обнаружено, что их количество снижалось при взаимодействии с веществами (±)-SKF10047 до 2,51 ± 0,23 х 10^9л; при взаимодействии с Rimcasol до 2,27± 0,25 х 10^9л ($p1<0,001$; $p2<0,001$). Однако уровень этих показателей оставался высоким и не вошел в 1,5 зону контрольных значений нормы. Уровень экспрессии CD16 АГ под влиянием галопиридола 10^{-6}, 10^{-5} и Dextrophan оставался высоким и достоверно не отличался от контрольных значений патологии ($p > 0,05$) (Таблица 3.2.2.1.).

Выявлено, что интактные НГ несут на своей поверхности CD11b АГ в количестве 1,57 ±0,082 х 10^9л. Уровень содержания НГ с CD11b незначительно увеличивается под влиянием галоперидола в концентрации 10^{-5}. Количество НГ с CD11b АГ снижается до 1,01 ±0,019 х 10^9л после инкубации с Dextrophan ($p<0,001$). Экспозиция НГ с Rimcasol снижает уровень CD11b АГ до 0,66 ± 0,02 х 10^9л.

На фоне гнойно-септических заболеваний количество нейтрофилов экспрессирующих CD11b АГ увеличивалось почти в 2 раза по сравнению с уровнем антигенов на НГ здоровых детей ($p<0,001$). При инкубации "контактных" НГ с галоперидолом 10^{-6}, 10^{-5}, Rimcasol уровень CD11b АГ не менялся, оставаясь высоким. Действие (±)-SKF10047 и Dextrophan проявилось в противоположном эффекте. Инкубация контактных" НГ с (±)-SKF10047 вызвала резкое увеличение CD11b в 2 раза по сравнению с уровнем экспрессии у НГ септических больных ($p<0,001$) и в 3 раза по отношению к показателям у здоровых детей ($p<0,001$). Экспозиция "контактных" НГ с Dextrophan вызывала увеличение количества CD11b АГ в 1,28 раза, до 3,74± 0,25 x 10^9л (Таблица 3.2.2.2.).

Таблица 3.2.2.2. Модификация in vitro антигенного репертуара поверхностной мембраны НГ у детей с гнойно-септическими заболеваниями агонистом и антагонистами сигма-рецепторов.

Вещество	CD15		CD16		CD11b	
	%	абс	%	абс	%	абс
Контроль	68,51 ±3,30	3,87 ±0,36	45,4 ±5,15	3,55 ±0,40	42,4 ±1,17	2,89 ±0,36
(±)-SKF10047	63,83 ±3,89	3,46 ±0,15	60,33 ±1,94	2,51 ±0,23	68,4 ±2,63	4,03 ±0,35
Галоперидол 10^{-6}	54,83 ±3,57	3,42 ±0,39	64,16 ±2,65	3,68 ±0,16	49,2 ±1,41	2,88 ±0,20
Галоперидол 10^{-5}	53,71 ±4,1	3,40 ±0,30	59,72 ±3,02	3,51 ±0,19	49,0 ±1,50	2,86 ±0,30
Rimcasol	54,0 ±2,88	3,73 ±0,37	32,40 ±4,07	2,27 ±0,25	53,60 ±2,10	2996,4 ±375,5
Dextrophan	59,43 ±2,32	2,96 ±0,17	55,50 ±3,00	3,41 ±0,21	65,5 ±2,83	3738,4 ±247,8

Таким образом, получены данные о некоторых особенностях модификации антигенного репертуара поверхностной мембраны НГ у здоровых детей и детей с гнойно-септическими заболеваниями.

Установлено, что при благоприятно протекающих-гнойно-септических заболеваниях, заканчивающихся выздоровлением, в периоде разгара резко увеличивается уровень экспрессии CD15, CD16, CD11b антигенов НГ.

При анализе динамики изменений топографии дифференцировочных АГ мембраны НГ на фоне влияния агониста, антагонистов и нейтрального вещества σ-рецепторов установлены некоторые закономерности.

Так, показано, что агонист σ - рецепторов N-аллилнорметазоцин действие на экспрессию всех тестируемых поверхностных антигенов на интактных НГ. Действие вещества (±)-SKF10047 на "контактные" НГ неоднозначно. С одной стороны, выявлен модулирующий эффект на экспрессию CD15, CD16, уровень которых значительно повышен на фоне длительной мощной АГ стимуляции в период разгара гнойно-септического процесса, проявляющийся в значительном снижении количества НГ, несущих CD15, CD 16 АГ. С другой стороны, обнаружен стимулирующий эффект (±)-SKF10047, но уже в отношении CD11b АГ. Возможно, под влиянием агониста активированные «контактные» НГ больных детей способны к перестройке топографии дифференцировочных мембранных АГ: за счет снижения экспрессии CD15 и CD16 происходит повышение экспрессии CD11b АГ (Таблица 3.2.2.2.).

Галоперидол (антагонист σ - рецепторов) в разведении 10^{-5} и в разведении 10^{-6} проявил свое влияние на интактные и "контактные" НГ по-разному. Большее разведение галоперидола выявило три различных эффекта на экспрессию дифференцировочных АГ:

а) количество интактных CD15 возросло в 2 раза под его влиянием, число CD11b АГ также увеличилось, но в меньшей мере, т.е. проявился стимулирующий эффект относительно неповрежденных клеток;

б) супрессирующее действие галоперидола 10^{-6} выразилось в снижении количества интактных CD11b НГ - ниже контрольных значений нормы;

в) отсутствие эффекта обнаружено в отношении популяции "контактных" CD11b НГ, повышенных относительно контрольных показателей здоровых лиц почти в 3 раза.

Обработка галоперидолом в разведении 10^{-5} позволила выявить, в основном, отсутствие каких-либо эффектов почти во всех экспериментальных сериях. Однако, выявлен слабый модулирующий эффект в отношении "контактных" CD15 НГ и значительный супрессирующий эффект на неповрежденные CD16 НГ. Отмечено, что Rimcasol снижает количество НГ несущих на мембране все тестируемые АГ у здоровых детей и НГ с CD16 АГ при септических заболеваниях (Таблица 3.2.2.2.).
Инкубация с Dextrophan подавляет нормальную экспрессию CD16, CD11b АГ на интактных НГ и CD15, CD16 АГ на "контактных" НГ. Уровень "контактных" CD11b НГ под действием Dextrophan возрастает (Таблица 3.2.2.2.).

Таким образом, установлено, что агонисты и антагонисты σ-рецепторов оказывают, в основном, разнонаправленное модулирующее влияние на экспрессию дифференцировочных мембранных АГ CD15, CD11b, CD16 нейтрофильных гранулоцитов.

Влияние агониста (±)-SKF 10047 на интактные и "контактные" НГ неоднозначно. Так имеет место стимулирующий эффект препарата на экспрессию CD11b, CD15, CD16 интактными НГ, а "контактными" только CD11b АГ. Активированные на фоне острой бактериальной инфекции "контактные" CD15 НГ и CD16 НГ отвечают на обработку (±)-SKF10047 достоверным понижением АГ экспрессии, но не достигают контрольных значений здоровых лиц, что можно расценить как проявление модулирующих эффектов.

Антагонист σ-рецепторов ЦНС - Rimcasol проявляет супрессирующий эффект на экспрессию CD11b, CD15 и CD16 на всех интактных НГ. В отношении «контактных» НГ, наблюдается отсутствие эффекта воздействия на повышенные уровни CD15 НГ и CD11b НГ и слабый модулирующий эффект относительно "контактных" CD16 НГ.

Антагонист σ-рецепторов - галоперидол наиболее эффективен в концентрации 10^{-6}М. Действие препарата касается, в основном, интактных НГ. Обнаруженные эффекты носят разнонаправленный характер: стимулирующий относительно CD15 и CD11b и супрессирующий - относительно CD16.

Галоперидол 10^{-5} не оказывает никакого влияния на высокий уровень экспрессии CD11b и CD16 "контактными" НГ и в то же время проявляет умеренную супрессивную активность в отношении повышенной экспрессии CD15 «контактных» клеток.

Возможно, обнаруженные нами разнообразные эффекты агониста и антагониста σ-рецепторов НГ позволят найти новые подходы к управлению функциональной активностью НГ при различных патологических состояниях и, в частности, при тяжелых гнойно-септических заболеваниях, аутоиммунных и аллергических процессах.

3.3. Влияние галоперидола, N-аллилнорметазоцина Rimcasol, Dextrophan на фагоцитарную функцию нейтрофильных гранулоцитов.

Начиная с блестящих работ И.И. Мечникова, к центральному звену неспецифической зашиты организма относят осуществление фагоцитарной функции микро- и макрофагами [1, 5 ,12]. Первыми в очаге повреждения всегда появляются НГ, которые активно стимулируют появление там других клеток (моноцитов, лимфоцитов, эозинофилов). Именно НГ являются тем ключевым звеном, которое во многом определяет возможность локализации возбудителя в месте его инвазии. Дефекты фагоцитов, немедленно сказываются на способности организма противостоять инфекции. Нормализация функций нейтрофильного звена позволяет избежать перехода заболевания в хроническую форму, формирования бактерионосительства [14, 16, 17,18, 20].

Примерно с середины 70-х годов, широкое развитие в иммунологии и медицине, получило новое направление, основанное на стимуляции неспецифической резистентности организма к инфекции, вместо ставшего традиционным использования препаратов, оказывающих непосредственно антимикробное или противоопухолевое действие. С этой целью стали применять иммуномодуляторы различного происхождения, действие которых направлено на активизацию защитного потенциала самого организма, что в ряде случаев позволяет добиться хороших результатов в борьбе с патогенами, резистентными к специфическим фармакологическим воздействиям [25]. Многочисленные литературные данные о влиянии опиоидов на функции клеток фагоцитарной системы, позволили нам предположить иммуномодулирующие свойства агониста и антагониста σ-рецепторов в отношении фагоцитарной функции НГ.

В связи с изложенным, нами изучено влияние галоперидола, N-аллилнорметазоцина (вещества SKF10047), Rimcasol, Dextrophan на фагоцитарную активность НГ.

Исследовалась цельная кровь 17 здоровых детей (интактные НГ) и больных с гнойно-септическими заболеваниями - сепсис, перитонит, обширный абсцесс ("контактные" НГ - бывшие в контакте in vivo с бактериальными антигенами).

Кровь в количестве 0,1 мл помещали в лунки планшета; инкубировали с препаратами: (±)-SKF10047 в концентрации 10^{-6}M; Rimcasol в концентрации 10^{-5}M; Dextrophan в концентрации 10^{-5}M и галоперидолом в концентрации 10^{-6}M при 4°С в течение 30 минут, клетки отмывали от веществ средой 199 с последующим центрифугированием. Надосадочную жидкость удаляли, в лунки добавляли сыворотку этих же детей. Содержимое лунок ресуспендировали и переносили на предметные стекла. Затем определяли фагоцитарную активность НГ.

Фагоцитарную активность определяли по интенсивности захвата и переваривания бактерий S. aureus (музейный штамм №209). Определяли количество активно фагоцитирующих НГ, фагоцитарный индекс, фагоцитарное число - показатели, характеризующие объем захваченного бактериального антигена (БАГ), а также оценивали процессы переваривания, отражающиеся в показателях процента переваривания, индекса переваривания, интегрального показателя переваривающей активности. Для определения всех параметров фагоцитоза использован тест бактериального фагоцитоза с учетом степени завершенности [19].

Результаты изучения фагоцитарной функции НГ здоровых детей показали, что 30 минутная экспозиция НГ с галоперидолом в концентрации 10^{-6}М приводит к значительному увеличению количества активных фагоцитирующих НГ (ФАН) - на 26 %, что составило 68,36±2,69 % против 42,36±1,3 % в контроле, отмечено достоверное повышение фагоцитарного числа (ФЧ) – в 1,5 раза, фагоцитарного индекса (ФИ) - в 2 раза (Рисунок 3.3.1.)

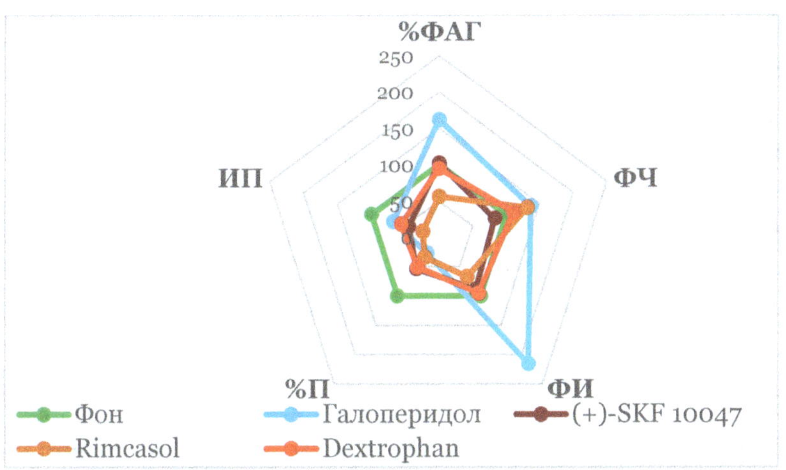

Рисунок 3.3.1. Влияние галоперидола, SKF10047, Rimcasol, Dextrophan на фагоцитарную функцию НГ здоровых детей

Кроме того, под влиянием галоперидола наблюдается значительная интенсификация процесса захвата бактериальных антигенов (БАГ). Процессы переваривания сохраняются на уровне нормальных: так индекс переваривания (ИП), отражающий среднее число переваренных БАГ НГ составил 0,88 ± 0,1 против 1,3 ± 0,087 норме. Однако, относительно возросшего объема, захваченного АГ отмечается отставание процессов переваривания: через 2 часа переварена лишь 1/3 захваченных БАГ. Это явление отразилось на показателях процента переваривания (% П), который после инкубации с галоперидолом составил 22,97 ± 1,06 против 81,44 ± 0,75 в контроле. (Таблица 3.3.1.)

Таблица 3.3.1. Влияние галоперидола, (±)-SKF10047, Rimcasol, Dextrophan на фагоцитарную функцию нейтрофильных гранулоцитов здоровых детей (M ± m)

Вещество	%ФАН	ФЧ	ФИ	%П	ИП
Фон	42,36 ± 1,30	3,85 ±0,22	1,60 ±0,10	82,44 ±0,75	1,30 ±0,08
Галоперидол	68,36 ± 2,69	5,27 ±0,18	3,45 ±0,32	22,97 ±1,06	0,88 ±0,10
(±)-SKF10047	43,00 ± 2,16	3,28 ± 0,15	1,42 ±0,08	44,42 ±2,33	0,58 ±0,08
Rimcasol	23,66 ± 2.63	5,06 ±0,36	1,08 ±0,11	28,46 ±2,48	0,31 ±0,05
Dextrophan	40,00 ± 1,21	4,27 ±0,13	1,53 ±0,14	42,33 ±2,11	0,73 ±0,01

Показано, что обработка НГ веществами (±)-SKF10047 и Dextrophan не оказывает влияние на уровень ФАН, Ф.Ч. и Ф.И. здоровых детей, однако достоверно снижают переваривающую способность НГ. Так, % П при инкубации НГ с (±)-SKF10047 снизился до 44,33 ± 2,1, ИП - до 0,58 ±0,04; при инкубации с Dextrophan % П составил 42,42 ± 2,1, ИП - 0,73 ± 0,001 против значений в контроле 81,44 ± 0,75 и 1,3 ±0,087 соответственно (p1<0,001;p2<0,001).

Эффекты Rimcasol проявились в снижении количества ФАН - на 20% по сравнению с фоновыми значениями, повышении Ф.Ч.-до 5,06±0,36 против 3,85 ± 0,20 в контроле, в снижении ФИ - до 1,08 ± 0,10 против 1,6 ± 0,11 в контроле, и угнетении переваривающей способности НГ: % П - 28,46 ± 2,48, ИП - 0,31 ± 0,05 (p<0,001).

У детей с гнойно-септическими заболеваниями изначально обнаружены дефекты фагоцитоза. Установлена депрессия фагоцитарной активности и нарушение процесса захвата: % ФАН составил 30,77 ± 1.07, что на 12 % ниже такового у здоровых детей, ФИ и ФЧ - были в 2 раза ниже нормальных значений ($p1<0,001$, $p2<0,001$, $p3<0,001$). Показано, что более всего при гнойно-септических заболеваниях страдают процессы переваривания БАГ. Так, % П составляет в среднем 40,18 ± 1,4%, что 3,2 раза ниже контрольных примеров, а ИП - в 3 раза ниже значений у здоровых детей (Таблица 3.3.2.)

Таблица 3.3.2. Влияние галоперидола, (±)-SKF10047, Rimcasol, Dextrophan на фагоцитарную функцию нейтрофилов у детей с гнойно-септическими заболеваниями (M ± m)

Вещество	%ФАН	ФЧ	ФИ	%П	ИП
Фон	30,77 ± 0,87	3,85 ±0,22	1,10 ± 0,12	40,18 ± 1,40	0,41 ± 0,06
Галоперидол	69,40 ± 3,49	3,79 ± 0,14	1,67 ± 0,27	29,06 ± 2,39	0,47 ± 0,09
(±)-SKF10047	23,33 ± 1,87	3,43 ± 0,35	0,98 ± 0,16	39,84 ± 2,00	0,47 ± 0,08
Rimcasol	31,60 ± 2,35	4,71 ± 0,47	1,40 ± 0,11	34,38 ± 2,03	0,51 ±0,04
Dextrophan	41,60 ± 1,76	4,74 ± 0,16	1,97 ± 0,40	36,60 ± 1,95	0,72 ±0,04

Инкубация «контактных» НГ с галоперидолом достоверно усиливают фагоцитоз. Наблюдается не только восстановление количества ФАН до уровня интактных НГ, но и значительное увеличение их количества - до 69,4 ± 3,49 ($p<0,002$). Так же восстанавливаются до нижних значений 1,5-сигмальной зоны контроля величины ФИ и ФЧ. Экспозиция галоперидола с "контактными" НГ не привела к восстановлению функций переваривания БАГ ($p>0,05$). Вероятно, как и в случае с интактными НГ, стимулирующий эффект галоперидола не выявлен из-за отставания процессов переваривания, связанного со значительным увеличением объема захваченных БАГ, приходящихся на 1 НГ (Рисунок 3.3.2.).

Влияние вещества (±)-SKF10047 на «контактных» НГ проявляется в достоверном снижении количества ФАН и процента переваривания БАГ. Сравнительный анализ других показателей фагоцитоза (ФЧ, ФИ, ИП) - не выявил никаких эффектов (±)- SKF10047 ($p1>0,05$, $p2>0,05$, $p3>0,05$). Не установлены принципиальные различия ($p>0,05$) в количестве ФАН, проценте и индексе переваривания БАГ «контактных» НГ под действием Rimcasol. При этом обработка «контактных» НГ Rimcasol приводит к восстановлению значений ФЧ, (4,71±0,47) и ФИ (1,4±0,11) до уровня аналогичных показателей у здоровых детей.

Экспозиция «контактных» НГ с Dextrophan приводила к восстановлению количества ФАН, ФЧ, ФИ до уровня таковых показателей у здоровых детей $p<0,001$).

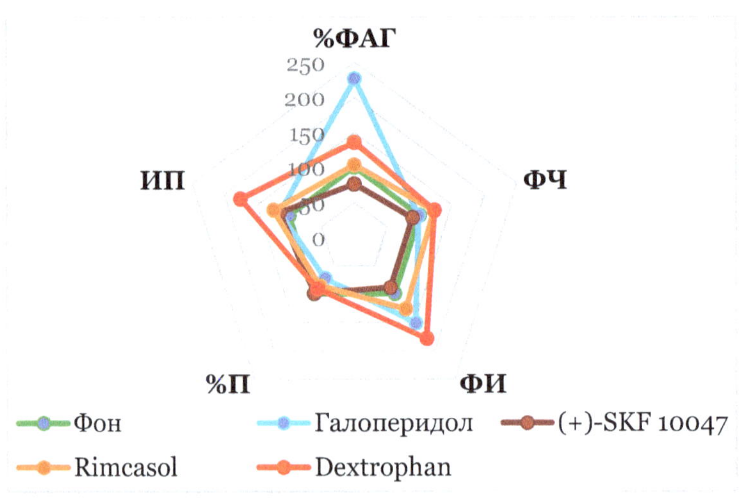

Рисунок 3.3.2. Влияние галоперидола, SKF10047, Rimcasol, Dextrophan на фагоцитарную функцию НГ детей с гнойно - септической патологией

Наблюдается тенденция нормализации функций переваривания НГ: ИП увеличивается до 0,72 ±0,04, однако это значение не попадает в 1,5-сигмальную зону контрольных показателей. Интегральный показатель переваривающей активности (ИППА), предложенный Нестеровой И.В. (1992) для характеристики общей бактерицидной активности популяций НГ, был наиболее информативным в плане изучения влияния препаратов на переваривающую способность НГ.

В частности, ИППА проявил эффекты галоперидола, (±)-SKF10047, Rimcasol и Dextrophan, слабо выраженные в процентных значениях. Выявлено значительное стимулирующее действие галоперидола на переваривающую способность интактных и, что особенно важно, "контактных" НГ ($p1<0{,}001$, $p2<0{,}001$). Так, ИППА интактных НГ в 1,8 раза, а ИППА "контактных" НГ в 3,5 раза превышает ИППА у контрольной группы детей.

Обнаружен разнонаправленный эффект Rimcasol на переваривающую способность интактных и "контактных" НГ. У интактных НГ наблюдалось снижение значений ИППА, а у "контактных" НГ ИППА был повышен относительно данных здоровых детей, и не менялся относительно фона "контактных" НГ.

Dextrophan проявил стимулирующее действие в отношении ИППА "контактных" НГ, не влияя на переваривающую способность интактных нейтрофилов. Вещество (±)-SKF10047 не оказано влияние на ИППА интактных НГ, а в отношении "контактных" НГ был отмечен иммуномодулирующий эффект препарата, удерживающий ИППА на уровне фоновых значений.

Таким образом, нами обнаружены различные эффекты агониста σ-рецепторов (±)-SKF10047, антагониста σh-рецептора - галоперидола, антагониста сигма-рецепторов на ЦНС - Rimcasol, а также нейтрального вещества Dextrophan на фагоцитарную функцию интактных и «контактных» НГ.

Отмечено, что (±)-SKF10047 не влияет на фагоцитарную функцию интактных НГ. В отношении «контактных» НГ отмечена супрессия количества ФАН, ФЧ и процессов переваривания (%П, ИП).

При анализе влияния Dextrophan выявлено отсутствие каких-либо эффектов почти во всех экспериментах с интактными и «контактными» НГ.

Установлено, что Rimcasol снижает фагоцитарную активность НГ как у здоровых детей, так и у больных гнойно-септическими заболеваниями.

Галоперидол проявляет иммуностимулирующий эффект в отношении фагоцитарной активности НГ здоровых детей и иммуномодулирующий в отношении НГ детей с гнойно-септическими заболеваниями.

3.4. Действие галоперидола, (±)-SKF10047, Rimcasol, Dextrophan на антимикробный потенциал фагоцитов здоровых детей.

Взаимодействие мембран НГ с нарушающими постоянство внутренней среды организма носителями чужеродной антигенной информации является стимулом к активации фагоцитирующих клеток. В процессе активации фагоцитов происходит метаболический "взрыв" - резкое увеличение потребления кислорода, окисление глюкозы в гексозо-монофосфатном шунте, продукция перекиси водорода и свободных радикалов [11, 31].

Активизированные фагоциты способны поглощать растворенный в инкубационной среде окислительно-восстановительный бесцветный индикатор нитросиний тетразолий (NBT) и восстанавливать его в нерастворимый темно-синий формазан, откладывающийся в цитоплазме в виде гранул или глыбок [36].

Внедрение в кровь раздражителей, дестабилизирующих медиаторные системы плазмы - ситуация типичная для многих клинических состояний, поэтому NBT-тест может быть одним из наиболее чувствительных индикаторов нормы и патологии гомеостаза.

Для того, чтобы стать индикатором дестабилизирующих воздействий, НГ должен не только воспринимать их, но и быть готовым к активации. Для выяснения этого применяют искусственную активацию in vitro, вводя в систему стимулирующие агенты (NBT-тест стимулированный).

Таким образом, стимулированный, - нагрузочный NBT - тест, вскрывает резервные возможности системы фагоцитоза. Иными словами, если NBT-тест отражает итоговую реакцию одной из ключевых ферментных систем, ответственных за эффекторный потенциал фагоцитов: нарушение способности к восстановлению NBT совпадает с патологией кислород-зависимых механизмов биоцидности, то NBT-стимулированный тест можно рассматривать как биохимический критерий готовности к завершенному фагоцитозу [12, 13, 14, 15, 20, 37].

В настоящем исследовании изучено in vitro изменение величины кислород-зависимого антимикробного потенциала под действием галоперидола, (±)-SKF10047, Rimcasol, Detrophan. Исследовалась цельная кровь 23 здоровых детей. Для оценки степени стимуляции внутриклеточного кислород - зависимого метаболизма использовался тест восстановления NBT, а также нагрузочный тест in vitro со S. aureus (музейный штамм №209). О состоянии микробицидной системы НГ судили по показателям среднего цитохимического индекса (СЦИ), проценту формазан позитивных клеток (%ФПК) и коэффициенту мобилизации (КМ). Использование показателя СЦИ при изучении кислород - зависимых механизмов, позволяет учитывать количество НГ с диффузным характером отложения формазана в цитоплазме (1 степень по Kaplow). Изменение напряженности микробицидных систем НГ на фоне введения в систему АГ in vitro, связано, по-видимому, с переключением микросомального аппарата НГ с процессов восстановления NBT в формазан на усиление бактерицидности нейтрофильных гранулоцитов, более выражено проявляющейся в значениях % ФПК.

Коэффициент мобилизации, представляющий отношение уровней ПК в спонтанном и стимулированном тесте, количественно демонстрирует выраженную напряженность микробицидных энзимологических кислород-зависимых процессов НГ[26].

Для изучения возможных модулирующих эффектов препаратов инкубировали на стеклах при 4°С с галоперидолом, (±)-SKF10047 в концентрации 10^{-6}M, с Rimcasol, Dextrophan в концентрации 10^{-5}M в течение 15 минут, затем добавляли гепарин и нитросиний тетразолий и инкубировали еще 15 минут при 37°С. Общее время экспозиции с препаратами составляло 30 минут.

Анализ изменений напряженности микробицидных НАДН2- и НАДФН2- НГ под действием галоперидола свидетельствовал о выраженном стимулирующем эффекте, зарегистрированном в показателях СЦИ и %ФПК. В частности, средний цитохимический индекс составил 0,83 ±0,06 против 0,35 ± 0,03 в контроле, а уровень ФПК 27,3 ± 2,6, что в 4 раза превышает значение ФПК в контроле (6,6 ± 2,11)

Аналогичная стимуляция кислород-зависимого метаболизма отмечена при влиянии вещества (±)-SKF10047 на НГ: значение СЦИ возросло до 0,73 ± 0,06 против 0,35 ± 0,03 в контроле ($p<0,001$) (Рисунок 3.4.1).

Эффекты действия Rimcasol проявлялись в достоверном значительном снижении СЦИ до 0,10 ± 0,02, что в 3 раза ниже значения контроля, при неменяющемся количестве ФПК ($p>0,05$). Экспозиция с Dextrophan также вызывает депрессию кислород-зависимых механизмов (СЦИ 0,21±0,02 против 0,35±0,03) ($p<0,001$) (Рисунок 3.4.1). Интерес представляют данные, полученные при изучении влияния галоперидола, (±)-SKF10047, Rimcasol и Dextrophan на микробицидные системы НГ в условиях антигенной нагрузки в системе in vitro. Так был обнаружен сходный характер изменений %ФПК в спонтанном и стимулированном NBT-тесте при обработке НГ галоперидолом. В частности, стимуляция антигенной нагрузкой в присутствии препарата выразилась в увеличении %ФПК в 1,5 раза: 27,8 ± 3,7 против 18,8 ± 2,29 в контроле (p<0,001). (Рисунок 3.4.1).

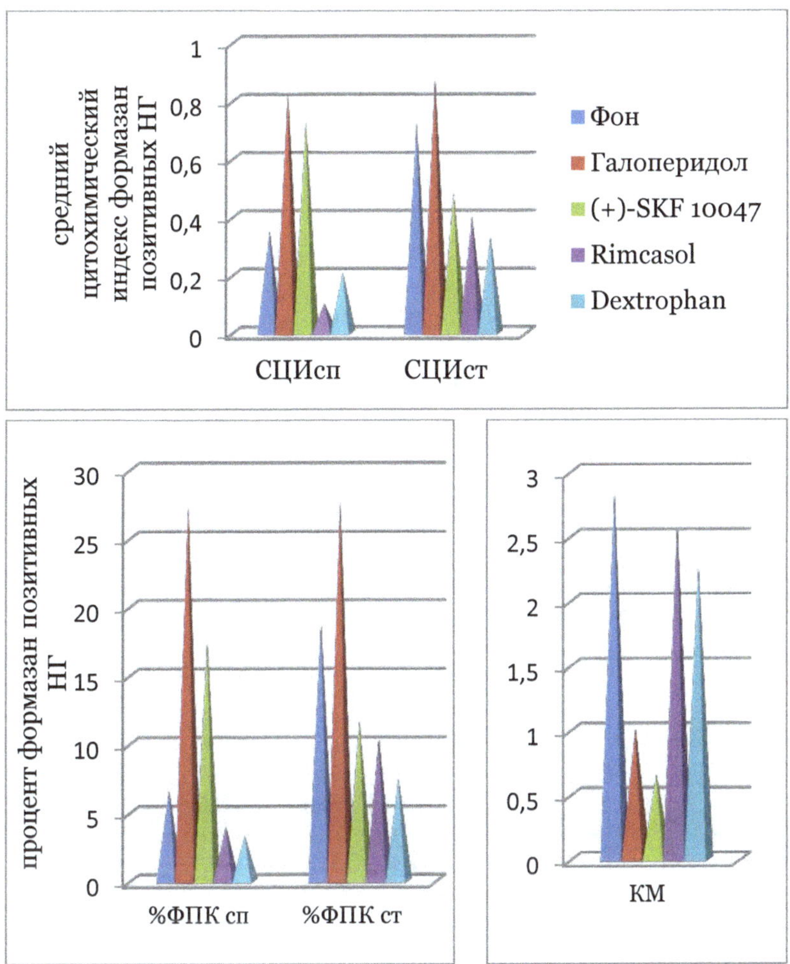

Рисунок 3.4.1. Влияние галоперидола, (±)-SKF10047, Rimcasol, Dextrophan на антимикробный потенциал фагоцитов здоровых детей

Экспозиция НГ с галоперидолом в течение 30 минут, очевидно, предельно мобилизует механизм кислород-зависимого метаболизма в NBT-спонтанном (СЦИ 0,83 ± 0,06; %ФПК -27,3 ± 2,6), поскольку введение; дополнительной антигенной нагрузки не вызывает ожидаемого ответа (СЦИ - 0,88 ± 0,07; %ФПК- 27,8 ± 3,7). Коэффициент мобилизации отражает этот эффект - 1,0 ± 0,02 (Рисунок 3.4.1).

Проведение нагрузочного теста in vitro позволило выявить блокаду ответа на введение АГ при инкубации с веществом (±)-SKF10047. Несмотря на возрастание показателей СЦИ и количества ФПК в спонтанном NBT-тесте, ответ на АГ стимуляцию оказывается подавленным, а показатели СЦИ и ФПК в NBT-стимулированном тесте достоверно не отличались от значений фона в спонтанном тесте и были в 1,5 раза ниже фоновых значений показателей NBT-стимулированного ($p<0,001$). Коэффициент мобилизации составил 0,65±0,03 (Таблица 3.4.1).

Таблица 3.4.1. Действие галоперидола, (+)-SKF 10047, Rimcasol, Dextrophan на антимикробный потенциал нейтрофильных гранулоцитов здоровых детей

Вещество	**Количество восстановленного формазана** (M + m)			
	спонтанный		**стимулированный**	
	СЦИ	**% ФПК**	**СЦИ**	**% ФПК**
Фон	0,35±0,03	6,6±2,11	0,72±0,05	18,8±2,29
Галоперидол	0,83±0,06	27,3±2,6	0,88±0,07	27,8±3,70
(+)-SKF10047	0,73±0,06	17,5±2,97	0,48±0,07	11,6±4,23
Rimcasol	0,10±0,02	4,0±1,34	0,40±0,02	10,4±1,90
Dextrophan	0,21±0,02	3,3±0,7	0,33±0,03	7,50± 1,05

Сравнение полученного эффекта влияния Rimcasol в NBT-спонтанном и NBT-стимулированном тестах, выявило нормализацию процессов восстановления нитросинего тетразолия при антигенной нагрузке до фоновых показателей NBT-спонтанного (СЦИ-0,40±0,02; % ФПК - 10,4 ± 1,9). При этом КМ составил - 2,1 ± 0,04.

Состояние микробицидных кислород-зависимых механизмов НГ под действием Dextrophan в спонтанном NBT-тесте характеризуется глубокой их депрессией, которая сохраняется и при антигенной нагрузке in vitro. В частности, %ФПК составляет 7,5 ± 1,05 против 18,8 ± 2,29 в контроле, КМ - 2,27 ± 0,04 (Рисунок 3.4.1.).

Таким образом, получены данные о некоторых особенностях действия препаратов: галоперидола, Rimcasol, (±)-SKF10047, Dextrophan на антимикробный потенциал фагоцитов здоровых детей.

В частности, выявлено, что экспозиция с галоперидолом в концентрации 10^{-6} М в течение 30 минут вызывает повышение количества формазанпозитивных НГ, как в отсутствие АГ, так и при антигенной нагрузке.

Кроме того, установлено, что вещество (±)-SKF10047 в концентрации 10^{-6}М при инкубации с НГ вызывает увеличение процента ФПК и уровня СЦИ в спонтанном тесте, однако блокирует ответ на дополнительную АГ нагрузку в NBT-стимулированном тесте. Показано также, что инкубация с Rimcasol и Dextrophan в концентрациях 10^{-5}М подавляет нормальную способность НГ здоровых детей восстанавливать нитросиний тетразолий и отвечать на антигенную стимуляцию.

3.5. Влияние галоперидола на активность эстеразного компонента микробицидной системы.

Существование в НГ двух бактерицидных механизмов - кислород-зависимого и кислород-независимого, требует определения величины их относительного вклада в антимикробный потенциал фагоцитов. Нейтрофильные гранулоциты обладают микробицидными системами, принимающими участие в обезвреживании бактериальных антигенов (БАГ) различных аллергенов и иммунных комплексов. Активность микробицидной системы обеспечивается содержанием азурофильных и анализированных гранул нейтрофилов и, в частности, хлорацетат-AS-D-эстеразой [29, 28]. Хлорацетат-AS-D -эстераза, концентрирующаяся в лизосомальных первичных гранулах и в палочках Ауэра, впервые была обнаружена в 1960 году Li с соавторами [33] показали, что в гранулоцитах хлорацетат-AS-D-эстераза имеет свойства, аналогичные свойствам химотрипсина. Авторы предположили, что эти ферменты возможно идентичны, так как эстераза, использующая хлорацетат как субстрат, на самом деле обеспечивает протеолитическую и переваривающую функции НГ.

Kaplow полагал, что изменения эстеразной активности может отражать физиологическую или иммунологическую стимуляцию моноцитов, нейтрофилов, поскольку эти клетки способны воспринимать «активацию» окружающими факторами, включая инфекционные, паразитарные и, возможно, антигенные стимулы. Цитохимическое определение эстераз, в частности, хлорацетат-AS-D -эстеразы в НГ получило практическое использование для дифференциации форм миелоидного лейкоза и моноцитарных предшественников среди других малодифференцированных популяций лейкозных клеток. Определение активности хлорацетат-AS-D-эстеразы нейтрофилов может использоваться в качестве прогностического критерия для определения характера и уточнения тяжести течения гнойно-септическим заболеваний [19].

В норме основная часть НГ находится в покоящемся состоянии. Их функциональные возможности, связанные с мобилизацией гранулярного аппарата клетки и расходованием компонентов гранул, открываются лишь на фоне стимулирующим воздействий: происходит запуск одного из важнейших механизмов жизнедеятельности НГ дегрануляции [3 , 10, 16] .

Мы предположили, что расходование хлорацетат-AS-D-эстеразы при искусственной стимуляции НГ in vitro, может, при сравнении с исходным уровнем эстеразы, дать представление о характере мобилизации гранулярного аппарата клеток (патент РФ 2082972 от 26.06.1997 Нестерова И.В., Чудилова Г.А.).

Сущностью предлагаемого способа является определение уровня хлорацетат-AS-D-эстеразы (ХА) нейтрофильных гранулоцитов периферической крови в не активированных НГ и нейтрофилах, подверженных активирующему воздействию комплексного поливалентного антигена (КПАГ), состоящего из коммерческого аллергена гемолитического стафилококка в концентрации 10^{-5} - 10^{-3} и гепарин—тетразолиевый комплекс (0,1% раствор гепарина и 0,1% нитросинего тетразолия в соотношении 1:1). При сопоставлении уровней содержания ХА в активированных и не активированных НГ определяют коэффициент расходования эстеразы, а затем по изменению коэффициента расходования ХА относительно нормы, судят о наличии или отсутствии патологического состояния.

С использованием разработанного метода исследована кровь 42 детей, 11 из которых страдали различными формами гнойно—септических заболеваний (сепсис, перитонит, флегмоны), а 31 - соматически здоровые дети различного возраста.

Установлено, что под влиянием КПАГ на НГ здоровых детей количество ХА значительно снижается. При гнойно-септических заболеваниях наибольший уровень расходования ХА наблюдается при нормализации состояния больного и выздоровлении (группа 1). Длительное сохранение высоких уровней ХА свидетельствует о неблагоприятном течении с развитием различных гнойных осложнений (группа 2). Этот феномен наблюдается при развитии генерализованных форм гнойной хирургической инфекции. Высокий уровень показателей имеет место при острой фазе локальных форм гнойной инфекции и остается повышенным в фазе улучшения и реконвалесценции. Нами установлена четкая зависимость между тяжестью гнойно-септического процесса и величиной коэффициента расходования эстеразы чем тяжелее процесс, тем ниже коэффициент расходования хлорацетат-AS-D-эстеразы (Таблица 3.5.1.).

Таблица 3. 5. 1 Уровень хлорацетат-AS-D-эстеразы в не активированных и активированных нейтрофилах у здоровых детей и детей с гнойно-септическими заболеваниями (M±m)

Содержание хлорацетат-AS-D-эстеразы в НГ				Коэффициент расходования эстеразы
не активированных		активированных		
СЦИ	%ФПК	СЦИ	%ФПК	
Здоровые дети				
2,25±0,09	75,0±2,49	0,48±0,05	16,3±2,90	4,49±0,02
Группа 1				
1,45±0,12	57,0±6,79	0,08±0,017	0-1	21,56±7,08
Группа 2				
2,56±0,15	78,43±19,3	1,39±0,15	49,57±0,91	2,06±0,38

Таким образом, уровень ХА, коэффициент расходования эстеразы отражает характер течения заболевания, позволяя адекватно оценить состояние организма, степень риска осложнений.

Проведена in vitro оценка функционального потенциала НГ при экспозиции с галоперидолом, на фоне комплексной поливалентной антигенной стимуляции. Исследовалась венозная кровь 12 здоровых детей обоего пола в возрасте от 5 до 12 лет. Сформировано 7 экспериментальных групп, в каждую из которых входило по 12 образцов исследуемой крови:

1. фоновый контроль

2. кровь инкубировали с комплексным поливалентным антигеном (КПАГ) в течении 30 минут при 37°C

3. кровь инкубировали с гапоперидолом (ГАЛ) в концентрации 10^{-6}М течении 30 минут при 37°C;

4. преинкубация крови с галоперидолом 10^{-6}М в течении 30 минут при 37°C с КПАГ

5. инкубация крови с галоперидолом 10^{-6}М в присутствии гепарин тетразолиевого комплекса (ГТК) в течении 30 минут при 37°C

6. преинкубация крови с галоперидолом в присутствии гепарин — тетразолиевого комплекса (ГТК) в течении 30 минут при 37°C затем инкубация с коммерческим стафилококковым аллергеном в концентрации 10^{-5} - 10^{-3} в течении 30 минут при 37°C;

7. инкубация крови с галоперидолом и КПАГ (комбинированное влияние) при 37°C в течении 30 минут.

Уровень хлорацетат-AS-D-эстеразы определяли цитохимически в реакции одновременного азосочетания с α-нафтилацетатом и стабилизированными солями диазония в модификации Нестеровой И.В. (1989). Подсчитывали НГ с учетом степени интенсивности окраски гранул по принципу Kaplow (1955). После этого выводили СЦИ и рассчитывали коэффициент расходования эстеразы (КрЭ).

$$КрЭ=\frac{\text{СЦИ ХА не активированных НГ}}{\text{СЦИ ХА активированных НГ}}$$

По результатам исследования установлено, что у здоровых детей под влиянием стимуляции КПАГ - количество хлорацетат-AS-D-эстеразы в НГ значительно снижается ($p<0,001$). Так в неактивированным НГ (фоновый контроль) оно составило 2,25 ± 0,08, а после действия КПАГ резко снизилось до 0, 39 ± 0,07 (Таблица 3.5.2.).

Это обусловлено, по нашему мнению, расходованием ХА посредством дегрануляции на зкстрацеллюлярный выброс при воздействии на мембрану НГ комбинированного стимулятора, КрЭ при этом составил 5,36 ± 0,02.

Экспозиция с НГ с галоперидолом в концентрации 10^{-6} также вызывает снижение уровня ХА, но в меньшей мере, значение после экспозиции с галоперидолом составляет 1,02 ± 0,1 против 2,25 ± 0,08 в контроле, КрЭ отразил этот эффект снижением показателя до 2,10 ± 0,05. (Таблица 3.5.2.).

Таблица 3.5.2 Влияние галоперидола на уровень хлорацетат-AS-D-эстеразы (M±m)

	Группы	Хлорацетат-AS-D-эстераза		КрЭ
		СЦИ	%	
1	фоновый контроль	2,25 ±0,05	70,40 ±3,10	
2	инкубация с КПАГ	0,39 ±0,07	10,33 ±3,00	5,36 ±0,002
3	инкубация с гапоперидолом	1,02 ±0,10	53,75 ±6,33	2,10 ±0,05
4	преинкубация с ГАЛ, затем с КПАГ	0,42 ±0,07	16,40 ±2,30	5,35 ±0,08
5	инкубация с ГАЛ в присутствии ГТК	1,89 ±0,05	67,10 ±2,56	1,10 ±0,08
6	преинкубация с ГАЛ в присутствии ГТК, затем инкубация со стафилококковым аллергеном	1,65 ±0,10	65,10 ±4,00	1,32 ±0,10
7	комбинированное влияние ГАЛ и КПАГ	1,16 ±0,10	46,40 ±2,61	1,94 ±0,01

Установлено, что преинкубация НГ с галоперидолом в течение 30 минут не снижает выраженности эффекта расходования ХА под влиянием комплексного поливалентного антигена. Количество ХА значительно снижается - до 0,42 ± 0,08, КрЭ в этом случае составляет 5,35 ± 0,08. Между показателями СЦИ, полученными при влиянии комплексного поливалентного антигена и СЦИ с преинкубацией клеток с галоперидолом, не обнаружено достоверной разницы (p>0,05) (Таблица 3.5.2).

Выявлено, что гепарин-тетразолиевый комплекс, добавленный в инкубационную среду НГ с галоперидолом, частично блокирует влияние последнего; содержание ХА уменьшилось до 1,89 ± 0,05, что в 1,85 раза больше, чем СЦИ при инкубации только с галоперидолом. Относительно фоновых значений, наблюдается незначительное, хотя и достоверное, расходование фермента (p<0,001). Коэффициент расходования эстеразы в случае экспозиции НГ с галоперидолом в присутствии гепарин-тетразолиевого комплекса составил 1,19 ±0,08 (Таблица 3.5.2.).

Показано, что преинкубация ИГ с галоперидолом в присутствии гепарин—тетразолиевого комплексах в течении 30 минут, а затем последующее воздействие аллергена гемолитического стафилококка в течение 30 минут приводит к снижению уровня ХА до 1,65 ±0,1, КрЭ составляет 1,32 ± 0,1. Этот эффект значительно менее выражен, чем эффекты, полученные после 30 минутной преинкубации НГ с галоперидолом и 30 минутной инкубации с КПАГ и при комбинированном влиянии галоперидола и КПАГ, но совпадает с эффектами группы, в которой проведено совместное инкубирование НГ с галоперидолом в присутствии гепарин-тетразолиевого комплекса (Таблица 3.5.2.).

Комбинированное действие галоперидола и КПАГ на НГ индуцирует расходование ХА до 1,16±0,1. Однако, эффект расходования ХА почти в 3 раза менее выражен, чем тот же эффект, выявленный при инкубации и НГ с комплексным поливалентным антигеном — 0,39±0,07 (Таблица 3.5.2.). КрЭ хлорацетат—AS-D-эстеразы при комбинированном воздействии галоперидола и КПАГ составил 1,94 ± 0,1. Вероятно, возможно конкурентное или блокирующее влияние галоперидола на мембрану НГ, что затрудняет прямое воздействие КПАГ, столь выраженное при условии влияния только КПАГ.

Таким образом, получены данные о влиянии галоперидола на активность эстеразного компонента микробицидной системы.

Подтверждено обнаруженное ранее активирующее влияние комплексного поливалентного антигена на процесс расходования хлорацетат-AS-D-эстеразы связанный с дегрануляцией. Показано, что инкубация НГ с галоперидолом может так же усиливать процессы дегрануляции со снижением уровня ХА.

Выявлено, что преинкубация НГ с галоперидолом в течение 30 минут не изменяет эффекта расходования эстеразы под действием комплексного поливалентного антигена.

Отмечено, что действие гепарин-тетразолиевого комплекса замедляет или затрудняет процессы, связанные с расходованием компонентов гранул, вызванные галоперидолом.

Установлено, что преинкубация НГ с галоперидолом в присутствии гепарин-тетразолиевого комплекса и последующая инкубация с аллергеном гемолитического стафилококка приводит к снижению уровня ХА.

Комбинированное действие галоперидола и комплексного поливалентного антигена также активизирует процессы, связанные с мобилизацией гранулярного аппарата НГ – дегрануляцией.

Установлена четкая зависимость между величиной КрЭ и активностью микробицидной функции эстераз. Чем больше величина КрЭ, тем реальнее участие нейтрофилов в обезвреживании антигенов.

СПИСОК ЛИТЕРАТУРЫ

1. Адо А.Д. Патофизиология фагоцитов. М.: Медгиз, 1961. 295 с.
2. Барышников А.Ю., Кадагидзе З.Г., Махонова Л.А., Дупицын Н.Н. Иммунологический фенотип лейкозной клетки. М.: Медицина,1989. 240 с.
3. Бережная Н.М. Нейтрофилы и иммунологический гомеостаз. Киев: Наук. думка, 1988. 192 с.
4. Березин В.А. Молекулярные основы взаимодействия между нервной и иммунной системой // Нейрохимия. 1990. Т.9, N1. С.114-124.
5. Бернет Ф.М. Клеточная иммунология: пер.с англ.-М.: Мир, 1971. 256с.
6. Варфоломеев С.Д., Зайцев С.В. Кинетические методы в биохимических исследованиях.-М.:Издательство МГУ, 1982. 344 с.
7. Корнева Е.А. Прогресс в изучении проблем нейроиммуномодуляции // Нейро-гуморальная регуляция иммунного гомеостаза. Тез.170 докл. к IV Всес. симпозиуму "Регуляция иммунного гомеостаза", 5-7 мая 1986, Суздаль. 1986. С.10-12.
8. Корнева Е.А. Формы нейро-гуморальной модуляции функции иммунной системы //Тез.докл. I Всес.иммунологического съезда, 15-17 ноября 1989, Сочи. 1989.-Т.1. С.320.
9. Корнева Е.А. Нарушение нейро-гуморальной регуляции функций иммунной системы //Вестник Рос. АМН. 1991. №11. С.36-42.
10. Маянский А.Н., Маянский Д.Н. Очерки о нейтрофиле и макрофаге. Новосибирск: Наука, 1983. 256 с.
11. Маянский А.Н., Маянский Д.Н. Очерки о нейтрофиле и макрофаге. – Новосибирск:Наука. Сиб.отд-ние, 1989. 344 с.
12. Маянский А.Н. Кондитиционирование нейтрофила // Успехи совр. биолог. 1990. N9. С.90-105.
13. Нестерова И.В. Формирование интралейкоцитарной микробицидной системы нейтрофильных гранулоцитов у детей в возрастном аспекте // В кн. Наследственные и приобретенные болезни у детей.-М., 1979. С.40-46.
14. Нестерова И.В. Интралейкоцитарная микробицидная система нейтрофильных гранулоцитов у здоровых детей и при гнойно-септических заболеваниях: Дисс. канд. мед. наук. -М., 1980. 249 с.
15. Нестерова И.В., Щубич М.Г., Старченко В.П. Тест с нитросиним тетразолием в оценке иммунологического статуса, детей с гнойно-септическими заболеваниями // Лаб. дело. 1980. № 6. С. 342-345.
16. Нестерова И.В., Тараканов В.А. Вторичные гранулоцитопатии при гнойно-септических заболеваниях у детей и коррекция их

левамизолом // Регуляция иммунного гомеостаза. Тез.докл. III Всес. симпозиума, Ленинград, 1982. С.220-222.
17. Нестерова И.В., Тараканов В.А., Чудилова Г.А., Луняка А.Н. Вопросы регуляции дисфункций нейтрофилов // Тез. докл. Всесоюзн. школы иммунологов, Красноярск, 1990. С.213.
18. Нестерова И.В., Тараканов В.А., Луняка А.Н., Кроличенко Т.П. Регуляция дисфункций нейтрофильных гранулоцитов в эксперименте // Тез. докл. Всес. конф., Шушенское, 19-26 мая 1990. Красноярск, 1990. С.41-42.
19. Нестерова И.В., Колесникова Н.В., Чудилова Г.А. Методы оценки функциональной активности нейтрофильных гранулоцитов // Методические рекомендации. Краснодар. 1992. 20с.
20. Нестерова И.В., Тараканов В.А., Слынько Л.И. Тестирование состояния микробицидных систем нейтрофильных гранулоцитов в диагностике синдрома иммунодефицита // Методические рекомендации. Краснодар. 1992. 20с.
21. Нестерова И.В., Ярыгин К.Н., Чудилова Г.А. Нейтрофилы периферической крови экспрессируют чувствительные к галоперидолу сигма-рецепторы // Иммунология. 1992. №5. С.28-30.
22. Петров Р.В., Михайлова А.А., Захарова Л.А. Полифункциональность пептидов костного мозга (обзор) // Пат.физиология и эксперимент.терапия. 1986. №1. С.7-12.
23. Пшеничкин С.Ф. Радиорецепторное исследование лигандов опиоидных рецепторов в клетках тимуса // Иммунология. 1990. №6. С. 14-16.
24. Самовилова Н.Н., Ярыгин К.Н., Виноградов В.А. Специфическое связывание лиганда (Г-опиоидных рецепторов -N-аллилнормета-зоцина (SKF10047) с мембранами печени // Биоорганическая химия. 1985. -Т. II, №10. С. 1380-1384.
25. Санин А.В., Манько В.М. Неспецифический иммунитет //Гематолог. и трансфузиолог. 1993. Т.38, №4. С.11-15.
26. Щубич М.Г., Нестерова И.В. Тест с нитросиним тетразолием в оценке иммунного статуса у детей с гнойно-септическими заболеваниями // Лаборат.дело. 1980. №6. С.342-344.
27. Ярыгин К.И., Сухих Г.Т., Виноградов В.А. Специфическое связывание (+)- HJ-SKF10047 спленоцитами мыши //Бюлл. экспер. биолог. и мед. 1987. Т.4, №12. С.700-703.
28. Bacher N. Esterase in leukocytes. Clin.Exp.Immunol. -1976. V.29. P.442.
29. Bainton D.F., Yelyof J.L., Farguhar N.G. The development of neutrophil polymorphonuclear leucocytes in human fone marrow. Origin and

contents of azurophilre and specific granules. J.Exp.Med. 1971. 134. P.908.
30. Eggleton P., Gardan R., Fisher D. Rapid method for the isolation of neutrophils in high yield without the use of dextran of density gradient polyners. J.Immu-nol.Meth. 1989. V. 121, №1. P.105-113.
31. Klebanoff S.J. Oxygen metabolism and the toxic properties of phagocytes. Ann.Intern.Med. 1986. V. 93, №3. P.480-489.
32. Krommer W., Steigemann N., Sherman G.T. Differential effects of SKF 10047 (N-allylnormetazocine) on peristabsis and longituelinal musele contractions of the isolated guinea pig ileum. Naunyn-Schmiedebergs-Arch-Pharmacol. 1982. V. 321, №3. P. 218-222.
33. Li C.Y., Lam K.W., Yam L.T. Esterases in human leucocytes. J. Histochem. Cytochem. 1973. №21. P.1.
34. Martin W.R., Eades C.G., Thompson J.A., Hupper R.E., Gilbert P.E. Parmacology of opioid (^-reseptors). J.Pharmacol. Exp.Ther. 1976. V.197, №3. P.517-532.
35. Martin W.R. Pharmacology of opioid. Pharmacol.-Rev.-1983. V.35, №4. P.283-323.
36. Park B.H., Fikrig S.M., Smithwiek E.M. Infection and NBT reduction of neutrophils. Lancet. 1968. №2. P.532-534.
37. Park B.H. The use and limifations of the nitroblue tetra-zolium test as diagnostic aid. J.Pediatr.-1971. V.78. P.376-378.
38. Samovilova N.N., Nagornaya L.V., Vinogradov V.A. Specific binding of N-allylnormetazocine (SKF 10047), a ligand of -opioid receptors, to rat liver membranes. Eur.J.Pharmacol. 1988. V.147, №2. P.254-259.
39. Su T.P. Evidence for sigma opioid reseptor: binding of 3H.-SKF 10047 to etorphine -inaclessible sites in guinea pig brain. J.Pharmacol. Exp. Ther. 1982. V.223, №2. P.284-290.
40. Su T.P. Further demonstration of kappa opioid binding sites in brain: enidence for heterogeneity. J.Pharmacol. Exp. Ther. 1985. V.232, №1. P.144-148.
41. Su T.P., Shukla K., Cund T. Steroid binding at sigma-receptors CNS and immunological implications. Ciba-Found-Symp. 1990. V.153. P.107-113.
42. Tam S.W., Lin-Chen L.Y. Reversible and irreversible binding of - bunaetrexamine to mu, delta and kappa opioid receptors in guinea pig brain membranes. J.Pharmacol.Exp.Ther. 1986. V.239, №2. P.351-357.
43. Wolf S.A., Kulsakdinun C., Battaglia G., Jaffe J.H., De Souza E.B. Effect of opioids. J.Pharmacol. Exp. Ther. 1988. V.247, №3. -P.1114-1119.

Глава 4. ОСОБЕННОСТИ ФУНКЦИОНИРОВАНИЯ НЕЙТРОФИЛЬНЫХ ГРАНУЛОЦИТОВ У ДЕТЕЙ С ГНОЙНО-ВОСПАЛИТЕЛЬНЫМИ ИНФЕКЦИОННЫМИ ЗАБОЛЕВАНИЯМИ

4.1. Определение профилей трансформации цитотоксических и микробицидных механизмов нейтрофильных гранулоцитов у новорожденных детей.

Иммунная система новорожденных находится в состоянии физиологической супрессии, направленной с одной стороны на сдерживание «иммунологического шторма», который может развиться при ознакомлении, сразу же после рождения, с большим количеством антигенов, в том числе и микробного происхождения. С другой стороны, естественная иммуносупрессия, при столкновении новорожденного с патогенной или условно-патогенной флорой может способствовать легкому возникновению и развитию различных инфекционно-воспалительных заболеваний, и неонатального сепсиса [8, 10]. Первый критический период приходится на возраст до 28 дней жизни и характеризуется тем, что ИС ребенка подавлена. Гуморальный иммунитет носит в большей степени пассивный характер и обеспечивается материнскими иммуноглобулинами. Система фагоцитоза не развита. Новорожденный проявляет слабую резистентность к условно–патогенной, гноеродной, грамотрицательной флоре. Характерна склонность к генерализации микробновоспалительных процессов, к септическим состояниям. Очень высока чувствительность ребенка к вирусным инфекциям, против которых он не защищен материнскими антителами. Примерно на 5–6 сутки жизни осуществляется первый перекрест и устанавливается абсолютное и относительное преобладание лимфоцитов.

Нейтрофильные гранулоциты – ведущий механизм первой линии антибактериальной защиты, направленный на борьбу с внеклеточными и внутриклеточными бактериями [19,

5, 8] и нарушение любой из функций НГ приводит к усугублению воспалительной реакции [18]. Через механизм трансмембранной: дегрануляции, НГ инициируют развитие базисной воспалительной реакции, а также участвуют в формировании NET. В реализации данных функций участвуют мощные кислородзависимые (миелопероксидаза, НАДФ-оксидаза), обеспечивающие реализацию «респираторного взрыва» и кислороднезависимые (дефенсины – катионные белки) микробицидные системы, которые способны обеспечивать выполнение цитотоксической и цитолитической функций [9].

В рамках решения вопроса о особенностях функционирования системы нейтрофильных гранулоцитов у новорожденных детей тестировали относительное и абсолютное содержание активно-фагоцитирующих НГ (%ФАН, ФАНабс); для характеристики объема захваченного бактериального материала определяли фагоцитарное число (ФЧ), фагоцитарный индекс (ФИ); для оценки киллинговой активности и уровня переваривания определялся процент переваривания (%П), индекс переваривания (ИП), а также интегральный показатель киллинговой и переваривающей активности - ИППА. Активность микробицидных систем НГ (МП, NADPH-оксидаза, КБ), с оценкой их способности к реализации цитотоксического и цитолитического потенциала, тестировалась с использованием функциональных нагрузочных тестов в in vitro [4, 5, 6, 22].

4.1.1. Особенности физиологической реализации фагоцитарной функции и ассоциированной с ней активности микробицидных систем нейтрофильных гранулоцитов периферической крови у здоровых новорожденных.

Принимая во внимание повышенную восприимчивость новорожденных к различным инфекциям, с нашей точки зрения определенный интерес представляет изучение особенностей физиологической реализации фагоцитарной функции и ассоциированной с ней активности микробицидных систем НГ периферической крови, у здоровых новорожденных в сравнении с таковыми у взрослых здоровых добровольцев.

Проведены исследования у 22 здоровых доношенных новорожденных (в возрасте от 3 до 6 суток, массой тела 2880-4370 г., гестационный возраст - 38-40 недель) и у 20 условно-здоровых взрослых добровольцев обоего пола (20 человек в возрасте от 20 до 50 лет).

Анализ результатов исследования фагоцитарной функции здоровых доношенных новорожденных, прежде всего показал достоверно более высокий уровень лейкоцитов периферической крови и абсолютного содержания циркулирующих НГ (НГабс), а также абсолютного содержания активно фагоцитирующих НГ (ФАНабс) относительно таковых у взрослых здоровых субъектов. (Таблица 4.1.1.)

Таблица 4.1.1. Особенности фагоцитарной активности нейтрофильных гранулоцитов здоровых доношенных детей (M± m)

L	% НГ	НГ 10^9/л	% ФАГ	ФЧ	ФИ	%П	ИП
Здоровый контроль взрослые							
5,35± 0,32	53,33± 3,18	2,86± 0,27	54,0± 4,73	3,33± 0,21	1,57± 0,37	61,86± 2,28	1,26± 0,25
Здоровые доношенные новорожденные							
10,16± 0,86*	35,4± 1,01*	3,76± 0,20*	52,9± 2,38	3,26± 0,63	1,65± 0,66	70,6± 2,98	3,05± 0,45*

Примечание: p – достоверность различий по отношению к здоровому контролю у взрослых: * - p<0,05;

При этом поглотительная способность клеток (ФЧ), у новорожденных была достоверно ниже, чем у взрослых 1,2 раза, тогда как поглотительная способность отдельного активного фагоцита (ФИ) соответствовала таковому в группе сравнения (p>0,05). Показатели завершенности фагоцитарного акта (%П, ИП) соответствовали таковым у взрослых здоровых субъектов, однако ИП имел тенденцию к возрастанию, превышая уровень такового в группе сравнения на 30% (p>0,05) (Таблица 4.1.1.)

Оценка активности NADPH-оксидазы (NBT-тест) продемонстрировала достоверные отличия в сравниваемых возрастных группах. (Таблица 4.1.2.).

Таблица 4.1.2 Особенности активности NADPH-оксидазы нейтрофильных гранулоцитов здоровых доношенных детей (M±m)

L	% НГ	НГ 10^9/л	NBT спонтанный		NBT стимулированный		КМ
			ФПК%	СЦИ	ФПК%	СЦИ	
Здоровый контроль взрослые							
5,35 ± 0,32	53,33 ± 3,18	2,86 ± 0,27	2,43 ± 0,61	0,12 ± 0,03	8,86 ± 1,96	0,23 ± 0,05	5,35 ± 1,33
Здоровые новорожденные дети							
10,16 ± 0,86*	35,4 ± 1,01*	3,76 ± 0,20*	6,7 ± 1,19*	0,26 ± 0,03*	17,7 ± 3,4*	0,97 ± 0,11*	3,07 ± 0,34

Примечание: р – достоверность различий по отношению к здоровому контролю у взрослых: * - р<0,05.

Отмечено достоверное возрастание %ФПК и СЦИ у здоровых новорожденных, выявленной как в спонтанном, так и в стимулированном тестах. При этом увеличение %ФПК в спонтанном тесте было более выраженным (в 2,8 раза р<0,05), чем в стимулированном (в 2 раза, р<0,05), в результате обнаружена тенденция к снижению величины КМ у здоровых новорожденных (3,07±0,33 против 5,35±1,33 у взрослых, р>0,05) СЦИ в спонтанном тесте был 2,2 раза, а при дополнительной АГ нагрузке в 4 раза больше у здоровых новорожденных детей по сравнению с таковыми показателями здоровых взрослых субъектов (р1<0,05; р2<0,001) (Таблица 4.1.2.).

В то же время, показатели активности МП как в спонтанном тесте, так и в тесте с индуктором - при антигенной нагрузке *S. aureus* in vitro, достоверно отличались в изучаемых возрастных группах (Рисунок 4.1.1.). Так, активность МП в спонтанном и, особенно, в стимулированном тестах у новорожденных достоверно превышала таковую у взрослых, однако, при расчете коэффициента реализации - КР (КР=МПст/МПсп), значение которого обратно пропорционально величине расходования фермента, выявлено снижение интенсивности расходования данного фермента после АГ воздействия, по сравнению со взрослыми здоровыми субъектами.

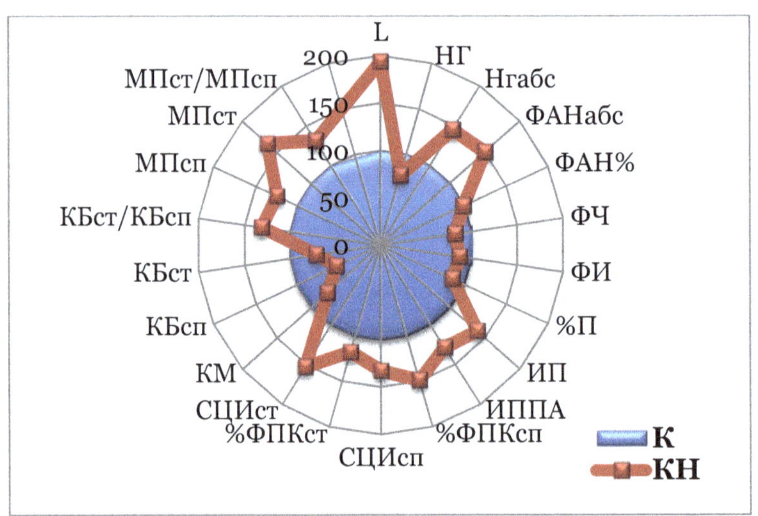

Рисунок 4.1.1. Сравнительная диаграмма показателей функционального состояния нейтрофильных гранулоцитов здоровых взрослых (К) и здоровых новорожденных (КН) (процент от контроля)

Подобное достоверное возрастание КР было выявлено при анализе уровня содержания неферментных КБ у новорожденных в условиях без нагрузки и при стимуляции АГ *in vitro*, что свидетельствовало также о снижении расходования КБ (Таблица 4.1.3.).

Кроме того, в отличие от активности МП, уровень содержания КБ в НГ здоровых новорожденных был достоверно ниже, чем у взрослых, как в условиях без нагрузки, так и при АГ стимуляции in vitro.

Таблица 4.1.3 Особенности микробицидной активности (КБ, МП) нейтрофильных гранулоцитов здоровых доношенных детей (M±m)

КБсп	КБст	КБст/КБсп	МПсп	МПст	МПст/МПсп
Здоровый контроль взрослые					
2,51± 0,09	1,77± 0,17	0,71± 0,06	2,24± 0,09	1,67± 0,11	0,74± 0,03
Здоровые новорожденные дети					
1,32± 0,02*	1,25± 0,023*	0,94± 0,01*	2,79± 0,021*	2,73± 0,02*	0,97± 0,01*

Примечание: p – достоверность различий по отношению к здоровому контролю у взрослых: * - $p<0,05$;

Установлено, что у здоровых доношенных новорожденных абсолютное содержание циркулирующих НГ, а также доля среди них активных фагоцитов достоверно выше, чем у взрослых, однако общая поглотительная способность клеток (ФЧ) была сниженной относительно взрослых здоровых субъектов, а показатели завершенности фагоцитарного акта (%П, ИП) и величина ФИ соответствовали таковым у взрослых доноров. Оценка активности NADPH-оксидазы в спонтанном и стимулированном тестах также продемонстрировала ее напряженность по сравнению с нормой взрослых субъектов, в то время как активность МП в спонтанном, и, особенно, в стимулированном NBT-тестах у новорожденных достоверно превышала норму взрослых. Оценка уровня содержания антимикробных КБ у новорожденных свидетельствовала о более низком их содержании и о снижении их расходования при АГ стимуляции по сравнению с группой взрослого контроля.

Таким образом, особенностями функционирования НГ у здоровых новорожденных, на 3-6 сутки жизни по сравнению со взрослыми здоровыми добровольцами является достоверное увеличение абсолютного содержания циркулирующих НГ и доли среди них клеток, способных к активному фагоцитозу, с параллельным снижением их киллинговой и переваривающей способностей, несмотря на высокую активность NADPH-оксидазы в спонтанном и стимулированном тесте. Последнее, вероятней всего, обусловлено не только выявленным нами возрастным дефицитом гранулярных КБ - дефенсинов, но и блокированием расходования МП и КБ в условиях дополнительной АГ нагрузки in vitro, что проявляется недостаточностью кислородзависимой (МП) и кислороднезависимой (КБ) микробицидности.

4.1.2. Особенности фагоцитарной и микробицидной активности нейтрофильных гранулоцитов периферической крови у новорожденных при врожденной пневмонии тяжелого течения, осложненной неонатальным сепсисом.

В настоящее исследование были включены 19 новорожденных (10 мальчиков, 9 девочек), в возрасте 3-6 суток, массой тела 2880-4370 г., гестационным возрастом - 38-40 недель, поступивших в отделение реанимации и интенсивной терапии Краснодарской Детской краевой клинической больницы с диагнозом врожденная пневмония (ВП) тяжелого течения, которая в 36% случаев (7 детей), осложнилась неонатальным сепсисом. Исследования проведены на 2-3 сутки поступления новорожденных в стационар. Контрольную группу составили 22 практически здоровых новорожденных, которые по возрасту, полу и массо-ростовым показателям были сопоставимы с новорожденными с врожденной пневмонией.

Поскольку при анализе результатов исследования у пациентов был обнаружен значительный разброс данных, обусловленный различным содержанием общего числа лейкоцитов и количества НГ периферической крови, были сформированы 2 клинические группы (Рисунок 4.1.2.1.).

В 1 группу (Н1) (14 детей) вошли новорожденные с количеством лейкоцитов и НГ, уровень которых достоверно не отличался от здорового контроля, во 2 группу (Н2) (5 детей) были включены пациенты с лейкопенией и нейтропенией (Рисунок 4.1.2.1.) Анализ общего количества лейкоцитов и количества НГ продемонстрировал, что в 1 группе исследуемые показатели не отличались от таковых здоровых новорожденных ($p_1>0{,}05$; $p_2>0{,}05$), что свидетельствовало о неадекватности реагирования НГ на бактериальный воспалительный процесс.

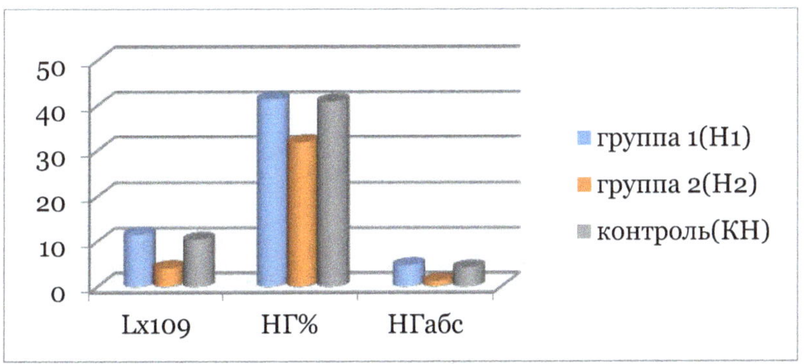

Рисунок 4.1.2.1. Содержание общего числа лейкоцитов и количества НГ периферической крови у новорожденных с врожденной пневмонией

В отличие от этого во 2 группе исследуемых была выявлена лейкопения и нейтропения, количество лейкоцитов составило всего $4{,}06\text{x}10^9\pm0{,}62$, на фоне количества НГ - $31{,}75\pm3{,}64\%$, что достоверно отличалось от показателей здоровых новорожденных и пациентов 1-ой группы ($p_1<0{,}05$; $p_2<0{,}05$) (Рисунок 4.1.2.1.).

При оценке содержания активно фагоцитирующих клеток у новорожденных 1 и 2 клинических групп выявлено, что их относительное количество (%ФАН) было достоверно ниже контрольного уровня ($p_1<0{,}05$; $p_2<0{,}05$), что можно расценивать как наличие дефицита клеток, способных к активному захвату АГ материала (Таблица4.1.2.1.).

При этом в 1 группе исследуемых абсолютное количество активно фагоцитирующих клеток (ФАНабс.) не отличилось от величин контроля ($p_1>0{,}05$), что свидетельствует об отсутствии в циркуляции достаточного количества НГ, способных адекватно отвечать на бактериальный процесс. В тоже время у детей 2 клинической группы абсолютное число активных фагоцитов было существенно снижено (в 4 раза) по сравнению с 1 группой и относительно контроля ($p_1<0,05$; $p_2<0,05$), т.е. имелся значительный дефицит количества активно работающих НГ (Таблица 4.1.2.1.).

Таблица 4.1.2.1. Состояние фагоцитарной функции нейтрофильных гранулоцитов здоровых новорожденных и новорожденных с врожденной пневмонией (M±m).

Группа	НГ	ФАН абс	% ФАН	ФЧ	ФИ	%П	ИП
КН	41,4 ±1,15	2,31 ±0,11	53,1 ±0,92	2,73 ±0,08	1,37 ±0,04	52,99 ±1,90	1,76 ±0,20
Н1	40,9 ±2,58	2,12 ±0,17	46 ±1,04	4,38 ±0,16	2,03 ±0,11	51,71 ±1,05	1,08 ±0,04
Н2	31,8 ±3,64	0,58 ±0,11	45 ±1,62	3,75 ±0,38	1,65 ±0,19	58,55 ±1,37	1,34 ±0,11

Примечание: КН – здоровые новорожденные, Н1 –врожденная пневмония (1 группа), Н2 –врожденная пневмония (2 группа).

Эти данные свидетельствовали о глубоком нарушении в системе НГ в виде количественного дефекта, особенно заметного при сравнении абсолютных показателей НГ.

Оценка поглотительной способности НГ выявила компенсаторное усиление процессов поглощения бактериального материала. Так, поглотительная способность НГ была достоверно выше контрольной в обеих группах, при этом наиболее значимое увеличение ФЧ (в 1,6 раза) и ФИ (в 1,5 раза) имело место у новорожденных 1 группы.

Исследование завершенности фагоцитарного акта, характеризующего киллинговую, переваривающую и элиминационную способность НГ, показало неоднозначный характер изменений: у новорожденных 1 группы наблюдалось достоверное снижение ИП ($p<0,05$), а у детей с лейко- и нейтропенией – достоверное увеличение %П (в 1,2 раза) (Таблица 4.1.2.1.) (Рисунок 4.1.2.2.).

ИППА продемонстрировал однонаправленное снижение данного параметра в обеих группах исследуемых, наиболее выраженное во 2 группе (p<0,05) (Рисунок 4.1.2.2.).

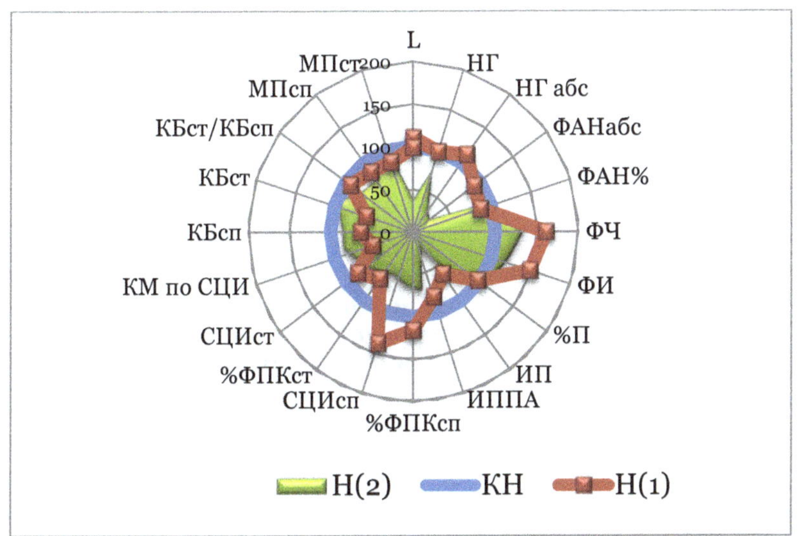

Рисунок 4.1.2.2. Сравнительная диаграмма показателей функционального состояния НГ здоровых новорожденных и новорожденных при врожденных пневмониях (процент от контроля - КН): КН – здоровые новорожденные, Н1 –врожденная пневмония (1 группа), Н2 –врожденная пневмония (2 группа).

Известно, что активность NADPH-оксидазы, оцениваемая в спонтанном NBT-тесте, при адекватном реагировании НГ значительно повышается в ответ на развитие бактериального процесса.

Ранее нами показано, что у здоровых новорожденных активность NADPH-оксидазы в спонтанном тесте достоверно выше, чем у здоровых взрослых субъектов, при этом стимуляция бактериальным АГ увеличивает активность NADPH-оксидазы в 3 раза, что расценивается нами как адекватный ответ на нагрузку.

Анализ активности NADPH-оксидазы у пациентов 1 группы выявил отсутствие повышения активности NADPH-оксидазы в спонтанном тесте, т.е. имела место блокада реагирования на имеющийся воспалительный процесс (данные СЦИ сп. не отличались от контрольных значений, $p>0,05$). В тоже время наблюдалось достоверное угнетение активности NADPH-оксидазы НГ в спонтанном тесте у детей 2 группы, как по сравнению с контролем, так и при сравнении с 1 группой исследуемых ($p_1>0,05$; $p_2<0,001$). При этом во 2 исследуемой группе, несмотря на низкую активность NADPH-оксидазы в спонтанном тесте, имелся ответ на индукцию АГ в тесте со стимуляцией ($p<0,05$), но он был значительно менее выраженным, чем в контрольной группе (Таблица 4.1.2.2.).

Таблица 4.1.2.2. Состояние микробицидной активности нейтрофильных гранулоцитов здоровых новорожденных и новорожденных с врожденной пневмонией (M±m).

Группа	КН	Н1	Н2
%ФПКсп	3,6±0,41	4,2±1,21	2,5±0,43
СЦИсп	0,16±0,01	0,22±0,05	0,10±0,01
%ФПКст	10,52±1,46	7,18±2,23	5,75±1,94
СЦИст	0,35±0,04	0,29±0,07	0,22±0,05
КМ	2,73±0,29	1,39±0,11	1,96±0,22
КБсп	1,32±0,02	0,84±0,10	1,14±0,19
КБст	1,25±0,02	0,74±0,09	1,08±0,19
КБст/КБсп	0,94±0,01	0,88±0,01	0,93±0,01
МПсп	2,79±0,02	2,42±0,05	2,17±0,14
МПст	2,73±0,02	2,35±0,05	2,1±0,12
МПст/МПсп	0,97±0,001	0,96±0,003	0,96±0,01

Примечание: КН – здоровые новорожденные, Н1 –врожденная пневмония (1 группа), Н2 –врожденная пневмония (2 группа).

Нашими предыдущими исследованиями показано, что уровень МП сп. у здоровых новорожденных первых дней жизни достоверно выше, чем у взрослых здоровых субъектов, в то же время способность к реализации МП в условиях бактериальной нагрузки в системе *in vitro* у здоровых новорожденных значительно ниже, чем у здоровых взрослых субъектов, т.е. нарушена.

В данном исследовании выявлено, что у детей 1 группы имеет место достоверное снижение, по сравнению с контролем, активности МПсп с параллельным нарушением процессов ее реализации при АГ нагрузке *in vitro* ($p_1<0{,}05$; $p_2<0{,}05$).

У новорожденных 2 группы выявлено более значимое снижение величины СЦИсп. – до 2,17±0,14 против 2,79±0,03 в контроле ($p<0{,}05$), однако, при этом СЦИст. достоверно не отличался от СЦИсп. ($p<0{,}001$), что свидетельствует о нарушении процессов расходования МП при бактериальной нагрузке в системе *in vitro*, и в то же время подтверждает межгрупповые различия (Таблица 4.1.2.2).

Ранее нами был показан, дефицит КБсп. в НГ у здоровых новорожденных первых дней жизни по сравнению со взрослыми здоровыми субъектами, и в то же время было показано, что способность к реализации КБ в условиях бактериальной нагрузки в системе *in vitro* у новорожденных значительно ниже, чем у взрослых субъектов, т.е. нарушена. При анализе содержания КБсп. у новорожденных 1 группы было выявлено достоверное снижение СЦИ в спонтанном и стимулированном тестах и величины КР. При этом у детей 2-ой исследуемой группы изменения показателей содержания КБ относительно возрастной нормы имели характер недостоверных тенденций к их снижению.

Таким образом, выявлены два варианта дефектного функционирования НГ при врожденной пневмонии у новорожденных.

При первом варианте - НГ неадекватно отвечают на бактериальный процесс, при втором варианте имеет место выраженный дефицит НГ.

При первом варианте дефектного функционирования НГ имеют место: неадекватность количественного прироста НГ при острой бактериальной инфекции, дефицит количества активно фагоцитирующих клеток, дефект активности МП, дефицит КБ, нарушения ответа в нагрузочных тестах в системе *in vitro* (нарушена индуцированная активность NADPH-оксидаз, реализация МП и КБ при стимуляции бактериальным АГ), снижен ИППА.

При втором варианте дефектного функционирования НГ имеют место: глубокий дефицит НГ, более значимый абсолютный дефицит количества активно фагоцитирующих клеток, дефицит активности NADPH-оксидаз, более выраженный, чем в 1-ом варианте дефект активности МП, менее выраженный дефицит КБ, нарушения ответа в нагрузочных тестах в системе *in vitro* (нарушена реализация МП и КБ при стимуляции бактериальным АГ), более выраженное, чем в 1-ом варианте снижение ИППА НГ (в 5,3 раза по сравнению со здоровыми новорожденными) (Рисунок 4.1.2.1). В то же время выявлено, что 2-й вариант дефектного функционирования НГ при врожденной пневмонии у новорожденных встречался в 2,2 раза реже, чем первый вариант.

При этом следует отметить следующие особенности клинического течения врожденной пневмонии в обеих исследуемых группах: пациенты 2 группы потребовали более частой смены антибактериальной терапии, использования большего количества различных антибиотиков, более длительно находились в отделении реанимации и интенсивной терапии, чем пациенты 1 группы, т.е. клинически новорожденные 2 группы, были более неблагополучны, чем пациенты 1 группы. Между тем, частота возникновения неонатального сепсиса, осложнившего течение врожденной пневмонии, была выше во 2 клинической группе (60%), чем в 1 группе (18,2%).

4.2. Определение особенностей трансформации фенотипа нейтрофильных гранулоцитов при различных вариантах течения гнойно-септических заболеваний у детей.

У НГ была обнаружена ранее необъяснимая пластичность, способность приобретать провоспалительный или противовоспалительный фенотип, которая отрегулирована системным белком острой фазы и клетками инвариантного натурального киллера. (iNKT) [20]. В экспериментальных моделях и при человеческом сепсисе наблюдается серьезное нарушение миграции НГ к центру инфекции, зависящее от TLR4, медиаторных цитокинов и хемокинов, которые вызывают производство оксида азота, ингибирующего адгезию НГ к венулярному эндотелию и также хемотаксическую способность НГ[11, 16]. К особенностям функционирования так же можно отнести то, что НГ новорожденных младенцев отвечают на инфекцию увеличенным экспрессии CD11b на поверхности клеток в процессе течения сепсиса. Известно, что при контакте с патогеном и при изменении цитокинового окружения может быстро изменяться экспрессия некоторых цитоплазматических рецепторов НГ, в том числе рецепторов, отвечающих за запуск микробицидной активности НГ: CD64, CD32, CD11b [7, 8, 10, 21] FcγRI (CD64) - высокоаффинный лиганд для антител субклассов IgG1 и IgG3 (Kd ~ 10^{-9} M). После связывания с антителом происходит активация НГ, активация кислородного взрыва, индукция микробного киллинга. FcγRIIA [14, 15] (CD32) – низкоаффинный лиганд для антител класса IgG (Kd > 10^{-7} M). После связывания с антителом в НГ происходят процессы фагоцитоза и дегрануляции [12, 13, 15] CD11b - рецептор адгезии - комплементарный рецептор, связывающий C3 компонент комплемента. Получены данные, свидетельствующие о том, что активация Fc-медиированной цитотоксичности возможна только после активации CD11b рецепторов адгезии во время формирования иммунологического синапса [11, 16].

4.2.1. Особенности фенотипа нейтрофильных гранулоцитов у здоровых доношенных новорожденных по сравнению со здоровыми взрослыми субъектами.

Важнейшей функцией НГ является мгновенное реагирование на бактериальные, вирусные и грибковые патогены. Рецепторы поверхностной цитоплазматической мембраны НГ являются чувствительными сенсорами, которые способствуют реализации важных функций НГ и опосредуют взаимосвязь гранулоцитов с экстрацеллюлярным окружением.

Целью исследования явилось изучение особенностей фенотипа НГ у здоровых доношенных новорожденных по сравнению со здоровыми взрослыми субъектами. В 1 группу исследования вошли 20 здоровых новорожденных обоего пола (мальчиков-10, девочек-10, в возрасте 3-4 дней, весом от 2880 до 4120г). Группу 2 составили 20 условно-здоровых субъектов обоего пола, в возрасте от 30 до 50 лет. Методом проточной цитометрии оценивался процент НГ (%НГ), экспрессирующих CD10, CD11b, CD16, CD32, CD64 и уровень плотности экспрессируемых молекул по показателю интенсивности флуоресценции (MFI). Выявлено, что CD16 экспрессировали лишь 79,42±1,86% НГ здоровых новорожденных, в то время, как у взрослых субъектов CD16 экспрессировали 94,42±0,75 % НГ ($p<0,05$); CD10 экспрессировали 86,4±2,35% НГ здоровых новорожденных, в то время как у взрослых субъектов - 95,42±1,42 % НГ ($p<0,05$); CD11b экспрессировали лишь 70,98±5,75% НГ здоровых новорожденных, тогда как у взрослых субъектов - 93,87±1,25% НГ ($p<0,05$); CD32 экспрессировали лишь 77,56±3,60% НГ здоровых новорожденных, в то время как у взрослых субъектов - 97,87±0,62% НГ экспрессировали CD32 ($p<0,05$) (Таблица 4.2.1.1).

При оценке плотности экспрессии рецепторов по MFI выявлено достоверно более высокая интенсивность экспрессии CD11b и CD16 у новорожденных по сравнению с взрослыми субъектами. Соответственно, MFI - $CD11b^{+}$ - 56,3±4,6 у новорожденных и 44,47±1,16 у взрослых ($p<0,05$) и MFI - CD16^{+}- 77,7±8,3 у новорожденных и 54,96±5,02 у взрослых ($p<0,05$).

Таблица 4.2.1.1. Рецепторный аппарат нейтрофильных гранулоцитов здоровых новорожденных в сравнении со взрослыми (M±m).

Рецептор	Новорожденные дети		Здоровые взрослые	
	%	MFI	%	MFI
CD16^{+}	79,72±1,86	77,7±8,32	94,42±0,75	54,96±5,02
CD10^{+}	86,4±2,35	1,70±0,18	95,42±1,42	2,37±0,56
CD11b^{+}	70,98±5,75	56,3±4,60	93,87±1,25	44,47±3,67
CD32^{+}	77,56±3,60	15,6±1,88	97,87±0,62	18,17±3,81
CD64^{+}	0,95±0,87	7,20±0,36	0	0

В то же время, в отличие от взрослых субъектов, у всех новорожденных отмечалось различное количество НГ, экспрессирующих CD64. Так, у большинства новорожденных в 60% случаев 25,13±2,83% НГ экспрессировали CD64, у 20% новорожденных лишь 2,4±0,17% НГ экспрессировали CD64, в то время как у других 20% новорожденных, - большинство НГ (94,8±0,24%) экспрессировали CD64.

Таким образом, выявлены значительные различия в проценте НГ, экспрессирующих CD10, CD11b, CD16, CD32, CD64 у новорожденных и здоровых взрослых субъектов. С одной стороны, достоверно меньшее количество НГ новорожденных экспрессировали CD10, CD11b, CD16, CD32, CD64 по сравнению со здоровыми взрослыми лицами. С другой стороны, если НГ периферической крови взрослых субъектов не экспрессировали CD64, то у новорожденных определялось различное количество НГ, экспрессирующих этот рецептор. Полученные данные свидетельствуют об особенностях фенотипа НГ у новорожденных, т.к. считается, что CD64 экспрессируют только костномозговые популяции НГ.

4.2.2. Характер трансформации фенотипа нейтрофильных гранулоцитов одномоментно экспрессирующих CD64, CD32, CD11b с учетом плотности экспрессируемых молекул у новорожденных с системным (неонатальный сепсис) или локальным (пневмония) инфекционно-воспалительными процессами.

Известно, что при контакте с патогеном и при изменении цитокинового окружения может быстро изменяться экспрессия некоторых цитоплазматических рецепторов НГ, в том числе рецепторов, отвечающих за запуск микробицидной активности НГ: CD64, CD32, CD11b (Нестерова И.В. и соавт 2004-2015). Проведенные нами исследования, фенотипа НГ здоровых доношенных новорожденных позволили выявить ряд особенностей экспрессии мембранных рецепторов CD10, CD64, CD32, CD11b. Показано также, что значительное повышение экспрессии поверхностных мембранных молекул CD64, (экспрессирующихся по некоторым данным только на НГ костного мозга), как у новорожденных, так и у взрослых субъектов, может наблюдаться в период развития острой воспалительной реакции [13,14,17].

Целью настоящего исследования явилось изучение особенностей трансформации фенотипа НГ одномоментно экспрессирующих CD64, CD32, CD11b с учетом плотности экспрессируемых молекул у здоровых новорожденных и у новорожденных с системным (неонатальный сепсис) или локальным (пневмония) инфекционно-воспалительными процессами.

Под нашим наблюдением находилось 32 новорожденных (18 мальчиков, 14 девочек), поступивших в отделение реанимации и интенсивной терапии на 9-15 сутки жизни.

На основании клинических симптомов и результатов лабораторных исследований пациенты были рандомизированы на 2 клинические группы. В 1 группу (16 детей) вошли дети с системным воспалительным процессом инфекционного генеза (сепсисом), во 2 группу (16 детей) - с локальным воспалительным процессом инфекционного генеза (пневмония). В контрольную группу были включены 22 здоровых новорождённых (10 девочек, 12 мальчиков, в возрасте от 3 до 6 суток, массой тела 2880-4370г., гестационный возраст - 38-40 недель).

Исследованы маркеры поверхностной цитоплазматической мембраны НГ: тестировалась одномоментная экспрессия на мембране НГ молекул CD64, CD32, CD11b. Наряду с оценкой процента НГ (%НГ), одномоментно экспрессирующих CD64, CD32, CD11b, исследовался уровень плотности экспрессируемых молекул по показателю интенсивности флуоресценции (MFI). Исследование указанных параметров у новорожденных клинических групп проводили дважды: первое исследование проводили при поступлении в реанимационное отделение, второе - при переводе ребенка для дальнейшего лечения в отделение патологии новорожденных стационара.

Установлено, что у доношенных здоровых новорожденных субпопуляция НГ $CD64^{+}CD32^{+}CD11b^{+}$ является минорной и встречается в 1,63±0,68% случаев. При этом плотность рецепторов, оцениваемая по MFI, составила для CD64 - 10,64±0,19, для CD32 - 15,83±0,30, а для CD11b - 56,99±0,47 (Рисунок 4.2.2.1.).

В то же время, для всех случаев неонатального сепсиса (группа 1) было характерно значительное повышение количества НГ, одномоментно экспрессирующих $CD64^{+}CD32^{+}CD11b^{+}$- молекулы. Так, количество НГ $CD64^{+}CD32^{+}CD11b^{+}$, находящихся в циркуляции, возросло в 34,5 раза по сравнению с контрольной группой и достигло 54,53±0,44% ($p<0,001$). Однако, плотность экспрессируемых молекул по MFI была в 2 раза ниже по CD64 ($p<0,001$) и в 1,5 раза по CD32 ($p<0,001$) и CD11b ($p<0,001$), по сравнению с таковой на мембранах минорной популяции НГ

CD64⁺CD32⁺CD11b⁺ у здоровых новорожденных (MFI по CD64 - 5,44±0,36; MFI по CD32 - 12,38±0,49; MFI по CD11b - 32,23±0,29) (Рисунок 4.2.2.1.).

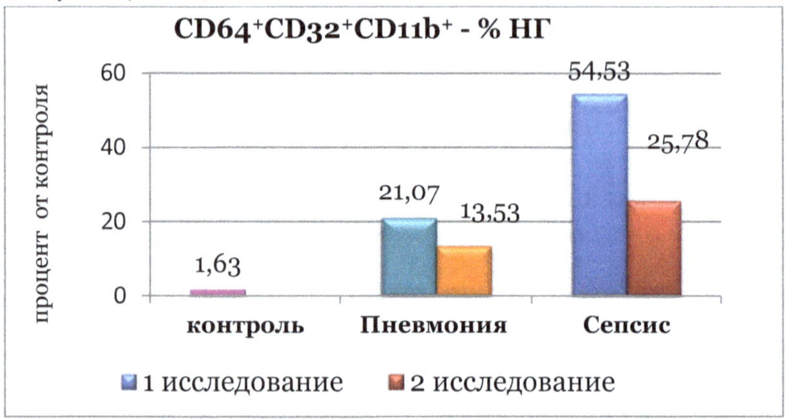

Рисунок 4.2.2.1. Содержание нейтрофильных гранулоцитов с фенотипом CD64⁺CD32⁺CD11b⁺ у здоровых новорожденных и у новорожденных при неонатальном сепсисе и пневмонии

Примечание: 1 исследование - при поступлении детей в реанимационное отделение; 2 исследование – при переводе детей в стационар на долечивание.

Во 2 группе (пневмония) количество НГ в субпопуляции CD64⁺CD32⁺CD11b⁺ составило 21,07±0,88 %, что в 13 раз выше, чем в контрольной группе ($p<0,001$) и в 2,6 раз ниже ($p<0,001$), чем при неонатальном сепсисе. (Рисунок 4.2.2.1.) Плотность экспрессии изучаемых молекул на поверхности НГ незначительно отличалась от значений MFI в группе с неонатальным сепсисом, и была достоверно ниже, чем в группе контроля ($p<0,001$) (Рисунок 4.2.2.2.). На фоне значительного клинического улучшения после оказания реанимационных мероприятий, проведения традиционной антибактериальной, детоксикационной терапии, перед переводом детей из реанимационного отделения в стационар для дальнейшего долечивания, проводилось повторное исследование крови. При этом было выявлено достоверное снижение количества субпопуляции НГ с фенотипом CD64⁺CD32⁺CD11b⁺, как в группе пациентов с неонатальным сепсисом, так и в группе новорожденных, страдающих пневмонией (Рисунок 4.2.2.1.).

Так, у новорожденных с неонатальным сепсисом количество НГ CD64⁺CD32⁺CD11b⁺ снижалось более чем в 2 раза, а в группе пациентов с пневмониями - в 1,5 раза ($p<0,001$). При этом, плотность экспрессии CD64 и CD32, оцениваемая по MFI, в исследуемых клинических группах 1 и 2 не отличалась от показателей, полученных при первом исследовании ($p>0,05$). При повторном исследовании уровень плотности экспрессии CD11b (MFI) повышался в 1,2 раза в группе с неонатальным сепсисом и в 1,3 раза - в группе с пневмониями.

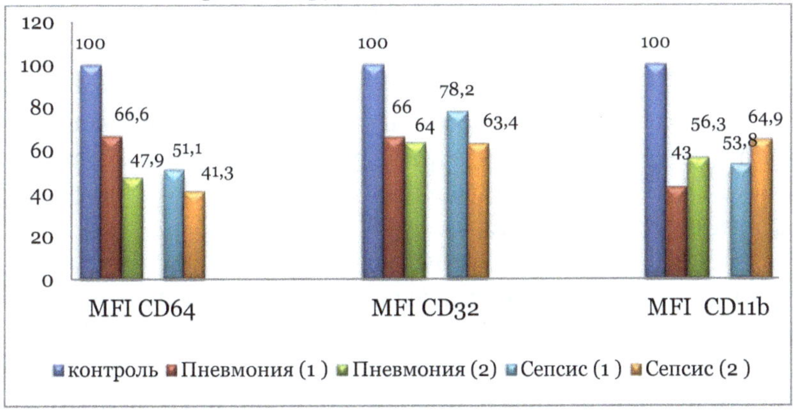

Рисунок 4.2.2.2. Уровень плотности экспрессируемых молекул нейтрофильных гранулоцитов периферической крови с фенотипом CD64⁺CD32⁺CD11b⁺ по показателю интенсивности флуоресценции (MFI) при неонатальном сепсисе и пневмонии у новорожденных

Примечание: 1 исследование - при поступлении детей в реанимационное отделение; 2 исследование – при переводе детей в стационар на долечивание.

Таким образом, установлено, что субпопуляция НГ CD64⁺CD32⁺CD11b⁺ является минорной у здоровых доношенных новорожденных детей, тогда как при возникновении инфекционно-воспалительных процессов количество НГ с данным фенотипом резко возрастает. Наблюдаемое увеличение указанной субпопуляции НГ находится в прямой зависимости от тяжести инфекционно-воспалительного процесса: чем клинически тяжелее протекает заболевание, тем большее количество НГ с фенотипом $CD64^+CD32^+CD11b^+$ находится в циркуляции. Однако, несмотря на увеличение количества НГ с фенотипом $CD64^+CD32^+CD11b^+$, плотность отдельных экспрессируемых рецепторных молекул, оцениваемая по MFI, при неонатальном сепсисе и пневмонии у новорожденных оказывается значительно ниже, чем у здоровых доношенных новорожденных.

4.2.3. Особенности трансформации экспрессии CD62L, CD63 молекул на мембране нейтрофильных гранулоцитов при врожденной пневмонии у доношенных новорожденных

Фагоцитарная, микробицидная функция и вирусоцидная активность НГ находится в непосредственной зависимости от фенотипических особенностей: количества и плотности экспрессируемых рецепторов.

Регулирование процессов адгезии, миграции и хемотаксиса играет важную роль в активации и полноценном функционировании НГ. Так CD62L (селектин L, LAM-1, LECAM-1)-рецептор адгезии, отвечающий за роллинг НГ, который необходим для полноценного перемещения микрофагоцита к очагу воспаления. При этом, CD63 (ME491, LAMP-3, NKI-C3) - член суперсемейства тетраспанинов, является основным компонентом мембраны лизосом НГ. В настоящее время известно, что CD63 играют роль белков-посредников передачи сигналов, выполняя важную регуляторную функцию, влияя на развитие НГ, их активацию, рост и подвижность. Экспрессия CD63 на мембране НГ - кратковременный сигнал активации, оказывающий регуляторное воздействие на адгезивную активность CD11/CD18. CD63 НГ - является маркером азурофильных гранул. По уровню экспрессии CD63 можно судить об интенсивности активности миелопероксидазы. Таким образом, оценка уровня экспрессии CD63 и CD62L на $CD16^+$НГ позволяет получить представление о способности клетки к ролингу и готовности включения микробицидного арсенала. В то же время, изучение одномоментной экспрессии CD63 и CD62L с оценкой плотности экспрессируемых молекул у здоровых новорожденных и новорожденных с пневмонией, в т. ч. отягощенной сепсисом до настоящего времени не проводилось.

Цель исследования: изучение особенностей трансформации фенотипа НГ, экспрессирующих CD62L, CD63 с учетом плотности экспрессируемых молекул, у здоровых доношенных новорожденных и у доношенных новорожденных с врожденной пневмонией, в том числе, осложненной сепсисом.

В исследование были включены 32 новорожденных (19 мальчиков, 13 девочек) в возрасте 3-15 суток, массой тела 2880-4370г, с гестационным возрастом-38-40 недель, с диагнозом: врожденная пневмония тяжелого течения, которая в 36% случаев осложнилась неонатальным сепсисом. Контрольную группу составили 22 практически здоровых доношенных новорожденных. На основании клинических симптомов и результатов лабораторных исследований пациенты были рандомизированы на две клинические группы: 20 детей с тяжелым течением врожденной пневмонии (ВП), 12 детей с врожденной пневмонией, осложнившейся неональным сепсисом (С).

Исследования проведены на 2-3 сутки поступления новорожденных в реанимацию. Использование многоцветного цитофлоуметрического исследования с панелью МКАТ: CD62L-FITC, CD16-ECD, CD63-PE, позволило одновременно получить информацию о нескольких антигенах на поверхности клеток и плотности их несения по показателю интенсивности флуоресценции (MFI). Для получения информации об одновременном несении рецепторов использовано двойное гейтирование: по морфологии и по гейту $CD16^{+}$НГ.

Установлены различные варианты трансформации фенотипа $CD62L^{+}CD63^{+}$НГ у здоровых новорожденных и при ВП, в т. ч. осложненной С.

Так, у 85-95% НГ доношенных здоровых новорожденных, новорожденных с ВП и С НГ имеют фенотип $CD62L^{+}CD63^{+}$ с различным уровнем экспрессии рецепторов.

Выделено 3 субпопуляции НГ: $CD62L^{dim+}CD63^{dim+}$, $CD62L^{bright+}CD63^{dim+}$, $CD62L^{dim+}CD63^{mid+}$. (Рисунок 4.2.3.1.)

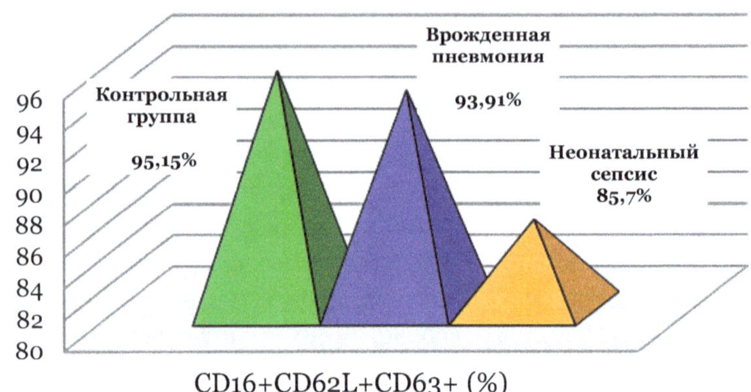

Рисунок 4.2.3.1. Варианты трансформации фенотипа $CD62L^{+}CD63^{+}$НГ у здоровых новорожденных и при врожденной пневмонии, в т.ч. осложненной сепсисом.

В контрольной группе НГ с фенотипом $CD62L^{+}CD63^{+}$ составляет 95,15±0,99%. При этом субпопуляция $CD62L^{dim+}CD63^{dim+}$ встречается в 50,44±4,38%, при MFI по CD62L - 3,3±0,08, MFI CD63 - 1,68±0,11. Субпопуляция $CD62L^{bright+}CD63^{dim+}$ составляет 46,58±0,55% и не отличается по плотности экспрессии CD63 (MFI CD63 - 1,6±0,13), при этом MFI CD62 L высокий и составляет - 9,9±0,55. Минорная субпопуляция $CD62L^{dim+}CD63^{mid+}$. НГ выявляется у 1,4±0,55% имеет уровень экспрессии CD63 по MFI CD63 - 4,3±0,13 (Рисунок 4.2.3.2.).

В группе новорожденных с ВП количество $CD62L^{+}CD63^{+}$ НГ составило 93,91 ± 0,61% и достоверно не отличалось от показателей контроля. Однако, отмечено увеличение количества НГ с фенотипом $CD62L^{dim+}CD63^{dim+}$ до 72,7±3,5% (в 1,5 раза), уменьшение НГ с фенотипом $CD62L^{bright+}CD63^{dim+}$ до 21,95±3,65%

(в 2 раза) и увеличение в 4 раза до 5,98±0,74% НГ с фенотипом CD62L^{dim+}CD63^{mid+}. При этом плотность экспрессии изучаемых рецепторов не отличалась от уровней в контрольной группе.

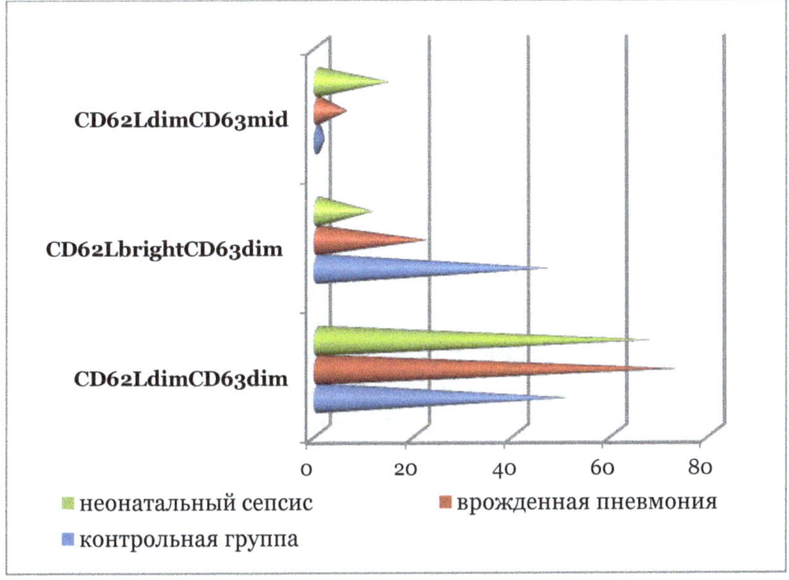

Рисунок 4.2.3.2. Трансформация фенотипа CD62L^{+}CD63^{+} при неонатальном сепсисе и врожденной пневмонии.

На начальных этапах развития С количество НГ с фенотипом CD62L^{+}CD63^{+} НГ снижается, по сравнению со контролем и группой с ВП до 85,7±2,88%. Количество CD62L$^{bright+}$CD63^{dim+} НГ составляет- 11,2±3,0%, что в 4 раза меньше чем в контрольной группе и в 2 раза, чем в группе с ВП. Обращает внимание резкое увеличение количества НГ с фенотипом CD62L^{dim+}CD63$^{mid+.}$ до 14,5±2,5% против 1,4±0,55% в контроле и 5,98±0,74% в группе с ВП. При этом, количество НГ субпопуляции CD62L^{dim+}CD63^{dim+} было незначительно выше показателей контроля- 67,34±4,33%, но ниже чем уровень в группе с ВП. Плотность экспрессируемых молекул CD62L, CD63 по MFI не отличалась по показателям во всех изучаемых группах.

Таким образом, при ВП и С имеет место значимая трансформация фенотипа НГ: увеличение $CD62L^{dim+}CD63^{mid}$ НГ с параллельным уменьшением субпопуляции $CD62L^{bright+}CD63^{dim}$НГ, более выраженное при С, что является диагностическим зеркалом дисфункции НГ и корреллирует с тяжестью воспалительного процесса.

4.2.4. Ремоделирование фенотипа субпопуляций $CD64^{-}CD16^{+}CD32^{+}CD11b^{+}$ и $CD64^{+}CD16^{+}CD32^{+}CD11b^{+}$ нейтрофильных гранулоцитов при врожденной пневмонии у глубоко недоношенных новорожденных.

Нами показано, что существуют субпопуляции НГ с разными фенотипическими характеристиками, от полноценности которых напрямую зависит течение и исход инфекционно-воспалительных заболеваний [Нестерова И.В. и соавт 2010-2015]. Имеются убедительные данные, свидетельствующие о том, что экспрессия на мембране НГ FcγRII ($CD32^{+}$), FCγRIII ($CD16^{+}$) очень важна для реализации фагоцитарной функции и антителозависимой цитотоксичности, что ассоциируется с $CD11b^{+}/CD18^{+}$-зависимым повышением адгезии, дегрануляцией и киллингом[11].

FcγRI ($CD64^{+}$), FcγRII ($CD32^{+}$), FCγRIII ($CD16^{+}$) являются триггерными молекулами, запускающими иммунный фагоцитоз и процессы киллинга. Показано, что блокирование $CD11b^{+}$ вызывает выключение активации FcγRI ($CD64^{+}$), FcγRII ($CD32^{+}$), FCγRIII($CD16^{+}$) [15]. Описано повышение экспрессии поверхностных мембранных молекул CD64 у новорожденных и взрослых субъектов в период развития острой воспалительной реакции [12].

Цель исследования: определить диагностическую значимость особенностей трансформации фенотипа субпопуляций $64^{-}CD16^{+}CD32^{+}CD11b^{+}$ и $CD64^{+}CD16^{+}CD32^{+}CD11b^{+}$ НГ с учетом плотности одновременно экспрессирующихся молекул CD64, CD16, CD32, CD11b у глубоко недоношенных новорожденных с врожденной пневмонией.

Под нашим наблюдением в Краснодарском краевом перинатальном центре находилось 20 глубоко недоношенных новорожденных с гестационным возрастом от 25 до 32 недель, весом от 930-до 1900г с диагнозом: Врожденная пневмония на фоне респираторного дистресс-синдрома (РДС) недоношенных; Церебральная ишемия 2 степени, синдром угнетения недоношенных; Неонатальная желтуха. По клиническим признакам все дети были рандомизированы на две группы: 1 группа - 14 детей с тяжелым течением инфекционного процесса и дыхательных нарушений, 2 группа – 6 человек– с очень тяжелым течением процесса. Все дети были рождены от матерей с неблагоприятным инфекционным анамнезом (кольпит перед родами, длительный безводный период, истмико-цервикальная недостаточность, хирургически скорректированная во время беременности).

В группе 1 в 62,5% случаев из верхних дыхательных путей была высеяна условно-патогенная флора, приобретшая патогенные свойства, в группе 2 - в 100% случаев.
Контрольную группу составили 20 здоровых доношенных новорожденных с гестационным возрастом – 38-40 недель, весом 2880-4370г, на 3-6 сутки жизни. Клинико-иммунологическое исследование в группах 1 и 2 проводилось на 1-2 сутки жизни.

Использование многоцветного цитофлоуметрического исследования с панелью МКАТ: CD64- FITC, CD16-ECD, CD32-PE, CD11b- PC5 позволило одновременно получить информацию о нескольких антигенах на поверхности клеток, уровень плотности экспрессируемых молекул оценивался по показателю интенсивности флуоресценции (MFI). Для получения информации об одновременном несении изучаемых поверхностных рецепторов использовалось двойное гейтирование.

Анализ результатов исследования продемонстрировал, что по сравнению с контролем в 1- группе глубоко недоношенных новорожденных общее количество лейкоцитов было снижено ($p<0,01$), в группе 2 наблюдался гиперлейкоцитоз

– 82,83±7,64 х 10^9 на фоне относительных количеств НГ, достоверно не отличающегося от показателей здоровых новорожденных ($p>0,05$). При сравнении абсолютных значений НГ выявлены существенные различия.

У детей группы 2 количество НГ было значительно повышено и составило 39,58±5,59х10^9 против 6,48±0,69 х10^9 у здоровых новорожденных, в то время как у пациентов группы 1 количество НГ было 4,49±0,66 х10^9, что значительно выше, чем у пациентов группы 1 и ниже, чем у здоровых доношенных новорожденных ($p_1<0,001$; $p_2>0,05$).

Показано, что у детей контрольной группы в периферической крови циркулируют 2 основные субпопуляции НГ с различным фенотипом: мажорная – $CD64^-CD16^+CD32^+CD11b^+$ (92,82±1,84% НГ) и минорная – $CD64^+CD16^+CD32^+CD11b$. В то же время у детей группы 1 с тяжелым течением пневмонии на фоне РДС имело место значительное снижение количества НГ мажорной субпопуляции $CD64^-CD16^+CD32^+CD11b^+$ по сравнению с контролем (относительное количество снижено в 1,7 раз, а абсолютное в 2,5 раза). Отмечено, что при этом экспрессия молекул CD32 и CD11b по MFI была соответственно в 2,4 раза и в 2,3 раза выше по сравнению с контролем, а CD16 не отличалась от контроля (Рисунок 4.2.4.1).

У детей группы 2 с очень тяжелым течением заболевания наблюдалось значительное снижение относительного количества НГ мажорной субпопуляции $CD64^-CD16^+CD32^+CD11b^+$ - в 2 раза ниже показателей контроля. Тем не менее, в абсолютных значениях уровень $CD64^-CD16^+CD32^+CD11b^+$ НГ был в 3 раза выше, чем в контрольной группе и в 8 раз выше, чем в группе 1. Следует подчеркнуть, что в этой группе детей выявлено снижение плотности экспрессии CD16 (по MFI) в 1,6 раза по сравнению с первой и контрольной группами ($p1<0,01$; $p2<0,001$).

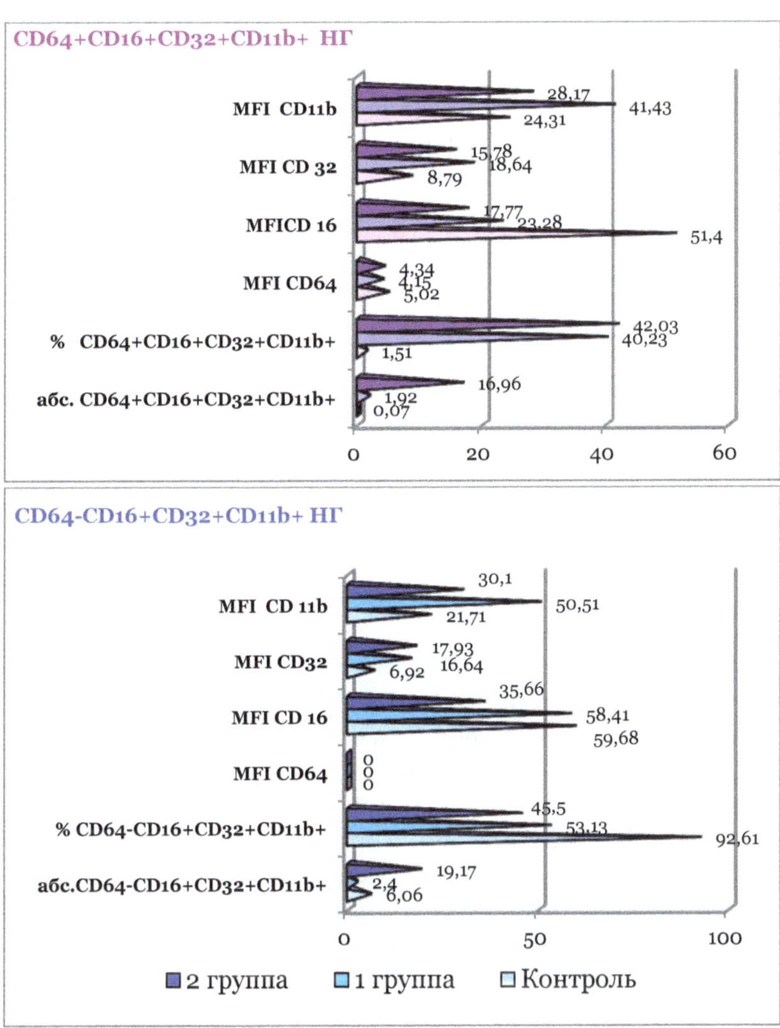

Рисунок 4.2.4.1. Основные субпопуляции НГ у глубоко недоношенных новорожденных с врожденной пневмонией на фоне РДС (* - $p<0,05$ достоверность отличия от контроля)

В противоположность этому было выявлено повышение плотности экспрессии CD32 (по MFI)- в 2,6 раза по сравнению с контролем ($p<0,001$), при отсутствии отличий от показателей группы 1. Уровень экспрессии CD11b молекул (по MFI) на мембране НГ мало отличался от группы контроля, но был в 1,7 раза ниже MFI CD11b группы 1 (Рисунок 4.2.4.1).

Выявлено, что субпопуляция НГ с фенотипом CD64^{+}CD16^{+}CD32^{+}CD11b^{+} у доношенных здоровых новорожденных минорная и составляет 1,51±0,60%.

Следует отметить, что для обеих групп глубоко недоношенных с различной тяжестью течения врожденной пневмонии на фоне РДС было характерно значительное повышение количества НГ минорной субпопуляции – CD64^{+}CD16^{+}CD32^{+}CD11b^{+} по сравнению с контролем (Рисунок 4.2.4.1).

Абсолютное количество НГ с данным фенотипом увеличилось в 27 раз в группе 1 и было крайне высоким (выше в 241 раз) в группе 2 – у детей с пневмонией, протекающей на фоне гиперлейкоцитоза.

Выявлено, что субпопуляция НГ с фенотипом CD64^{+}CD16^{+}CD32^{+}CD11b^{+} у доношенных здоровых новорожденных минорная и составляет 1,51±0,60%.

Следует отметить, что для обеих групп глубоко недоношенных с различной тяжестью течения врожденной пневмонии на фоне РДС было характерно значительное повышение количества НГ минорной субпопуляции – CD64^{+}CD16^{+}CD32^{+}CD11b^{+} по сравнению с контролем. Абсолютное количество НГ с данным фенотипом увеличилось в 27 раз в группе 1 и было крайне высоким (выше в 241 раз) в группе 2 – у детей с пневмонией, протекающей на фоне гиперлейкоцитоза. При этом выявлено существенное снижение, более чем в 2 раза, плотности экспрессируемых мембранных CD16 (MFI) в обеих группах, в противоположность этому в 2 раза возросла плотность экспрессии CD32 (MFI). Отмечено увеличение MFI CD11b в группе 1 в 1,7 раза и отсутствие достоверных изменений в группе 2. Несмотря на имеющееся значительное увеличение количества НГ, несущих активационный маркер CD64, плотность экспрессии молекул по MFI оставалась на уровне контроля.

Таким образом, установлено, что у недоношенных новорожденных с врожденной пневмонией на фоне РДС как с тяжелым, так и с крайне тяжелым течением в циркуляции находится основные две субпопуляции НГ: $CD64^-CD16^+CD32^+CD11b^+$НГ и $CD64^+CD16^+CD32^+CD11b^+$НГ – значительно отличающиеся по своим, как количественным, так и качественным (плотность экспрессии различных мембранных молекул) характеристикам.

Значительное увеличение в периферической крови (ПК) $CD64^+CD16^+CD32^+CD11b^+$НГ, несущей активационный маркер CD64, свидетельствует с одной стороны о появлении в циркуляции активированных НГ, с другой стороны - может быть ассоциирована с появлением функционально незрелых форм НГ, т.к. принято считать, что CD64 экспрессируется на незрелых НГ и почти полностью исчезает при выходе НГ в ПК. В то же время нами продемонстрировано, что значимое увеличение абсолютного количества $CD64^+CD16^+CD32^+CD11b^+$НГ тесно связано с усугублением тяжести врожденной пневмонии на фоне РДС. Для обеих субпопуляций НГ отмечены различные тенденции в ремоделировании плотности экспрессии мембранных молекул CD16, CD32, CD11b. При этом наблюдаются более выраженные тенденции в снижении уровня экспрессии CD16 и повышении плотности экспрессии CD32 при отсутствии реагирования молекул CD11b в субпопуляции $CD64^+CD16^+CD32^+CD11b^+$НГ у недоношенных новорожденных с врожденной пневмонией на фоне РДС с крайне тяжелым течением.

Ранее нами были определены различные варианты трансформации фенотипов $CD64^-CD16^+CD32^+CD11b^+$ и $CD64^+CD16^+CD32^+CD11b^+$НГ у доношенных новорожденных при пневмонии и пневмонии осложнившейся неонатальным сепсисом, значительно отличающиеся по количеству НГ с данными фенотипами и по плотности экспрессируемых молекул [5, 6]. Было отмечено снижение количества мажорной популяции НГ более выраженное при развитии сепсиса. Снижение плотности экспрессии CD16 рецепторов, повышении

MFI CD32, MFI CD11b при пневмонии и тенденции к повышению CD11b при сепсисе. На начальных этапах развития сепсиса количество НГ с фенотипом CD64^{+}CD16^{+}CD32^{+}CD11b^{+} резко возрастало, по сравнению со здоровыми новорожденными. При этом плотность экспрессируемых молекул по MFI снижалась в 1,5 раза по CD64, резко снижалась по CD16 и не отличалась по показателям CD32 и CD11b у здоровых новорожденных. При пневмонии также было отмечено увеличение количества НГ данной субпопуляции. При этом MFI CD64 была в 1,5 раза ниже, MFI CD11b в 1,7 раз выше, MFI CD16, MFI CD32 не отличалась от показателей контроля.

Положительная клиническая динамика течения септического процесса и пневмонии у доношенных новорожденных были ассоциированы со значительным уменьшением количества НГ с фенотипом CD64^{+} CD16^{+}CD32^{+}CD11b (Рисунок 4.2.4.2.).

При сравнении вариабельности фенотипа субпопуляций CD64^{-}CD16^{+}CD32^{+}CD11b^{+} и CD64^{+}CD16^{+}CD32^{+}CD11b^{+}НГ при врожденной пневмонии у глубоко недоношенных и доношенных новорожденных детей мы обнаружили сходные изменения, проявляющиеся в снижении количества мажорной субпопуляции и значительном повышении количества НГ минорной субпопуляции, снижении плотности экспрессии CD16 рецептора, повышении CD11b зависимости от степени выраженности воспалительной реакции (Рисунок 4.2.4.2.).

Обращает на себя внимание тот факт, что уровень субпопуляции НГ с фенотипом CD64^{-}CD16^{+}CD32^{+}CD11b^{+} у глубоко недоношенных детей с пневмонией находится на уровне показателей доношенных новорожденных с пневмонией, осложнившейся сепсисом и составляет от 40 до 60%.

При этом плотность изучаемых молекул CD16, CD32, CD11b была значительно выше, чем плотность экспрессии соответствующих рецепторов у доношенных новорожденных с врожденной пневмонией, в т. ч. осложненной сепсисом.

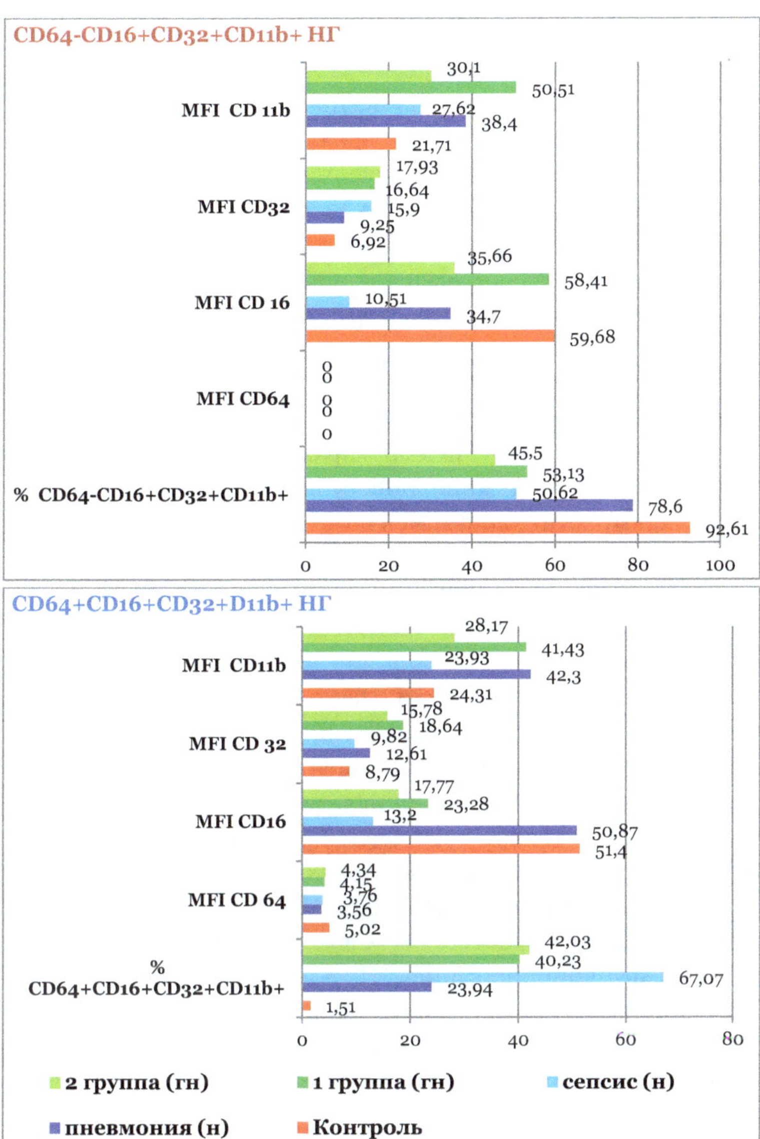

Рисунок 4.2.4.2. Сравнение вариабельности фенотипа НГ у глубоко недоношенных новорожденных (ГН) с врожденной пневмонией и новорожденных (Н) с неонатальным сепсисом и пневмонией.

При сравнении показателей минорной субпопуляции НГ в исследуемых группах выявлена особенность трансформации CD32: повышение плотности экспрессии CD32 у глубоко недоношенных новорожденных с врожденной пневмонией. Мы полагаем, что многообразие нарушений функционирования НГ при инфекционно-воспалительных заболеваниях у детей во многом обусловлено вариабельностью их фенотипических характеристик, проявляющихся как в виде сходных изменений, так и отличающихся по характеру и уровню реагирования поверхностной мембраны НГ на патологический процесс, и зависит от гестационного возраста и степени выраженности воспалительной реакции.

Таким образом, оценка характера ремоделирования фенотипа мажорной и минорной субпопуляций НГ с учетом профиля плотности одномоментно экспрессируемых CD64, CD16, CD32, CD11b может дать объективную информацию о функциональном состоянии НГ и свидетельствовать об активном или дефектном включении НГ в реализацию процессов воспаления.

Определение динамики ремоделирования фенотипа субпопуляции $CD64^{+}CD16^{+}CD32^{+}CD11b^{+}$ НГ, тонко реагирующей на процесс воспаления и отражающей его тяжесть, с оценкой плотности экспрессии мембранных молекул, может служить ранним диагностическим критерием врожденной пневмонии у глубоко недоношенных новорожденных, а также использоваться в качестве адекватного критерия тяжести инфекционно-воспалительного процесса. Своевременное выявление дефектного функционирования НГ должно способствовать не только раннему назначению рациональной антибактериальной терапии, но и проведению адекватной заместительной и/или модулирующей иммунотерапии.

4.3. Варианты экспрессии рецепторов CD64, CD32, CD16, CD11b на поверхностной мембране нейтрофильных гранулоцитов у здоровых детей и детей с гнойным лимфаденитом и абсцессами мягких тканей.

Дефекты функционирования НГ сопровождаются различными гнойно-воспалительными заболеваниями, имеющими упорно-рецидивирующее течение. Несмотря на большой интерес, проявляемый к функционированию НГ при различной патологии и большой объем накопленной информации, малоизученным остается вопрос трансформации фенотипа НГ при формировании ответа со стороны НГ на инфекцию у детей.

Изучение вариантов фенотипа НГ, одномоментно экспрессирующих CD64, CD32, CD16, CD11b, с учетом количества НГ с подобным фенотипом, а также плотности экспрессии каждой из молекул, представляет новый подход к определению функциональной активности НГ, позволяющий оценить адекватность или дефектность включения НГ в реализацию процессов воспаления. Нами установлено, что популяция НГ $CD64^{+}CD32^{+}CD11b^{+}$ перспективна в диагностическом и прогностическом аспекте при проведении ранней диагностики неонатального сепсиса и пневмоний новорожденных [7, 14, 15]. Перед нами возник вопрос об универсальности изменений количественных и качественных параметров данной субпопуляции при всех инфекционно-воспалительных заболеваниях или существуют различия, зависящие от локализации процесса и его тяжести.

Целью настоящего исследования явилось изучение особенностей фенотипа НГ одномоментно несущих CD64, CD32, CD16, CD11b с учетом плотности их экспрессии у здоровых детей и детей с гнойным лимфаденитом и абсцессами мягких тканей.

Под нашим наблюдением находилось 13 детей (8 мальчиков и 5 девочек) в возрасте от 4 до 5лет, страдающих гнойным лимфаденитом и абсцессами мягких тканей (малая гнойная инфекция – МГИ) на 2-3 день возникновения острого гнойного процесса. Контрольную группу составили 17 здоровых детей, сопоставимых по полу и возрасту.

Исследована одномоментная экспрессия молекул поверхностной цитоплазматической мембраны НГ CD64, CD32, CD16, CD11b методом проточной цитометрии. Оценивался процент различных субпопуляций НГ, уровень плотности экспрессируемых молекул по интенсивности флуоресценции (MFI).

В ходе исследований, позволяющих оценить варианты одновременного несения рецепторов CD64, CD32, CD16, CD11b на поверхностной мембране НГ, было выявлено шесть различных субпопуляций НГ. При этом выявлено, что субпопуляционный состав НГ здоровых детей отличался от такового у детей с МГИ.

Так установлено, что у здоровых детей мажорная субпопуляция $CD64^{-}CD32^{+}CD16^{+}CD11b^{+}$ НГ составляет 90,24± 1,33%, в то время как при МГИ количество НГ этой субпопуляции уменьшается до 61,66±8,02% ($p<0,01$). Уровень плотности экспрессии CD11b по MFI составил 17,28±0,88 у здоровых детей, в то время как при МГИ он возрос до 60,89±7,3 ($p<0,001$). При этом уровень экспрессии CD32, CD16 по MFI у здоровых детей и при МГИ был идентичен.

Количество НГ минорной субпопуляции $CD64^{+}CD32^{+}CD16^{+}CD11b^{+}$ у здоровых детей составило 0,52±0,11%, при МГИ оно возросло в 5 раз - до 2,61±0,94% ($p<0,05$). При этом, если по MFI экспрессия CD16 у здоровых детей составила 37,37±8,87, то при МГИ она увеличилась в 3 раза и составила 111,20±7,35 ($p<0,001$). Одновременно, при МГИ значительно увеличилась экспрессия CD11b, которая достоверно возросла по MFI с 25,79±6,118 у здоровых детей до 78,69±12,0 у пациентов с МГИ ($p<0,001$), а MFI CD64 и MFI CD32 данной субпопуляции у здоровых детей и пациентов с МГИ достоверно не отличались. Кроме того, были выявлены еще 4 минорных субпопуляции НГ: $CD64^{-}CD32^{+}CD16^{+}CD11b^{-}$, $CD64^{-}CD32^{-}CD16^{+}CD11b^{+}$ и $CD64^{+}CD32^{+}CD16^{+}CD11b^{-}$, $CD64^{+}CD32^{-}CD16^{+}CD11b^{+}$ (Рисунок 4.3.1.).

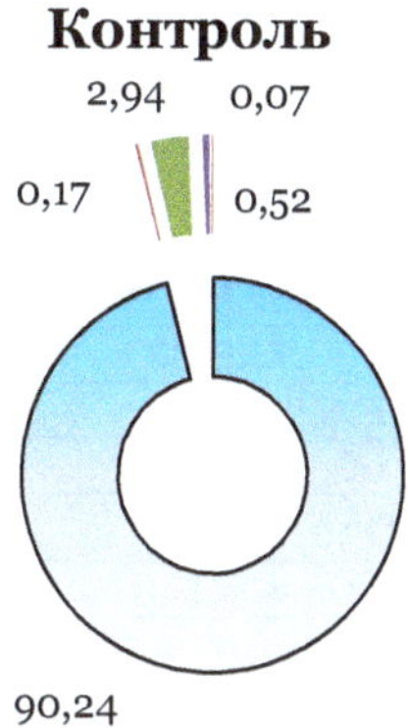

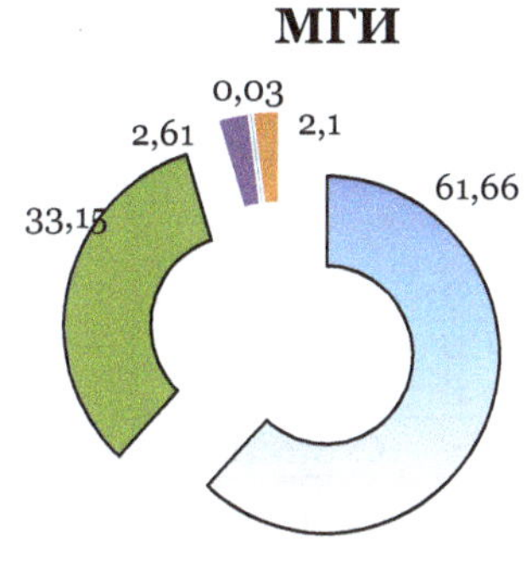

CD64-CD32$^+$CD16$^+$CD11b$^+$

CD64$^+$CD32$^+$CD16$^+$CD11b$^+$

CD64$^-$CD32$^-$CD16$^+$CD11b+

CD64$^+$CD32$^+$CD16$^+$CD11b$^-$

CD64$^+$CD32$^-$CD16$^+$CD11b$^+$

Рисунок 4.3.1. Субпопуляционный состав нейтрофильных гранулоцитов детей при малой гнойной инфекции (МГИ) в сравнении с контролем с вариабельностью одновременной экспрессии CD64, CD32, CD16, CD11b (процент от контроля).

При этом уровень MFI CD16 в CD64$^-$CD32$^-$CD16$^+$CD11b$^+$ при МГИ не отличался от такового у здоровых детей ($p>0,05$), а экспрессия молекул CD11b по MFI составила 6,07±1,80 у здоровых детей и значительно возросла до 49,32±10,49 при МГИ ($p<0,001$).

Минорная субпопуляция CD64$^+$CD32$^+$CD16$^+$CD11b$^-$ НГ имеется в очень малом количестве как у здоровых, так и у больных детей (0,07±0,01% и 0,03±0,01%, соответственно, $p<0,05$). Уровни MFI CD64, CD32 достоверно не различаются у здоровых детей и пациентов с МГИ, но при этом значительно возрастает MFI CD16 у детей с МГИ ($p<0,001$) (Таблица 4.3.2).

Таблица 4.3.1. Вариабельность несения рецепторов CD32, CD11b в субпопуляции $CD64^-CD16^+$НГ у детей с малой гнойной инфекцией (M±m).

Субпопуляция $CD64^-CD16^+CD32^+CD11b^+$		
Группа	**Контроль**	**МГИ**
% НГ	90,24±1,33	61,66±8,02*
MFI CD16	91,07±5,3	106,7±8,02
MFI CD32	8,78±1,32	8,62±1,25
MFI CD11b	17,28±0,88	60,9±7,3*
Субпопуляция $CD64^-CD16^+CD32^+CD11b^-$		
% НГ	0,17±0,03	0
MFI CD16	91,07±5,3	0
MFI CD32	2,82±0,36	0
Субпопуляция $CD64^-CD16^+CD32^-CD11b^+$		
% НГ	2,94±1,05	33,15±8,7
MFI CD16	91,07±5,3	107,68±8,03
MFI CD11b	6,07±1,80	49,32±10,49*

Таблица 4.3.2. Вариабельность несения рецепторов CD32, CD11b субпопуляции $CD64^+CD16^+$ НГ у детей с малой гнойной инфекцией (M±m).

Субпопуляция $CD64^+CD16^+CD32^+CD11b^+$		
Группа	**Контроль**	**МГИ**
% НГ	0,52±0,11	2,61±0,9*
MFI CD16	37,37±8,87	111,2±7,35*
MFI CD64	8,67±1,84	5,51±0,75
MFI CD32	15,55±3,29	13,79±1,78
MFI CD11b	25,79±6,11	78,69±12,0*
Субпопуляция $CD64^+CD16^+CD32^+CD11b^-$		
% НГ	0,07±0,01	0,03±0,01*
MFI CD16	37,37±8,87	111,2±7,35*
MFI CD64	8,67±1,84	5,51±0,75
MFI CD32	11,2±4,28	4,90±1,54
Субпопуляция $CD64^-CD16^+CD32^-CD11b^+$		
% НГ	0	2,10±0,97
MFI CD16	0	111,2±7,35
MFI CD64	0	5,51±0,75
MFI CD11b	0	50,71±13,9

Примечание к таблицам 4.3.1. и 4.3.2.: К- группа контроля здоровые дети в возрасте 4-5лет; МГИ - группа детей с малыми гнойными инфекциями; р – достоверность различий по отношению к контролю; * - $p<0,05$.

Особый интерес, с нашей точки зрения, представляет минорная субпопуляция $CD64^{+}CD32^{-}CD16^{+}CD11b^{+}$НГ с MFI по CD64 -5,5±0,75, CD16 – 111,2±7,35, CD11b - 50,71±13,9, которая отсутствует у здоровых детей, но появляется у детей с МГИ в количестве 2,10±0,97% НГ.

Таким образом, у здоровых детей в периферической крови присутствуют одна мажорная субпопуляция $CD64^{-}CD32^{+}CD16^{+}CD11b^{+}$ и 4 минорных субпопуляций НГ: $CD64^{-}CD32^{+}CD16^{+}CD11b^{-}$, $CD64^{-}CD32^{-}CD16^{+}CD11b^{+}$, $CD64^{+}CD32^{+}CD16^{+}CD11b^{+}$, $CD64^{+}CD32^{+}CD16^{+}CD11b^{-}$. При этом субпопуляция НГ $CD64^{+}CD32^{-}CD16^{+}CD11b^{+}$ отсутствует. У пациентов с МГИ в периферической крови присутствует одна мажорная субпопуляция $CD64^{-}CD32^{+}CD16^{+}CD11b^{+}$ и 4 минорных субпопуляций НГ: $CD64^{-}CD32^{-}CD16^{+}CD11b^{+}$, $CD64^{+}CD32^{+}CD16^{+}CD11b^{+}$, $CD64^{+}CD32^{-}CD16^{+}CD11b^{+}$, $CD64^{+}CD32^{+}CD16^{+}CD11b^{-}$.

При этом субпопуляция НГ $CD64^{-}CD32^{+}CD16^{+}CD11b^{-}$ полностью исчезает при МГИ у детей. При МГИ в 1,5 раза уменьшается количество НГ мажорной субпопуляции $CD64^{-}CD32^{+}CD16^{+}CD11b^{+}$ на фоне трехкратного повышения уровня экспрессии CD11b. Кроме того, при МГИ возрастает количество НГ минорной субпопуляции $CD64^{+}CD32^{+}CD16^{+}CD11b^{+}$ с увеличенной (в 3 раза) плотностью экспрессии CD11b и CD16. Несмотря на пятикратное увеличение этой субпопуляции при МГИ, уровень MFI CD64 у здоровых, и больных детей достоверно не отличался. Минорная субпопуляция НГ $CD64^{-}CD32^{+}CD16^{+}CD11b^{-}$ присутствовала в количестве 0,17±0,03% у здоровых детей и отсутствовала у пациентов с МГИ. Количество НГ минорной субпопуляции $CD64^{-}CD32^{-}CD16^{+}CD11b^{+}$ возросло при МГИ в 10 раз, и составило 33,15±8,7%, т.е. при МГИ у детей более 30 % от всех НГ не экспрессировали молекулу CD32, что может быть связано с одной стороны с блокировкой экспрессии молекул CD32 или с их потерей в результате слущивания с поверхностной мембраны клеток, при этом MFI CD11b в данной субпопуляции возрастала в 8 раз.

Особый интерес, с нашей точки зрения представляет выявленный парадокс: наличие 2-х особых минорных субпопуляций, одна из которых - субпопуляция $CD64^{-}CD32^{+}CD16^{+}CD11b^{-}$ НГ присутствовала в количестве 0,17±0,03% у здоровых детей и полностью отсутствовала у пациентов с МГИ, и вторая минорная субпопуляция - $CD64^{+}CD32^{-}CD16^{+}CD11b^{+}$ НГ, которая отсутствовала у здоровых детей, но появлялась в периферической крови у детей с МГИ в количестве 2,10±0,97% НГ.

Иными словами, приведенные выше данные свидетельствуют не только о наличии мажорной и различных минорных субпопуляций НГ как у здоровых детей, так и у пациентов с МГИ, но и о значительной трансформации различных фенотипов НГ, возникающей у пациентов с МГИ.

ЗАКЛЮЧЕНИЕ

Одновременная оценка фенотипа, функционального статуса и адаптационных возможностей НГ в условиях дополнительной АГ нагрузки в системе in vitro при различных инфекционно-воспалительных, в т.ч. и при гнойно-септических процессах, выявила фенотипические маркеры их функциональной активности. Применение данного подхода при исследовании фенотипических и функциональных изменений НГ при гнойно-септических заболеваниях у детей позволило установить, как универсальность и стереотипность отдельных изменений, характерную для инфекционно-воспалительных процессов, так и отличительные особенности, связанные с различными иммунопатогенетическими механизмами при различных видах, формах, тяжести течения и исходах патологических процессов.

В частности, особенностями функционирования НГ у здоровых новорожденных по сравнению со взрослыми здоровыми добровольцами является достоверное увеличение абсолютного содержания циркулирующих НГ и доли среди них клеток, способных к активному фагоцитозу, с параллельным снижением их киллинговой и переваривающей способностей, несмотря на высокую активность NADPH-оксидазы в спонтанном и стимулированном тесте. Последнее, вероятней всего, обусловлено не только выявленным нами возрастным дефицитом гранулярных КБ - дефенсинов, но и блокированием расходования МП и КБ в условиях дополнительной АГ нагрузки *in vitro*, что проявляется недостаточностью кислородзависимой (МП) и кислороднезавислмой (КБ) микробицидности.

При врожденной пневмонии у новорожденных выявлены два варианта дефектного функционирования НГ. При 1-ом варианте - НГ неадекватно отвечают на бактериальный процесс: неадекватность количественного прироста НГ при острой бактериальной инфекции, дефицит количества активно фагоцитирующих клеток, дефект активности МП, дефицит КБ, нарушения ответа в нагрузочных тестах в системе *in vitro* (нарушена индуцированная активность NADPH-оксидаз, реализация МП и КБ при стимуляции бактериальным АГ), снижен ИППА . При 2-ом варианте имеет место глубокий дефицит НГ: более значимый абсолютный дефицит количества активно фагоцитирующих клеток, дефицит активности NADPH-оксидаз, дефект активности МП, менее выраженный дефицит КБ, нарушения ответа в нагрузочных тестах в системе *in vitro* (нарушена реализация МП и КБ при стимуляции бактериальным АГ). В то же время выявлено, что 2-й вариант дефектного функционирования НГ при врожденной пневмонии у новорожденных встречался в 2,2 раза реже, чем 1-й вариант. Частота возникновения неонатального сепсиса, осложнившего течение врожденной пневмонии, была выше во 2-ой клинической группе (60%). Оба варианта дефектного функционирования НГ при врожденных пневмониях у новорожденных связаны с нарушением полноценного гранулопоэза, которые, по-видимому, возникли внутриутробно на фоне длительной бактериальной стимуляции, и были связаны с истощением миелоидного ростка или, не исключено, что они носят врожденный характер по типу первичного иммунодефицита. Полученные данные свидетельствуют о насущной необходимости разработки новых подходов, направленных на создание новых методов иммунодиагностики и дифференцированной иммунокоррекции выявленных нарушений НГ.

Анализ показателей, характеризующих особенности фенотипа НГ у здоровых новорожденных, новорожденных с неонатальным сепсисом и пневмонией и детей с МГИ (гнойный лимфаденит и абсцесс мягких тканей) продемонстрировал различные варианты трансформации функционально значимых мембранных рецепторов.

Так, выявлены значительные различия в % НГ, экспрессирующих CD10, CD11b, CD16, CD32, CD64 у новорожденных и здоровых взрослых субъектов. С одной стороны, достоверно меньшее количество НГ новорожденных экспрессировали CD10, CD11b, CD16, CD32, CD64 по сравнению со здоровыми взрослыми лицами. С другой стороны, если НГ периферической крови взрослых субъектов не экспрессировали CD64, то у новорожденных определялось различное количество НГ, экспрессирующих этот рецептор. Полученные данные свидетельствуют об особенностях фенотипа НГ у новорожденных, т.к. считается, что CD64 экспрессируют только костномозговые популяции НГ.

Установлено, что у доношенных здоровых новорожденных субпопуляция НГ периферической крови, одномоментно экспрессирующая CD64, CD32, CD11b, является минорной - 1,63±0,68%.

Определены различные варианты трансформации фенотипа $CD64^{+}CD32^{+}CD11b^{+}$НГ у новорожденных при неонатальном сепсисе и пневмонии, значительно отличающиеся по количеству НГ и по плотности экспрессируемых молекул. Так, на начальных этапах развития сепсиса количество НГ с фенотипом $CD64^{+}CD32^{+}CD11b^{+}$ резко возрастает, а при пневмонии возрастает в меньшей степени по сравнению со здоровыми новорожденными. При этом плотность экспрессируемых молекул по MFI была в 2 раза ниже по CD64 и в 1,5 раза ниже по CD32 и CD11b при сепсисе и пневмонии, чем у здоровых новорожденных.

Положительная клиническая динамика течения септического процесса и пневмонии у новорожденных были ассоциированы со значительным уменьшением в 1,5-2 раза количества НГ с фенотипом $CD64^{+}CD32^{+}CD11b^{+}$, что может быть перспективным в диагностическом аспекте при проведении ранней диагностики острых инфекционно-воспалительных заболеваний у новорожденных, а также использоваться в качестве адекватного прогностического критерия. Изучение субпопуляции НГ $CD64^{+}CD32^{+}CD11b^{+}$, с учетом количества НГ и плотности экспрессии каждой из молекул, представляет новый подход к определению функциональной активности НГ, позволяющий оценить адекватность или неадекватность включения НГ в реализацию процессов воспаления.

При исследовании локальных форм гнойно-септического процесса (гнойный лимфаденит и абсцесс мягких тканей) у детей были выявлены отличия в вариациях фенотипа НГ. Так, в периферической крови при МГИ присутствует одна основная субпопуляция $CD64^{-}CD32^{+}CD16^{+}CD11b^{+}$ и 4 минорных субпопуляций НГ: $CD64^{-}CD32^{-}CD16^{+}CD11b^{+}$, $CD64^{+}CD32^{+}CD16^{+}CD11b^{+}$, $CD64^{+}CD32^{-}CD16^{+}CD11b^{+}$, $CD64^{+}CD32^{+}CD16^{+}CD11b^{-}$. При этом субпопуляция НГ $CD64^{-}CD32^{+}CD16^{+}CD11b^{-}$ полностью исчезает при МГИ у детей в отличие от здоровых детей. При МГИ в 1,5 раза уменьшается количество НГ основной субпопуляции $CD64^{-}CD32^{+}CD16^{+}CD11b^{+}$ на фоне повышения уровня экспрессии CD11b. При МГИ возрастает количество субпопуляции НГ $CD64^{+}CD32^{+}CD16^{+}CD11b^{+}$ с увеличенной плотностью экспрессии CD11b и CD16. Несмотря на пятикратное увеличение этой субпопуляции при МГИ, уровень MFI CD64 у здоровых и больных детей достоверно не отличался. Субпопуляция НГ $CD64^{-}CD32^{+}CD16^{+}CD11b^{-}$ присутствовала в количестве 0,17±0,03% у здоровых детей и отсутствовала у пациентов с МГИ. Количество $CD64^{-}CD32^{-}CD16^{+}CD11b^{+}$НГ возросло при МГИ в 10 раз, т.е. при МГИ у детей более 30 % от всех НГ не экспрессировали молекулу CD32, что может быть связано с одной стороны с блокировкой экспрессии молекул CD32 или с их потерей в результате шейдинга с поверхностной мембраны клеток, при этом MFI CD11b в данной субпопуляции возрастала в 8 раз.

Таким образом, приведенные выше данные свидетельствуют не только о наличии основной и различных минорных субпопуляций НГ как у здоровых детей, так и у пациентов с МГИ, но и о значительной трансформации различных фенотипов НГ, возникающей у пациентов с МГИ.

Исследуя различные формы (системные и локальные) гнойно-септического воспаления нами были выявлены, как общие закономерности нарушений фагоцитарной и микробицидной функции НГ, так и отличительные черты, связанные с трансформацией изучаемого фенотипа НГ в зависимости от тяжести процесса.

Мы полагаем, что оценка фенотипических характеристик НГ с учетом плотности одномоментно экспрессируемых CD64, CD32, CD11b может давать не только информацию о функциональном состоянии НГ, но и свидетельствовать об активном или дефектном включении НГ в реализацию процессов воспаления и, следовательно, не только диагностировать имеющийся активный инфекционно-воспалительный процесс, но и тестировать нарушения экспрессии некоторых рецепторов. С нашей точки зрения, ранняя диагностика состояния фенотипа НГ при развитии тяжелых воспалительных процессов крайне необходима для проведения своевременной, корригирующей их функции, иммунотерапии и раннего назначения антибактериальной терапии. Выявленные особенности в дальнейшем могут служить диагностическими критериями и использоваться в качестве основы для разработки новых диагностических алгоритмов и подходов к иммунотерапии нейтрофильных дисфункций.

СПИСОК ЛИТЕРАТУРЫ

1. Долгушин И.И., Андреева Ю.С., Рыжкова А.И., Мезенцева Е.А., Плеханова Е.В., Савочкина А.Ю., Свиридов М.А., Матвеева Д.Н., Скороходов А.Н. Нейтрофильные ловушки // Рос.иммунол.журнал. 2008. Т.2(11), №2-3. С.127.
2. Зайратьянц О.В. Синдром увеличенного тимуса (тимомегалия) у детей. Патология тимуса у детей. СПб. 1996. С. 128-161
3. Нестерова И.В., Клещенко Е.И., Чудилова Г.А., Смерчинская Т.В., Сапун О.И., Ломтатидзе Л.В., Сторожук С.В. Фенотипические особенности нейтрофильных гранулоцитов у новорожденных //Росс. иммунол.журнал. 2010. Т. 4(13),№4. С.423.
4. Маслов А.К. Роль пероксидазы в патогенезе заболеваний и реализация ее фармакологической активностина примере экспериментальной лепры // Вестник новых медицинских технологий. 2007. Т. 14, №4. С.161.
5. Нестерова ИВ., Фомичева Е.В. Способ прогнозирования развития гнойных осложнений при хирургическом лечении язвенной болезни двенадцатиперстной кишки. Патент на изобретение №2237251-М., 2004.
6. Нестерова И.В., Колесникова И.В., Чудилова Г.А. Комплексное трехуровневое исследование системы нейтрофильных гранулоцитов с возможной диагностикой иммунодефицитных состояний при различной патологии // Метод.. рекомендации №96/11, Краснодар, 1996. 22 с.
7. Нестерова И.В., Ковалева С.В., Швыдченко И.Н. Роменская В.А., Капранова Н.П., Фомичева Е.В., Рожкова Г.Г., Быковская Е.Ю. Мультивариантность дисфункций нейтрофильных гранулоцитов в иммунопатогенезе заболеваний органов пищеварения различного генеза // Аллергология и иммунология. 2009. Т.10, №1. С.367-369.
8. Нестерова И.В., Колесникова Н.В., Клещенко Е.И., Чудилова Г.А, Ломтатидзе Л.В., Смерчинская Т.В., Сапун О.И., Сторожук С.В. Варианты трансформации фенотипа нейтрофильных гранулоцитов $CD64^{+}CD32^{+}CD11b^{+}$ у новорожденных с различными инфекционно-воспалительными заболеваниями // Цитокины и воспаление. 2011. Т.10, №4. С. 61-65.
9. Нестерова И.В., Малиновская В.В., Тараканов В. А., Ковалева С.В. Интерфероно-и иммунотерапия в практике лечения часто и длительно болеющих детей и взрослых. М.2004.-160с.
10. Нестерова И.В., Швыдчеко И.Н., Роменская В.А., Фомичева Е.В., Быковская Е.Ю. Нейтрофильные гранулоциты – ключевые клетки иммунной системы // Аллергология и иммунология. 2008. Т.9, №4. С.432-435.

11. van Spriel A.B., Leusen J.H., van Egmond M., Dijkman H.B., Assmann K.J., Mayadas T.N., van de Winkel J.G. Mac-1 (CD11b/CD18) is essential for Fc receptor-mediated neutrophil cytotoxicity and immunologic synapse formation. Blood. 2001. V.97, №8. P.2478-2486.
12. Bhandari V., Wang C., Rinder C., Rinder H. Hematologic profile of sepsis in neonates: neutrophil CD64 as a diagnostic marker. Pediatrics. 2008. V.121, №1. P.129-130.
13. Davis B.H., Bigelow N.C. Comparison of neutrophil CD64 expression, manual myeloid immaturity counts, and automated hematology analyzer flags as indicators of infection or sepsis. Lab. Hematol. 2005. V.11, №2. P.137-147.
14. Fjaertoft G., Hakansson L.D., Paurkens K., Sisask G., Venge P. Neutriphil CD64(FcgRI) expression is a specific marker of bacterial infection: A study ontype kinetics and impact of major surgery. Scandinavian Journal of Infectious Diseases. 2007. V.39. P.525-535.
15. Fridman W. Fc receptors and immunoglobulin binding factors. FASEB J. 1991. V.5, № 12. P.2684–2690.
16. Lau D., Mollnau H., Eiserich J.P., Freeman B.A., Daiber A., Gehling U.M., Brümmer J., Rudolph V., Münzel T., Heitzer T., Meinertz T., Baldus S. Myeloperoxidase mediates neutrophil activation by association with CD11b/CD18 integrins. PNAS. 2005. V. 102, №2. P. 431–436.
17. Ng P. C. Diagnostic markers of infection in neonates. Arch Dis Child Fetal Neonatal Ed. 2004. V. 89. P.229-235.
18. Queen M.M., Ryan R.E., Holser R.G. Keller-Peck C.D. Breast cancer cells stimulate neutrophils to produce oncostatin M: potential implications for tumor progression. Cancer Res. 2005. V. 65. P. 8896-8904.
19. Stoll B.J. The global impact of neonatal infection. Clinics in Perinatology. Ed. by Weisman L.E. 1997. V.24 (1). P.1-21.
20. Zaidi A, Ganatra H., Syed S., Cousens S., Lee A.C., Black R., Bhutta Z.A., Lawn J.E. Effect of case management on neonatal mortality due to sepsis and pneumonia. BMC Public Health. 2007. №11. P. 3 -7.
21. Zarco M.A., Ribera J.M., Urbano-Ispizua A. Filella X., Arriols R., Martínez C., Feliu E., Montserrat E. Phenotypic changes in neutrophil granulocytes of healthy donors after G-CSF administration. Haematologica. 1999. V.84, №10. P.874-878.
22. Нестерова И.В., Чудилова Г.А., Ковалева С.В., Ломтатидзе Л.В., Колесникова Н.В., Евглевский А.А. Методы комплексной оценки функциональной активности нейтрофильных гранулоцитов в норме и патологии (методические рекомендации). - Краснодар, 2017. 52 с.

Глава 5. ФУНКЦИОНАЛЬНАЯ АКТИВНОСТЬ НЕЙТРОФИЛЬНЫХ ГРАНУЛОЦИТОВ У ИММУНОКОМПРОМЕТИРОВАННЫХ ДЕТЕЙ С ВИРУСНЫМИ И БАКТЕРИАЛЬНЫМИ КО-ИНФЕКЦИЯМИ

Результаты многочисленных эпидемиологических исследований свидетельствуют о том, что в среднем каждый ребенок переносит от 3 до 5 эпизодов ОРВИ в год. Наиболее часто острые респираторные инфекции встречаются у детей раннего возраста, дошкольников и младших школьников. У детей в возрасте 10 лет и старше частота переносимых ОРВИ в течение года, практически в 2-2,5 раза ниже, чем у детей первых 3 лет жизни. При этом отмечено, что определенная часть детской популяции подвержена частым повторным респираторным заболеваниям [10].

Наиболее ярким и самым распространенным клиническим маркером нарушения противоинфекционной защиты являются повторные респираторные инфекции, при возникновении которых адекватного восстановления функциональных характеристик иммунной системы (ИС) не происходит [6, 9, 11, 14, 18, 20, 2]. Особенно в детском возрасте регистрируется высокая восприимчивость организма к респираторным патогенам. Так, заболеваемость острыми респираторными инфекциями (ОРИ) среди детей ежегодно составляет более 70% инфекционной патологии, что связано, как с незрелостью ИС, так и с формированием вторичного иммунодефицита [14, 20]. К иммунокомпрометированным детям относятся дети с иммунодефицитом, клиническим эквивалентом которого являются чрезвычайно часто повторяющиеся ОРИ – от 6-8 до 16-24 и более в год [14]. Как правило, именно иммунокомпрометированные дети составляют диспансерную группу часто и длительно болеющих (ЧДБ) детей и относятся, при этом, к IV и V группам здоровья. Они плохо отвечают, или не отвечают вообще, на традиционные методы лечения и реабилитации. Важно отметить, что предложенные ранее Барановым А. А. и Альбицким В.Ю. [1] подходы при выделении ЧДБ детей в зависимости от частоты ОРИ (более 4-6 эпизодов в год) и возрастных критериев к настоящему времени значительно расширились [4]. Дополнительными ориентирами служат длительность ОРИ, тяжесть клинических проявлений, наличие осложнений ОРИ, обострения хронической патологии, которые, безусловно, должны учитываться при оценке состояния детей из группы ЧДБ вне зависимости от возраста [14, 7, 16]. Результаты исследований последних лет демонстрируют наличие у ЧДБ детей, даже в период клинического благополучия и при отсутствии признаков ОРИ, персистенции респираторных вирусов в эпителии носоглотки, а также непосредственно в иммунокомпетентных клетках. При этом персистенция респираторных вирусов сопровождается напряженностью процессов иммунного реагирования и, что крайне важно, нарушением интерфероногенеза, недостаточностью резервных возможностей, изменением межклеточных взаимодействий в ИС [21, 14]. Помимо основных респираторных вирусов в последнее время герпесвирусам (ВЭБ, ЦМВ, ВГЧ VI типа) уделяется внимание как возбудителям ОРИ, в том числе участвующим в формировании контингента детей с повторными ОРИ [18, 2, 19]. Более чем у 60% иммунокомпрометированных детей сохраняется персистирование и/или активная репликация ВЭБ, ЦМВ, ВГЧ VI типа, чаще на слизистых носоглотки, в слюне. Герпесвирусы способны также оказывать супрессивное действие на ИС и ИФН-систему, приводя к прогрессированию инфекционного синдрома ассоциированного с иммунодефицитом и дефектностью системы интерферонов (ИФН) [4]. Наличие дефектов в работе интерфероновой сети вследствие различных неблагоприятных факторов является предпосылкой к генерализации вирусной инфекции, ее более тяжелому течению, неполной или запоздалой элиминации возбудителя, следствием чего являются различные осложнения заболеваний вирусного генеза [17]. Так, зачастую ОРИ вирусной этиологии у иммунокомпрометированных детей с повторными ОРИ сопровождаются присоединением бактериальной инфекции за счет активации эндогенной условно-патогенной микрофлоры с развитием осложнений со стороны респираторного тракта, ЛОР-органов и/или обострения хронических очагов инфекции различной локализации [14, 18, 1]. По нашим данным, дети, имеющие существенную длительность анамнеза (в среднем более 4-5 лет) повторных ОРИ вирусно-бактериальной этиологии в большей степени подвержены риску хронизации воспалительного процесса с дебютом прежде всего хронической ЛОР-патологии, в том числе с вовлечением лимфоглоточного кольца (хронический тонзиллит, хронический аденоидит, хронический фарингит) [11]. Одним из приоритетных направлений в лечении ЧДБ детей является задача повышения эффективности этиотропной терапии при одновременном снижении побочных эффектов в ходе ее применения и восстановление функциональной активности нарушенных звеньев ИС.

5.1. Особенности фенотипа и функциональной активности нейтрофильных гранулоцитов у иммунокомпрометированных детей с повторными ОРВИ ассоциированными с различными герпесвирусными инфекциями.

Целью исследования явилось выявление особенностей фенотипа и функциональной активности НГ периферической крови у детей с повторными ОРВИ, ассоциированными с различными герпесвирусными инфекциями.

Под нашим наблюдением находилось 27 детей от 5 до 8 лет (14 мальчиков и 13 девочек) с повторными ОРВИ (от 8 до 24 эпизодов в год на протяжении 2 и более лет). Длительность периода острых проявлений варьировала от 4 до 21 и более дней. Данная группа исследования характеризовалась сочетанием повторных ОРВИ и латентных и/или персистирующих герпесвирусных инфекций (ВПГ I/II, ВЭБ, ЦМВ, ВГЧ VI). При верификации диагноза герпесвирусной инфекции в 46,2%

случаев клинико-лабораторно подтверждено наличие изолированной герпесвирусной инфекции, а в 53,8% случаев – сочетанной герпесвирусной инфекции. При этом у 57,7% пациентов обнаружена репликация вирусов, в большей степени при сочетанных формах герпетической инфекции (34,6%). Контрольную группу составили 20 условно-здоровых детей, сопоставимых по полу и возрасту.

Иммунологическими методами исследованы: а) фенотип НГ периферической крови (CD11b, CD64, CD32, CD16) методом проточной цитометрии; б) фагоцитарная и микробицидная (NADPH-оксидаза) функции НГ. Для детекции ВПГ 1, 2 типа, ВЭБ, ЦМВ, ВГЧ 6 типа были использованы методы ПЦР и серодиагностики.

У детей с повторными ОРВИ, ассоциированными с герпесвирусными инфекциями, в 88,5% случаев установлены различные нарушения ИС. Из них, изолированные поражения ИС диагностированы в 48% случаев: дефектное функционирование НГ – 44%, дефекты гуморального иммунитета – 4% (Рисунок 5.1.1.).

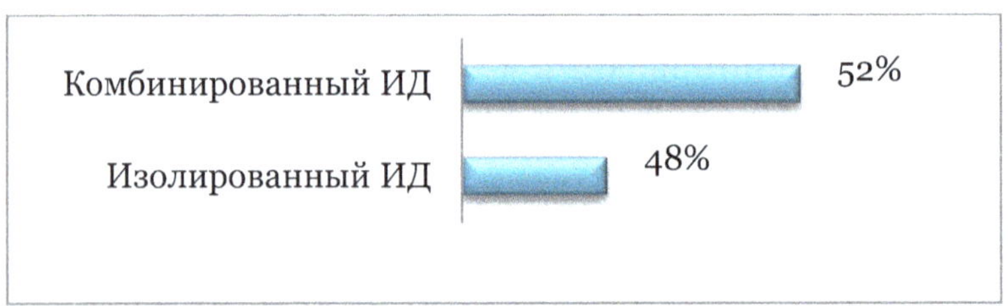

Рисунок 5.1.1. Частота встречаемости иммунодефицитов у детей с ассоциированными респираторными и герпетическими вирусными инфекциями.

Комбинированные поражения ИС выявлены у 52% детей и представлены в виде различных сочетаний: Т-клеточный дефицит и дефицит НГ – 26%, дефекты гуморального иммунитета и дефицит НГ – 17%, дефицит ЕКК и НГ – 9% (Рисунок 5.1.1., 5.1.2.). Стоит отметить тот факт, что дефектное функционирование НГ имеет место у большинства детей с данной патологией – 96%. Важно и то, что в 100% случаев выявлены дефекты системы ИФН (дефицит сывороточного ИФНα и ИФНγ).

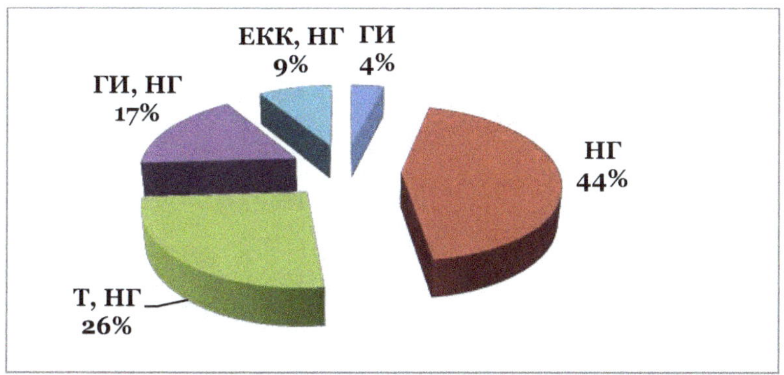

Рисунок 5.1.2. Варианты иммунодефицитов у детей с ассоциированными респираторными и герпетическими вирусными инфекциями. Примечание: ТИ – Т-клеточный дефицит, ГИ – дефекты гуморального иммунитета, НГ - дефекты НГ, ЕКК – дефекты ЕКК.

При исследовании фагоцитарной функции НГ у детей с повторными ОРВИ и различными герпесвирусными инфекциями отмечался количественный дефицит активно фагоцитирующих НГ (%ФАГ 44,25±1,26 против 57,85±3,34 в контроле, $p<0{,}001$). Показатели поглощающей способности НГ также были снижены: ФЧ – 3,87±0,13 против 4,82±0,35 в контроле ($p<0{,}05$) и ФИ – 1,79±0,12 против 2,58±0,31 в контроле ($p<0{,}05$). Выявлено ухудшение интенсивности и завершенности фагоцитарного акта: в 1,5 раза снижен ИП – 1,27±0,06 против 1,86 ±0,17 в контроле ($p<0{,}01$), ИППА имел тенденцию к снижению (74,82±8,87 против 95,15±9,6 в контроле, $p>0{,}05$). Таким образом, у детей с повторными ОРВИ мы наблюдали дефекты фагоцитарной активности НГ, проявляющиеся депрессией поглотительной, киллинговой и переваривающей активности. Снижение спонтанной и стимулированной активности NADPH-оксидаз было незначительным как по

%ФПК ($p<0,05$), так и по СЦИ ($p<0,05$), и резервный микробицидный потенциал сохранен, о чем свидетельствуют КМ СЦИ ($p<0,05$), КМ ФПК ($p<0,05$) (Рисунок 5.1.3.).

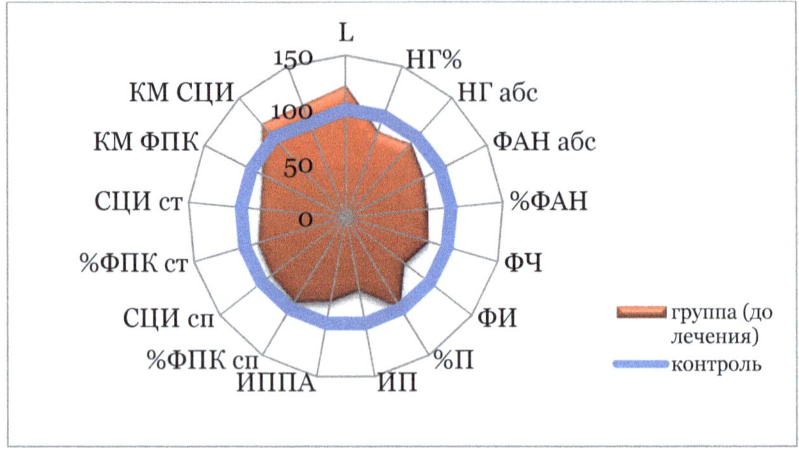

Рисунок 5.1.3. Изменение функциональной активности нейтрофильных гранулоцитов у детей с повторными респираторными инфекциями (процент от контроля).

Анализ фенотипических характеристик НГ у детей с повторными ОРВИ и различными герпесвирусными инфекциями продемонстрировал ряд особенностей относительно количественных (%НГ и НГабс.) и качественных (MFI) параметров (Рисунок 5.1.4). $CD64^{+}$НГ – относительное количество и MFI $CD64^{+}$ не отличались от контрольных значений.

$CD16^{+}$НГ – относительное количество $CD16^{+}$НГ достоверно не отличалось от значений контроля (94,28±1,01% против 85,12±5,47%). При оценке уровня плотности экспрессии $CD16^{+}$ по MFI, пациенты разделились на 2 группы (Рисунок 5.1.5.). В группе А (10 детей) отмечено значительное снижение MFI CD16 до 49,95±2,88 по сравнению с контролем 81,56±7,03 ($p<0,001$). Во группе В (15 детей) отмечен прямо противоположный эффект - повышение MFI CD16 по сравнению с контролем до 98,65±3,99 ($p<0,05$).

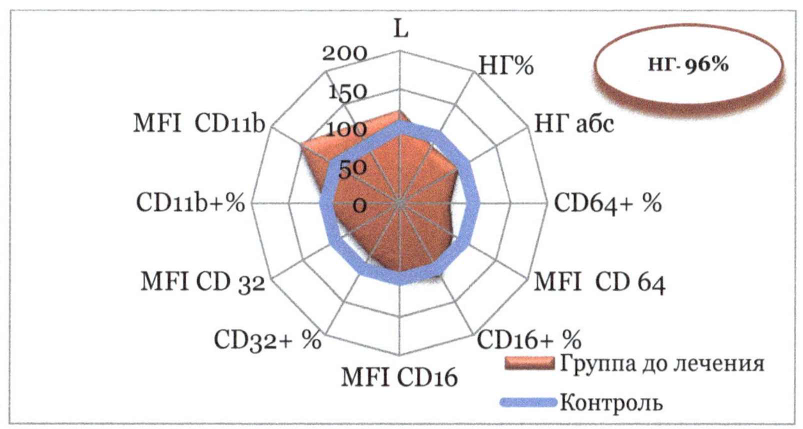

Рисунок 5.1.4. Фенотипические особенности нейтрофильных гранулоцитов у детей с повторными респираторными инфекциями (процент от контроля).

При проведении сопоставительного анализа отмечено, что у детей со снижением MFI CD16 в периферической крови циркулирует не только меньшее количество активно фагоцитирующих НГ (% ФАН: группа А 41,7±1,29, группа В 46,8±2,06, p<0,05), но и отмечается более существенное угнетение переваривающей и киллинговой активности НГ (53,7%±4,11 против 68,76±5,8%, p<0,05) (Рисунок 5.1.5., 5.1.6.).

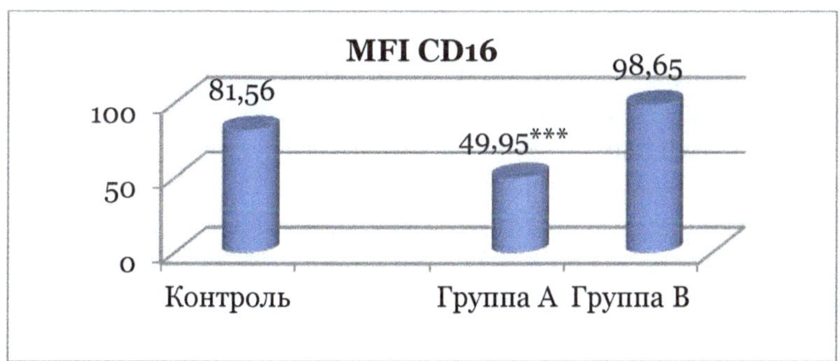

Рисунок 5.1.5. Плотность экспрессии CD16 (MFI) на НГ у иммунокомпрометированных детей с повторными ОРВИ, ассоциированными с герпесвирусными инфекциями.

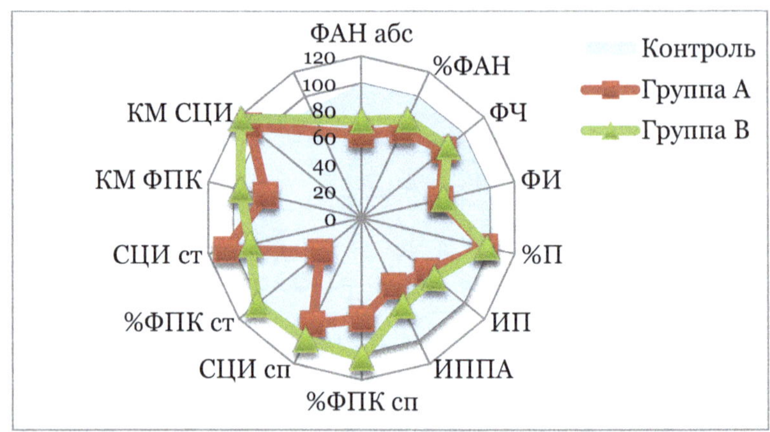

Рисунок 5.1.6. Фагоцитарная и микробицидная активность НГ в зависимости от уровня плотности CD16 на НГ (MFI) у иммунокомпрометированных детей с повторными ОРВИ, ассоциированными с герпесвирусными инфекциями (процент от контроля).

$CD32^+$НГ – принимая во внимание относительное количество $CD32^+$НГ, были сформированы 2 группы пациентов (Рисунок 5.1.7.): в группе С (1/3 детей) отмечено значительное уменьшение количества $CD32^+$НГ, которое составило всего 23,59±2,89% против 83,79±7,14% в контроле ($p<0{,}001$). В группе D (2/3 пациентов) количество $CD32^+$НГ не отличалось от контроля (89,99±2,5% против 83,79±7,14, $p>0{,}05$). Различия в количестве $CD32^+$НГ между С и D группами были достоверны ($p<0{,}001$). При этом MFI CD32 не отличалась от контрольных значений (8,42±1,26 против 6,46±0,59, $p>0{,}05$) и разделения на группы не произошло. В тоже время в группе С пациентов отмечалось незначительное увеличение спонтанной и индуцированной активности NADPH-оксидаз ($p>0{,}05$), тогда как у пациентов в группе D различий в спонтанной и индуцированной активности NADPH-оксидазы не выявлено. При этом отмечена достоверность различий между группами С и D по индуцированной активности NADPH-оксидазы (СЦИ ст: 0,23±0,05 против 0,11±0,02, $p<0{,}05$). Следует подчеркнуть, что у детей с низким $CD32^+$НГ% было выявлено больше сочетанных форм герпесвирусных инфекций – 87,5% с репликацией вирусов в 50% случаев по сравнению с детьми с неизменным уровнем $CD32^+$НГ% (группа D), у которых сочетанных форм герпесвирусных инфекций было 37,5% и в фазе репликации вирусов – 53,3% (Рисунок 5.1.7., 5.1.8.).

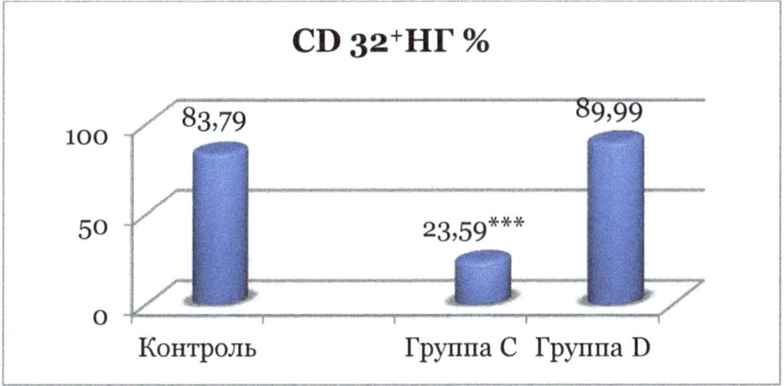

Рисунок 5.1.7. Количественная характеристика $CD32^+$НГ у иммунокомпрометированных детей с повторными ОРВИ, ассоциированными с герпесвирусными инфекциями.

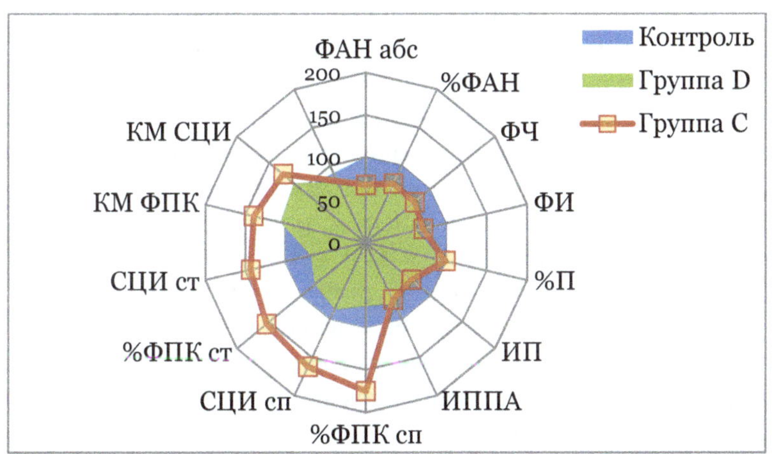

Рисунок 5.1.8. Фагоцитарная и микробицидная активность НГ в зависимости от относительного количества $CD32^+$НГ у иммунокомпрометированных детей с повторными ОРВИ, ассоциированными с герпесвирусными инфекциями (процент от контроля).

$CD11b^+$НГ – относительное количество $CD11b^+$НГ достоверно не отличалось от такового у здоровых детей (98,55±0,4% против 98,48±0,21% в контроле). MFI CD11b была в 1,5 раза выше у детей с повторными ОРВИ и различными герпесвирусными инфекциями по сравнению со здоровыми детьми (MFI: 33,83±3,27 против 21,63±2,77, $p<0,01$).

Таким образом, у иммунокомпрометированных детей с повторными ОРВИ с частотой от 8 до 24 и более раз в год и, страдающих различными герпесвирусными инфекциями, имеет место значительная трансформация фенотипа НГ сочетающаяся с дефектами фагоцитарной и микробицидной активности НГ.

5.2. Варианты фенотипа нейтрофильных гранулоцитов, ассоциированные с различными дефектами фагоцитарной функции, у детей с повторными респираторными вирусно-бактериальными и различными герпесвирусными инфекциями, сопровождающимися хронической ЛОР-патологией.

Повышенная заболеваемость детей вирусно-бактериальными респираторными инфекциями заслуживает особого внимания, так как частые острые респираторные заболевания (ОРЗ) могут привести к возникновению вторичной иммунной недостаточности, способствовать раннему развитию и прогрессированию хронической патологии [6, 11, 23, 15]. В последнее время идет интенсивный диагностический поиск причин неполноценной работы НГ у детей с повторными ОРЗ разработки методов коррекции дисфункций НГ [14, 15, 10] Целью исследования явилось выявление особенностей фенотипических и функциональных характеристик НГ у детей с повторными респираторными вирусными и бактериальными инфекциями, ассоциированными с различными герпесвирусными инфекциями.

Материалы и методы: клинико-иммунологически обследованы 18 пациентов 5 - 8 лет (12 мальчиков и 6 девочек) с повторными ОРЗ в виде острых вирусных и хронических бактериальных инфекций респираторного тракта и ЛОР-органов, а также латентными и/или рецидивирующими герпесвирусными инфекциями вне периода острых клинических или обострения хронических заболеваний. Частота ОРЗ была 8-24 эпизода в год на протяжении 2 и более лет, длительность ОРЗ от 4 до 21 и более дней. У всех детей подтверждено наличие хронической патологии респираторного тракта и ЛОР-органов и различные варианты рецидивирующих и латентных герпесвирусных инфекций (ВПГ I/II, ВЭБ, ЦМВ, ВГЧ VI). Инфицирование одним из типов герпесвирусов обнаружено в 50% случаев, у других пациентов выявлено сочетание 2 и более типов герпесвирусов. При этом рецидивирующее течение хронической герпесвирусной инфекции с репликацией тех или иных вирусов было у 66,7% пациентов, латентное течение – у 33,3% пациентов. Иммунологическими методами исследованы: а) фенотип НГ периферической крови ($CD11b^{+}$, $CD64^{+}$, $CD32^{+}$, $CD16^{+}$) методом проточной цитометрии на CYTOMICS FC500 (Beckman Coulter, США) с панелью моноклональных антител, б) фагоцитарная и микробицидная (NADPH-оксидаза) функции НГ. Для детекции герпесвирусов были использованы методы ПЦР и серодиагностики. Для тестирования бактериальной инфекции – бактериологические посевы из носоглотки, ротоглотки.

У детей с повторными ОРВИ ассоциированными с герпесвирусными инфекциями и хронической ЛОР-патологией в 88,5% случаев установлены различные нарушения ИС (Рисунок 5.2.1., 5.2.2.).

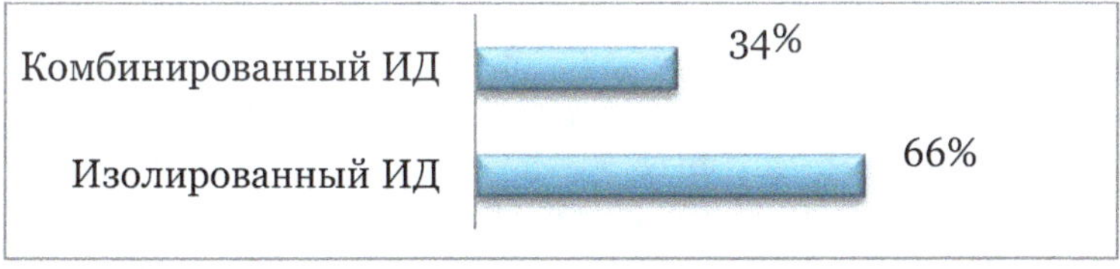

Рисунок 5.2.1. Частота встречаемости иммунодефицитов у детей с ассоциированными респираторными и герпетическими вирусными инфекциями и хронической ЛОР-патологией.

Из них, изолированные поражения ИС диагностированы в 66% случаев: дефектное функционирование НГ – 55%, дефекты гуморального иммунитета – 11%. Комбинированные поражения ИС выявлены у 34% детей и представлены в виде различных сочетаний: дефицит гуморального иммунитета и дефицит НГ – 22%, Т-клеточный дефицит и, дефекты гуморального иммунитета – 6%, Т-клеточный дефицит, дефекты гуморального иммунитета и дефицит НГ – 6%.

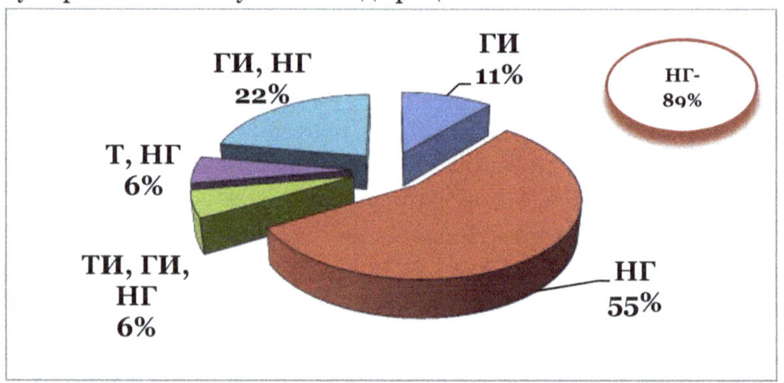

Рисунок 5.2.2. Варианты иммунодефицитов у детей с ассоциированными респираторными и герпетическими вирусными инфекциями и хронической ЛОР-патологией. *Примечание:* ТИ – Т-клеточный дефицит, ГИ – дефекты гуморального иммунитета, НГ - дефекты НГ.

Важно подчеркнуть то, что на современном этапе дефектное функционирование НГ имеет место у большинства детей с данной патологией – 89%. Кроме того, выявлено дефектное функционирование системы ИФН, так как на фоне персистенции респираторных вирусов и репликации герпесвирусов не отмечалось повышения уровней сывороточного ИФНα и ИФНγ, т.е. неадекватный ответ системы ИФН на имеющуюся вирусную нагрузку.

Анализ полученных результатов позволил рандомизировать 2 группы иммунокомпрометированных детей с проявлениями вирусно-бактериальной инфекции респираторного тракта, герпетическими инфекциями и хроническими заболеваниями ЛОР-органов, достоверно отличающихся друг от друга фенотипическим профилем НГ, активностью фагоцитарных и микробицидных процессов.

В I группу (55,6%) вошли дети с низким количеством активно «работающих» НГ (%ФАГ 40,8±1,62 против 57,85±3,34 в контроле, p<0,05), снижением процессов захвата антигенного материала (ФИ 1,65±0,12 против 2,58±0,31 в контроле, p<0,01) и дефектом киллинга и переваривания с достоверными различиями по ИП (1,18±0,17 против 1,86 ±0,17 в контроле, p<0,01) и ИППА (56,76±6,62 против 95,15±9,6 в контроле, p>0,01). При этом отмечена адекватная работа NADPH-оксидаз НГ в спонтанном и стимулированном тестах (Рисунок 5.2.3.).

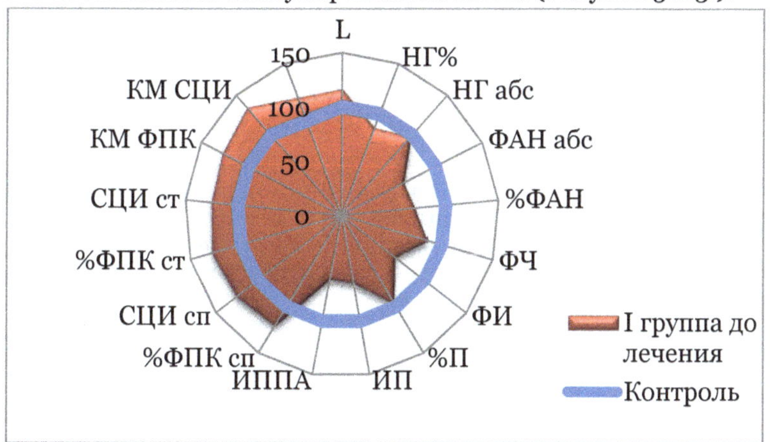

Рисунок 5.2.3. Изменение функциональной активности нейтрофильных гранулоцитов у детей I группы с повторными ОРВИ и различными герпесвирусными инфекциями, хроническими заболеваниями ЛОР-органов (процент от контроля).

Во II группе детей (44,4%) выявлено отсутствие относительно контрольных величин изменений поглотительной и переваривающей способности НГ. Данная фагоцитарная реакция расценена нами как неадекватная имеющейся персистенции бактериальных АГ у детей с повторными ОРЗ и хронической ЛОР-патологией. Спонтанная и стимулированная активность NADPH-оксидаз НГ была увеличена в 1,8 раза

(СЦИсп. 0,15±0,02 против 0,08±0,01 в контроле, p<0,01; СЦИст. 0,28±0,03 против 0,16±0,02 в контроле, p<0,01), а резервный микробицидный потенциал сохранен (КМ СЦИ, p>0,05) (Рисунок 5.2.4).

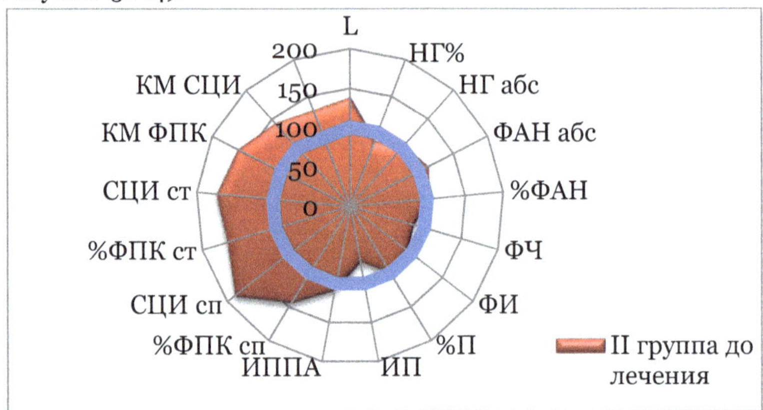

Рисунок 5.2.4. Изменение функциональной активности нейтрофильных гранулоцитов у детей II группы с повторными ОРВИ и различными герпесвирусными инфекциями, хроническими заболеваниями ЛОР-органов (процент от контроля).

При анализе особенностей фенотипа НГ группа исследуемых пациентов была также рандомизирована на I и II группы с ориентированностью на особенности дефектов фагоцитарной функции НГ.

CD64⁺НГ – CD64⁺НГ% был достоверно снижен в 2,2 раза у больных I группы по сравнению с контролем (0,28±0,1 против 0,62±0,11%). MFI CD64 не отличался от контрольных значений. Во II группе, как CD64⁺НГ%, так и MFI CD64 не отличались от контроля (Рисунок 5.2.5, 5.2.6.).

CD16⁺НГ – CD16⁺НГ% достоверно не отличался от контроля, как в I группе - 92,56±2,13%, так и во II группе – 95,72±0,37, против 85,12±5,47% в контроле. В I группе MFI CD16 составил 90,47±5,95, что не отличалось от контрольных значений - 81,56±7,03 (p>0,05) (Рисунок 5.2.5.). Во II группе отмечалось достоверное повышение MFI CD16 по сравнению с контролем до 100,63±2,26 (p<0,001). Различия в I и II группах по MFI CD16 были достоверны (p<0,001) (Рисунок 5.2.6.).

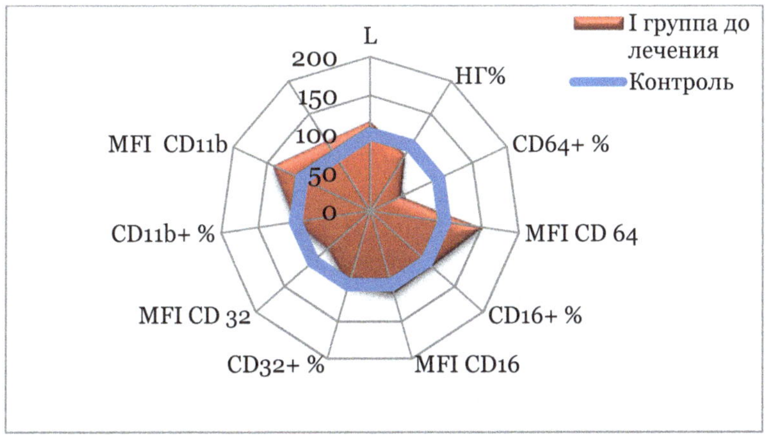

Рисунок 5.2.5. Особенности фенотипа НГ I группы детей с повторными ОРВИ и различными герпесвирусными инфекциями, хроническими заболеваниями ЛОР-органов (процент от контроля).

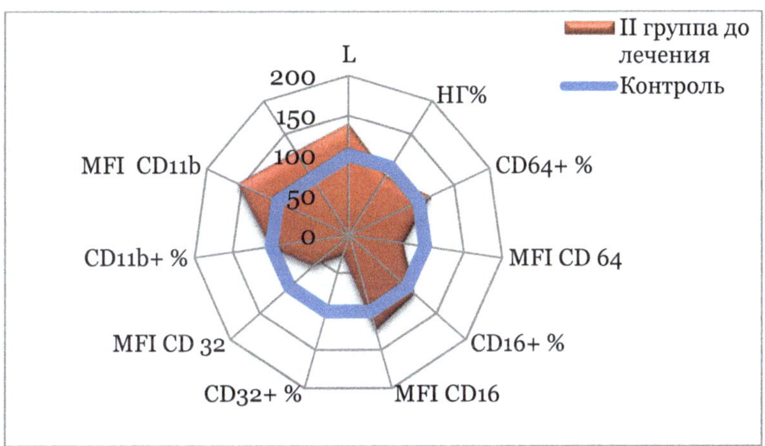

Рисунок 5.2.6. Особенности фенотипа НГ группа II группы детей с повторными ОРВИ и различными герпесвирусными инфекциями, хроническими заболеваниями ЛОР-органов (процент от контроля).

CD32$^+$НГ – CD32$^+$НГ% в I группе не отличался от контроля (82,81±4,62 против 83,79±7,14). В то же время во II группе отмечено значительное уменьшение количества CD32$^+$НГ% (21,16±3,53 против 83,79±7,14 в контроле, $p<0{,}001$). Различия по CD32$^+$НГ% между I и II группами были достоверны ($p<0{,}001$). При этом MFI CD32 в I группе пациентов не отличался от контрольных значений (6,13±0,53 против 8,42±1,26, $p>0{,}05$). В то же время MFI CD32 во II группе снизился до 4,98±0,62, что было ниже контрольных значений ($p<0{,}05$). Прослеживается четкое разделение CD32$^+$НГ на I и II группы в зависимости от уровня MFI ($p<0{,}001$) (Рисунок 5.2.5., 5.2.6.). Таким образом, при более выраженных дефектах фагоцитарной функции (I группа) не отмечается адекватного слущивания (шеддинг) CD32 с мембраны НГ. В тоже время при менее выраженных дефектах фагоцитарной функции (состояние неотвечаемости) во II группе, - имеет место не только уменьшение количества CD32$^+$НГ, но и значительно выраженный процесс слущивания (шеддинг) CD32 с мембраны НГ. Необходимо отметить, что у 75% детей с низким количеством CD32$^+$НГ (I группа) выявлено больше сочетанных форм герпесвирусных инфекций, а репликация вирусов при изолированных и сочетанных формах герпесвирусных инфекций имела место в 75% случаев. Тогда как, у детей с неизмененным уровнем CD32$^+$НГ (I группа), верифицировано меньшее количество сочетанных форм герпесвирусных инфекций – в 40% случаев, а изолированных – в 60% случаев, при этом репликация вирусов обнаружена в 60% случаев.

CD11b$^+$ –CD11b$^+$НГ% достоверно не отличался от здоровых детей как в I группе - 97,80±0,83%, так и во II группе - 99,01±0,26%, против 98,48±0,21% в контрольной группе ($p<0{,}05$). MFI CD11b составил как в I группе - 33,34±4,59 ($p<0{,}05$), так и во II группе - 33,78±3,85 против 21,63±2,77 в контроле ($p<0{,}05$), т.е. был в 1,5 раза выше у детей с повторными вирусно-бактериальными респираторными инфекциями, ассоциированными с различными герпесвирусными инфекциями по сравнению со здоровыми детьми (Рисунок 5.2.5., 5.2.6.).

Таким образом, у иммунокомпрометированных детей с повторными вирусно-бактериальными респираторными инфекциями ассоциированными с латентными и/или рецидивирующими герпесвирусными инфекциями различные фенотипические профили НГ сопряжены с разной степенью выраженности нарушений фагоцитарной и микробицидной активности НГ.

5.3. Трансформации фенотипа субпопуляций нейтрофильных гранулоцитов при ассоциированных вирусно-вирусных и бактериальных инфекциях у иммунокомпрометированных детей.

Цель исследования: выявление характерных особенностей фенотипического профиля НГ при респираторных и герпесвирусных ко-инфекциях и гнойно-воспалительных заболеваниях у иммунокомпрометированных детей.

Тестирование фенотипа НГ (процент субпопуляций НГ, MFI) проведено у 65 детей с 5 до 8 лет обоего пола, которые рандомизированы на группы:

- Группа 1 (ОРВИ/ВГИ моно) – 13 детей (7 мальчиков и 6 девочек) с вирусно-вирусной инфекцией: повторные ОРВИ и хроническая моно-герпетическая (ВПГ I/II, ЦМВ, ВЭБ, ВГЧ VI) инфекция с репликацией герпесвирусов (ЦМВ, ВЭБ, ВГЧ VI) в 60% случаев.
- Группа 2 (ОРВИ/ВГИ микст) – 14 детей (7 мальчиков и 7 девочек) с вирусно-вирусной инфекцией: повторные ОРВИ и хроническая микст-герпетическая инфекция в различных сочетаниях (ВПГ I/II, ЦМВ, ВЭБ, ВГЧ VI) с репликацией герпесвирусов (ЦМВ, ВЭБ, ВГЧ VI) в 75% случаев.
- Группа 3 (МГИ) – 18 детей (10 мальчиков и 8 девочек) с бактериальной инфекцией: малая гнойная инфекция (гнойный лимфаденит, абсцесс мягких тканей) с иммунологическим

обследованием на 2-3 день возникновения острого гнойного процесса.

- Контрольная группа (Контроль) – 20 здоровых детей, сопоставимые по полу и возрасту.

В периферической крови здоровых детей 90% НГ имеет фенотип $CD64^{-}CD16^{+}CD32^{+}CD11b^{+}$НГ с вариабельной плотностью экспрессии мембранных рецепторов, а другие 5 субпопуляций – минорные: $CD64^{-}CD16^{+}CD32^{+}CD11b^{-}$НГ, $CD64^{-}CD16^{+}CD32^{-}CD11b^{+}$НГ, $CD64^{+}CD16^{+}CD32^{+}CD11b^{+}$НГ, $CD64^{+}CD16^{+}CD32^{+}CD11b^{-}$НГ, $CD64^{+}CD16^{+}CD32^{-}CD11b^{+}$НГ (Рисунок 5.3.1.).

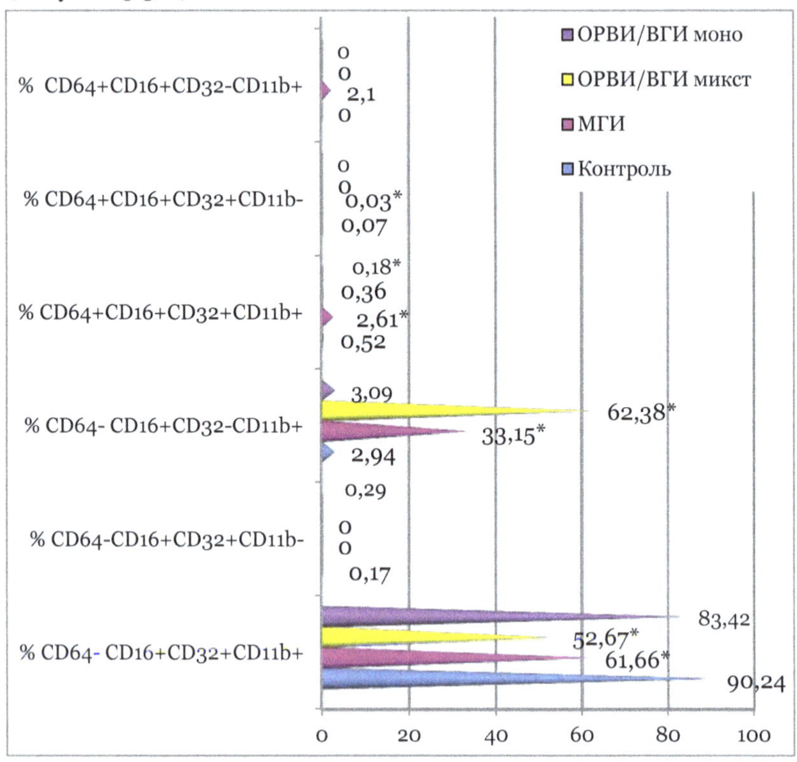

Рисунок 5.3.1. Субпопуляции нейтрофильных гранулоцитов при ассоциированных респираторных и герпетических вирусных инфекциях и гнойно-воспалительных заболеваниях.

Минорные субпопуляции встречаются в небольшом количестве, но хорошо оснащены, учитывая MFI, функционально-значимыми рецепторами, что не дает возможности игнорировать минорные субпопуляции и связанные с ними функциональные потенции НГ. При ассоциированных респираторных и герпесвирусных инфекциях и бактериальных гнойно-воспалительных заболеваниях происходит трансформация фенотипического профиля НГ и определяются различные субпопуляции НГ, отличающиеся и по плотности экспрессии мембранных маркеров.

Субпопуляция **CD64⁻CD16⁺CD32⁺CD11b⁺НГ** – мажорная, достоверно снижена при ОРВИ/ВГИ микст (2 группа) и при МГИ (3 группа). (Рисунок 5.3.2.).

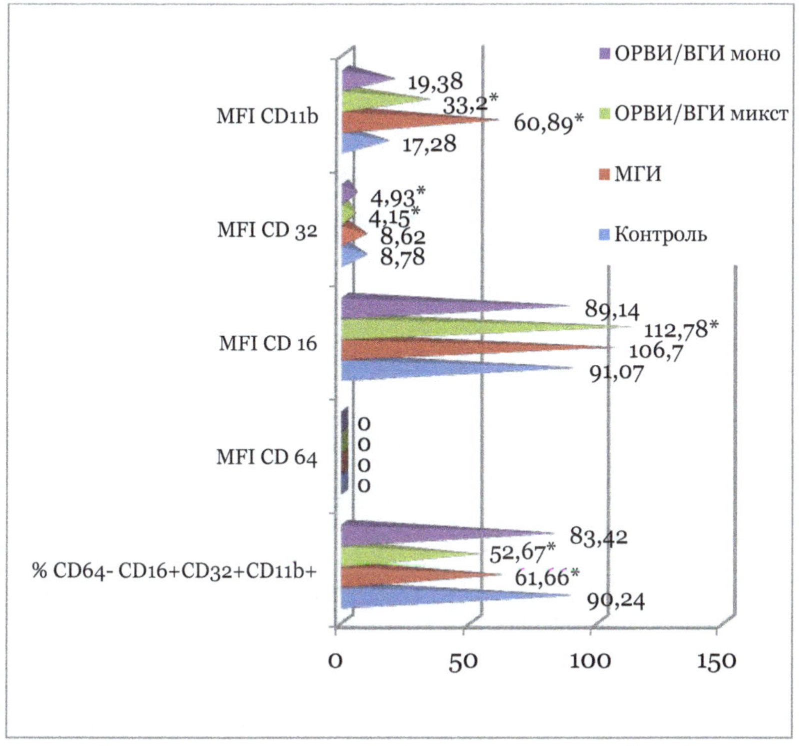

Рисунок 5.3.2. Субпопуляция нейтрофильных гранулоцитов CD64⁻D16⁺CD32⁺CD11b⁺.

При этом по плотности экспрессии рецепторов более значимый рецептор CD11b, поскольку его экспрессия повышена при ОРВИ/ВГИ микст в 2 раза и при МГИ в 3,5 раза. Плотность экспрессии CD32 снижена 2 раза при повторных ОРВИ, ассоциированных с моно- или микст-герпетическими инфекциями

Субпопуляция **$CD64^-CD16^+CD32^+CD11b^-$НГ** с высокой плотностью экспрессии CD16 отсутствует при ОРВИ/ВГИ микст (2 группа) и МГИ (3 группа), что расценивается нами как неблагоприятный прогностический признак тяжести течения вирусного или бактериального инфекционно-воспалительного процесса (Рисунок 5.3.3.).

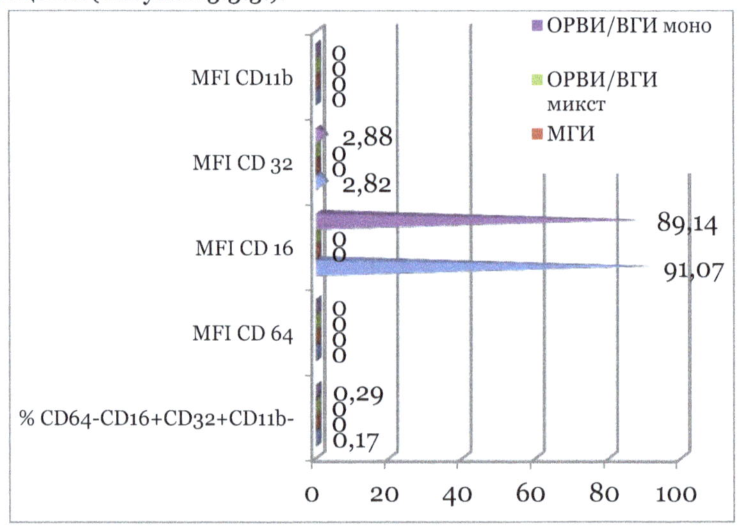

Рисунок 5.3.3. Характеристики субпопуляции $CD64^-CD16^+CD32^+CD11b^-$НГ (%, MFI).

Субпопуляция **$CD64^-CD16^+CD32^-CD11b^+$НГ** практически на уровне контрольных значений у детей с ОРВИ/ВГИ моно (1 группа) и существенно (в 21 раз) увеличивается у детей с ОРВИ/ВГИ микст (2 группа). Менее значительно (в 10 раз) увеличивается данная субпопуляция НГ и при МГИ. В то же время в большей степени увеличивается плотность экспрессии CD11b (в 8 раз) при МГИ и в меньшей степени (в 4,5 раза) при ОРВИ/ВГИ микст. При этих же патологиях достоверно увеличивается оснащенность CD16. Мы полагаем, что многократное увеличение субпопуляции CD64⁻CD16⁺CD32⁻CD11b⁺НГ с увеличением плотности экспрессии функционально значимых рецепторов (CD11b, CD16), по всей видимости прогностический признак, связанный с неблагоприятным течением вирусной инфекции и сопряженный с микст инфицированием и значительной репликативной активностью герпесвирусов (Рисунок 5.3.4.).

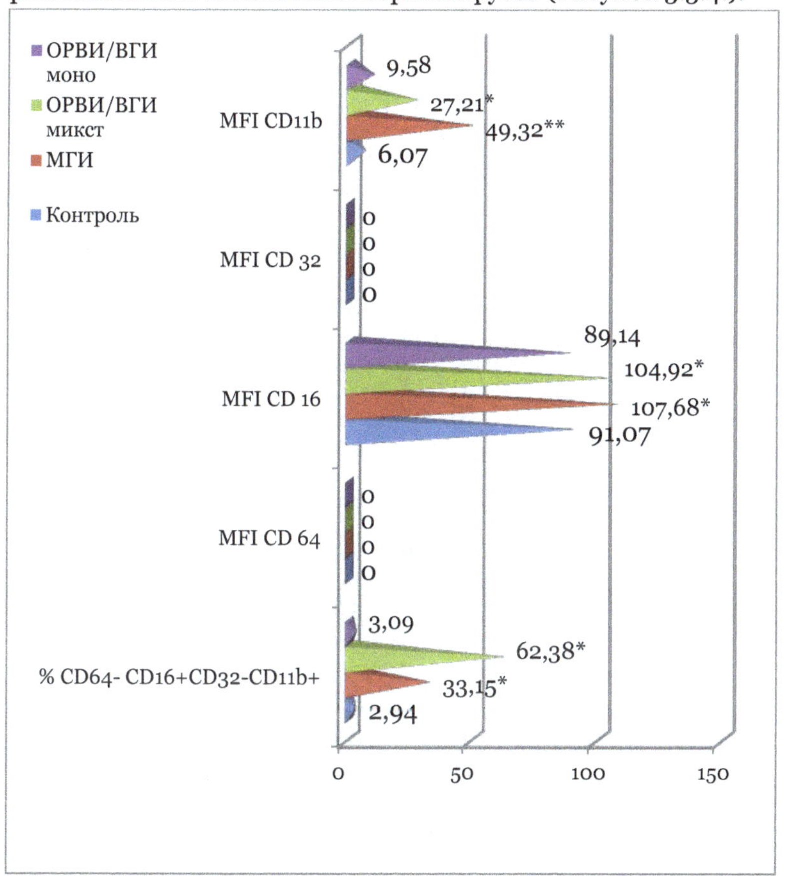

Рисунок 5.3.4. Субпопуляция нейтрофильных гранулоцитов $CD64^-CD16^+CD32^-CD11b^+$ (%, MFI).

Если при МГИ минорная субпопуляция **CD64⁺CD16⁺CD32⁺CD11b⁺НГ,** оснащенная всеми функционально-значимыми рецепторами увеличивается в 5 раз, то при ассоциированных вирусных респираторных и микст- и моногерпетических инфекциях, наоборот достоверно снижается в 1,5-3 раза, соответственно (Рисунок 5.3.5.).

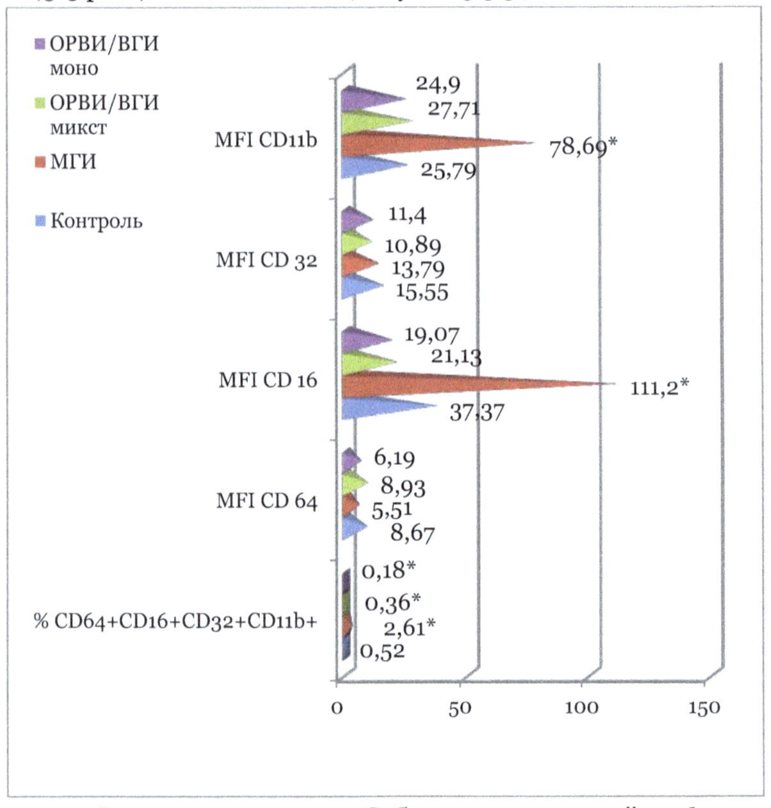

Рисунок 5.3.5. Субпопуляция нейтрофильных гранулоцитов $CD64^{+}CD16^{+}CD32^{+}CD11b^{+}$ (%, MFI).

Только при МГИ (3 группа) появляется субпопуляция **$CD64^{+}CD16^{+}CD32^{-}CD11b^{+}$НГ** с увеличением MFI CD16 и MFI CD11b (Рисунок 5.3.6.).

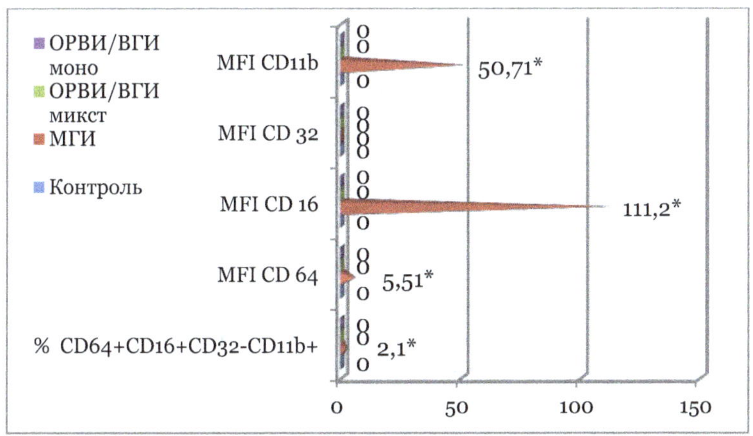

Рисунок 5.3.6. Субпопуляция нейтрофильных гранулоцитов CD64⁺CD16⁺CD32⁻CD11b (%, MFI).

CD64⁺CD16⁺CD32⁺CD11b⁻НГ отсутствует при ассоциированных вирусных ко-инфекциях. Несмотря на следовые количества этой субпопуляции у здоровых детей и детей с МГИ, она хорошо оснащена по CD16 (MFI CD16 увеличен в 3 раза по отношению к контролю) и может свидетельствовать о наличии бактериальной инфекции (Рисунок 5.3.7.).

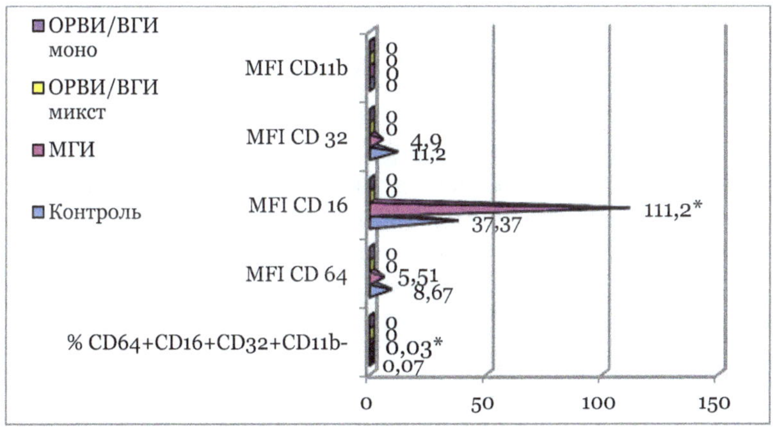

Рисунок 5.3.7. Субпопуляция нейтрофильных гранулоцитов CD64⁺CD16⁺CD32⁺CD11b⁻ (%, MFI).

Установлена диагностическая значимость определения субпопуляций НГ и выявлены отличия фенотипического профиля у иммунокомпрометированных детей с ассоциированными респираторными и моно- и микстгерпетическими вирусными инфекциями и гнойно-воспалительными заболеваниями. Так, у детей 1 группы с повторными ОРВИ и моно-герпетической инфекцией $CD64^{-}CD16^{+}CD32^{+}CD11b^{+}$НГ% не отличается от контрольных значений, однако имеется снижение плотности экспрессии CD32 в 2 раза при неизменном MFI CD16 и CD11b (Рисунок 5.3.2., 5.3.8б.). Кроме того, у детей 1 группы с повторными ОРВИ и моно-герпесвирусной инфекцией как количество CD64-CD16+CD32-CD11b+НГ, так и плотность экспрессируемых рецепторов, не отличается от таковых здорового контроля (Рисунок 5.3.4.).

При увеличении вирусной нагрузки во 2 группе у детей с повторными ОРВИ и микст-герпетической инфекцией, имеющих высокую репликативную активность герпесвирусов, выявлено снижение $CD64^{-}CD16^{+}CD32^{+}CD11b^{+}$НГ% в 1,7 раза ($p<0,05$) с перераспределением плотности экспрессии рецепторов за счет увеличения MFI CD16 ($p<0,05$), CD11b в 2 раза ($p<0,05$) и сниженной в 2 раза экспрессией CD32 ($p<0,05$) (Рисунок 5.3.2., 5.3.8в.). Следует отметить, что MFI CD32 в субпопуляции $CD64^{-}CD16^{+}CD32^{+}CD11b^{+}$НГ% была достоверно снижена только при вирусных ко-инфекциях. При ассоциированной респираторной и микст-герпетической вирусных инфекциях отмечается значительное увеличение в 21 раз субпопуляции $CD64^{-}CD16^{+}CD32^{-}CD11b^{+}$НГ, редуцированной по CD32 и вариабельной плотностью экспрессии CD11b и CD16. Так, MFI CD11b увеличивается в данной субпопуляции НГ у детей 2 группы в 4,5 раза ($p<0,05$) и MFI CD16 ($p<0,05$) (Рисунок 5.3.4., 5.3.8в.).

При бактериальной инфекции у детей 3 группы (МГИ) установлено снижение $CD64^{-}CD16^{+}CD32^{+}CD11b^{+}$НГ% в 1,5 раза ($p<0,05$) с увеличением MFI CD16 ($p>0,05$) и MFI CD11b ($p<0,05$). В то же время, при МГИ наблюдается увеличение

CD64⁻CD16⁺CD32⁻CD11b⁺НГ% в 10 раз ($p<0,05$) со значительным увеличением оснащенности преимущественно по CD11b.

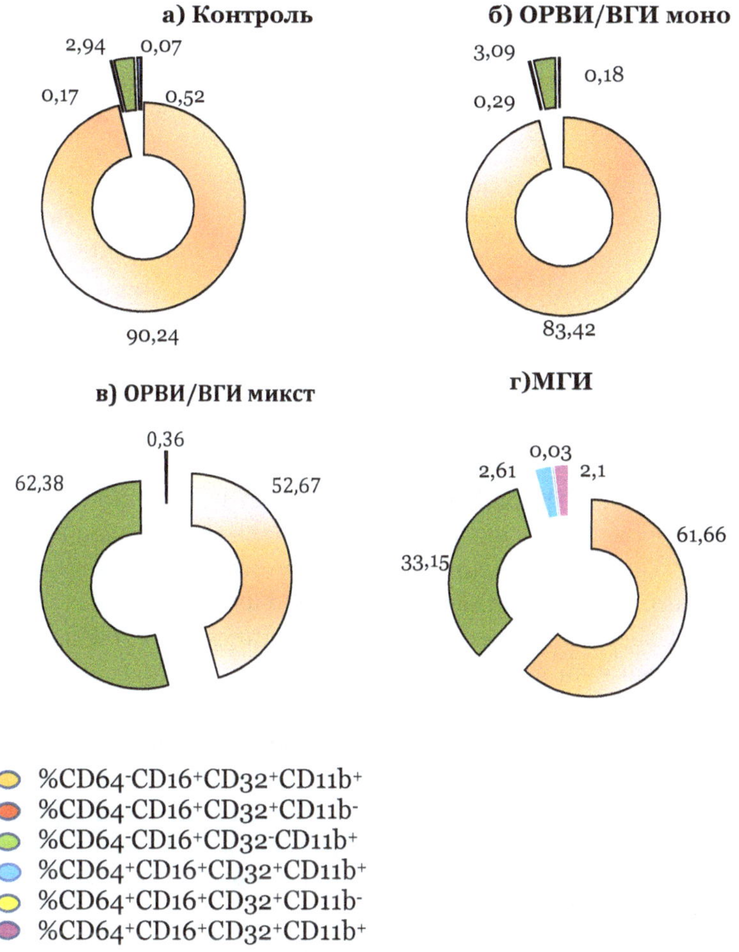

Рисунок 5.3.8. Фенотипический профиль нейтрофильных гранулоцитов при респираторных и моно- или микстгерпетических вирусных ко-инфекциях и гнойно-воспалительных заболеваниях.

Важно отметить появление у 3 группы детей минорных субпопуляций НГ, экспрессирующих CD64:

$CD64^+CD16^+CD32^+CD11b^+$НГ, $CD64^+CD16^+CD32^-CD11b^+$НГ, $CD64^+CD16^+CD32^+CD11b^-$НГ. Увеличение субпопуляции $CD64^+CD16^+CD32^+CD11b^+$НГ, одномоментно несущей все изучаемые функционально значимые рецепторы, является маркером бактериальной инфекции (при ассоциированных вирусных инфекциях эта субпопуляция, наоборот, уменьшается).

Следует отметить, что при вирусных ко-инфекциях отсутствуют 2 субпопуляции НГ: $CD64^+CD16^+CD32^-CD11b^+$НГ и $CD64^+CD16^+CD32^+CD11b^-$НГ, тогда как при МГИ эти субпопуляции НГ имеются. Кроме того, при вирусных ко-инфекциях увеличение субпопуляции $CD64^-CD16^+CD32^-CD11b^+$ НГ более значимое по сравнению с МГИ неблагоприятный прогностический признак сопряженный с тяжестью течения вирусной инфекции, микст инфицированием и значительной репликативной активностью герпесвирусов. Отсутствие субпопуляции $CD64^-CD16^+CD32^+CD11b^-$НГ, по нашему мнению, неблагоприятный прогностический признак течения как ассоциированной респираторной и микст-герпесвирусной инфекции, так и гнойно-воспалительной патологии.

Следует отметить, что исследованиями установлен факт негативной трансформации субпопуляций НГ при повторных ОРВИ, ассоциированных с герпесвирусными инфекциями, что сопровождается клиническими проявлениями снижения противовирусной защиты. Исходя из полученных данных, фенотипический профиль НГ при ОРВИ/ВГИ микст (2 группа) в большей степени схож с МГИ (3 группа) и можно предположить, что эти дети более подвержены риску присоединения бактериальной инфекции.

Таким образом, выявлены особенности фенотипа НГ, позволяющие дифференцировать трансформирование фенотипа НГ, характерное для респираторных, моно- и микст-герпетических вирусных ко-инфекций и бактериальных гнойно-воспалительных заболеваний и определяющие функциональную полноценность НГ.

Полученные данные позволят в дальнейшем разработать критерии контроля за течением ассоциированных вирусно-вирусных инфекций и бактериальных гнойно-воспалительных заболеваний, диагностировать и/или прогнозировать усугубление их тяжести, оптимизировать методы иммунотерапии, направленные на коррекцию дисфункций НГ.

ЗАКЛЮЧЕНИЕ

Современный мировой опыт по изучению функционирования НГ в норме и патологии при инфекционно-воспалительных заболеваниях различной этиологии у детей демонстрирует неоспоримую актуальность данной проблемы, и диктует необходимость проведения дальнейших научных исследований по вопросам оценки фенотипических и функциональных характеристик НГ, которые в свою очередь являются информативными как для фундаментальной иммунологии, так и диагностически значимыми для разработки программ коррекции дисфункций НГ.

Организм ребенка в различные периоды роста и развития или морфофункциональной перестройки подвергается более высокому риску развития пограничных и патологических состояний при воздействии патогенных раздражителей (инфекционные агенты, ксенобиотики, токсические радикалы, ионизирующая радиация и др.). Выделяют различные периоды роста и развития ребенка, в том числе и критические. Было показано, что критические периоды существуют в постнатальном развитии ребенка, что обусловлено особым состоянием иммунной системы, ЦНС, обмена веществ и энергии.

В настоящее время 90% детского населения имеет функциональные и морфофункциональные отклонения в состоянии здоровья, в том числе нарушения функционирования иммунной системы. Высокий уровень детской инфекционной заболеваемости, полиэтиологичность заболеваний, возможность развития осложнений с угрозой для жизни пациента (особенно у детей раннего возраста) и хронизации процесса определяют необходимость поиска причин нарушения противоинфекционной защиты. Выявление особенностей функционального состояния НГ у иммунокомпрометированных детей важно для понимания механизмов элиминации инфекционных агентов, диагностики дисфункций НГ, что, безусловно, найдет клиническое применение.

При исследовании фагоцитарной реакции НГ у детей с повторными ОРВИ мы наблюдали дефекты фагоцитарной активности НГ, проявляющиеся депрессией поглотительной, киллинговой и переваривающей активности. Снижение спонтанной и стимулированной активности NADPH-оксидаз было незначительным и резервный микробицидный потенциал сохранен.

Анализ фенотипических характеристик НГ при повторных ОРВИ у детей, ассоциированных с герпесвирусной инфекцией, показал, что наибольшие изменения относительно их количественных параметров (%НГ и НГабс, несущих CD11b, CD64, CD32, CD16). Плотность экспрессии рецепторов на НГ (MFI), у здоровых субъектов и у детей с повторными ОРЗ отличалась в зависимости от вида рецептора. Наибольшая плотность экспрессируемых рецепторов на НГ у детей с повторными ОРЗ отмечена для $CD16^+$ у большей части детей (61,5 %), далее, по мере убывания плотности экспрессируемых рецепторов, следуют CD11b, CD32 и наименьшая для CD64. Однако, у пациентов с повторными ОРЗ отмечено достоверное увеличение MFI по CD11b, а в 38,5% случаев имеется снижение MFI по $CD16^+$. Таким образом, при сравнении уровня MFI исследуемых рецепторов у здоровых субъектов и пациентов с повторными ОРЗ выявлены некоторые различия в плотности экспрессируемых рецепторов с достоверностью различий только для CD16 и CD11b.

У иммунокомпрометированных детей с повторными ОРВИ с частотой от 8 до 24 и более раз в год и, страдающих различными герпесвирусными инфекциями, имеет место значительная трансформация фенотипа НГ сочетающаяся с дефектами фагоцитарной и микробицидной активности НГ.

Анализ полученных результатов по оценке функционирования НГ у иммунокомпрометированных детей с проявлениями вирусно-бактериальной инфекции респираторного тракта, ассоциированной с герпесвирусной инфекцией и хронической ЛОР-патологией позволил рандомизировать 2 группы, достоверно отличающихся друг от друга фенотипическим профилем НГ, активностью фагоцитарных и микробицидных процессов.

В I группу (55,6%) вошли дети со снижением поглотительной способности НГ, сопряженной как с уменьшением количества активно «работающих» НГ ($p<0{,}05$), так и со снижением процессов захвата антигенного материала (ФИ, $p<0{,}01$) и дефектом киллинга и переваривания с достоверными различиями по ИП и ИППА. При этом отмечена адекватная работа NADPH-оксидаз НГ. Фенотипический профиль НГ в данной группе детей практически не отличался от исследуемых параметров в контроле. Следует отметить некоторое повышение уровня плотности (MFI) экспрессируемых рецепторов на НГ по $CD64^+$ в 1,8 раза и $CD11b^+$ в 1,4 раза.

Во II группе детей (44,4%) выявлено отсутствие относительно контрольных величин изменений поглотительной способности НГ и переваривающей способности НГ. Данные результаты фагоцитарной реакции расценены нами как неадекватные имеющейся персистенции бактериальных АГ у детей с повторными ОРЗ и хронической ЛОР-патологией. Спонтанная и стимулированная активность NADPH-оксидаз НГ была увеличена в 1,8 раза, а резервный микробицидный потенциал сохранен. При исследовании иммунофенотипа НГ данной группы детей установлено снижение количества $CD64^+$НГ и $CD32^+$НГ. Плотность экспрессии рецепторов была снижена по MFI $CD32^+$ и увеличена по MFI CD16, по MFI CD11b.

Таким образом, у иммунокомпрометированных детей с повторными вирусно-бактериальными респираторными инфекциями ассоциированными с латентными и/или рецидивирующими герпесвирусными инфекциями и хронической ЛОР-патологией различные фенотипические профили НГ сопряжены с разной степенью выраженности нарушений фагоцитарной и микробицидной активности НГ.

Выявленные особенности субпопуляционного состава НГ, одномоментно экспрессирующих CD64, CD16, CD32, CD11b, позволяют дифференцировать трансформирование фенотипа НГ, характерное для респираторных, моно- и микстгерпетических вирусных ко-инфекций и бактериальных гнойно-воспалительных заболеваний и определяющие функциональную полноценность НГ.

Полученные данные позволят в дальнейшем разработать критерии контроля за течением ассоциированных вирусно-вирусных инфекций и бактериальных гнойно-воспалительных заболеваний, диагностировать и/или прогнозировать усугубление их тяжести, оптимизировать методы иммунотерапии, направленные на коррекцию дисфункций НГ.

СПИСОК ЛИТЕРАТУРЫ

1. Альбицкий В.Ю., Баранов А.А., Камаев И.А.Огнева М.Л. Часто болеющие дети. Н-Новгород: Изд-во НГМА, 2003. 180 с.
2. Железникова Г.Ф. Механизмы взаимодействия возбудителя инфекции и иммунной системы хозяина // Инфекционные болезни. 2006. №3. С. 69-77.
3. Желтова О.И., Старостина Н.М., Тихонова М.А., Леплина О.Ю., Черных Е.Р., Останин А.А. Особенности иммунитета больных с хроническими рецидивирующими инфекциями // Иммунология. 2011. №4. С.205-209.
4. Замахина Е.В., Фомина В.Л., Кладова О.В., Бутакова Е.П., Базанова А.С., Легкова Т.П., Учайкин В.Ф. Клинико-патогенетическое значение персистенции респираторных вирусов у часто болеющих ОРИ детей // Педиатрия. 2009. Т.87 (2). С.42-47.
5. Заплатников А.Л., Гирина А.А., Бурцева Е.И., Шевченко Е.С., Силуянова Э.В., Мукашева Е.А. Иммунопрофилактика гриппа и других острых респираторных вирусных инфекций в достижении контроля над течением бронхиальной астмы у детей // Педиатрия. 2013. Т.92 (1). С. 51-56.
6. Заплатников А.Л., Коровина Н.А. Часто болеющие дети: современное состояние проблемы // Вопросы практической педиатрии. 2008. Т. 3, №5. С. 103-109.
7. Захарова И.Н., Торжхоева Л.Б., Заплатников А.Л., Коровина Н.А., Малиновская В.В., Чеботарева Т.А., Глухарева Н.С., Курбанова Х.И., Короид Н.С., Выжлова Е.Н. Модифицированная интерферонотерапия острых респираторных инфекций у детей раннего возраста: патогенетическое обоснование и эффективность // Российский вестник перинатологии и педиатрии. 2011. №3. С. 49-54.
8. Захарова И.Н., Чебуркин А.В., Малиновская В.В., Торшхоева Л.Б., Курбанова Х.И., Паршина О.В., Гусева Т.С. Значение системы интерферонов в формировании иммунного ответа у детей с острыми респираторными инфекциями // Вопросы практической педиатрии. 2009. Т. 4(6). С. 38-45.
9. Караулов А.В., Кокушков Д.В. Иммуномодуляторы: классификация, принципы и практика применения при инфекции дыхательных путей у детей // Детские инфекции. 2007. №6 (4). С. 68-74.
10. Маркова Т.П., Чувиров Д.Г. Длительно и часто болеющие дети // Российский медицинский журнал. 2002. № 10 (3). С. 125-129.
11. Нестерова И.В., Чудилова Г.А., Ковалева С.В., Ломтатидзе Л.В., Колесникова Н.В., Евглевский А.А. Методы комплексной оценки функциональной активности нейтрофильных гранулоцитов в норме и патологии (методические рекомендации). Краснодар, 2017. 52 с.
12. Нестерова И.В., Клещенко Е.И., Ковалева С.В. Алексеева О.Н., Чудилова Г.А., Ломтатидзе Л.В. Проблемы лечения вирусно-бактериальных инфекций у часто и длительно болеющих

иммунокомпрометированных детей // Российский аллергологический журнал. 2011. №2. С. 86-93.
13. Нестерова И.В., Ковалева С.В., Колесникова Н.В. Клещенко Е.И., Шинкарева О.Н., Чудилова Г.А., Ломтатидзе Л.В., Кокова Л.Н. Эффективность программы интерфероно- и иммунотерапии у детей с ассоциированными повторными острыми вирусными респираторными, рецидивирующими герпесвирусными инфекциями и хроническими заболеваниями ЛОР-органов // Российский Аллергологический Журнал. 2013. Т. 2 (2). С. 213-216.
14. Нестерова И.В., Малиновская В.В., Тараканов В.А., Ковалева С.В. Интерфероно- и иммунотерапия в практике лечения часто и длительно болеющих детей и взрослых. М.: Кэприкорн Паблишинг. 2004. 160 с.
15. Нестерова И.В., Колесникова Н.В., Чудилова Г.А., Ломтатидзе Л.В., Ковалева С.В., Евглевский А.А Нейтрофильные гранулоциты: новый взгляд на «старых игроков» на иммунологическом поле // Иммунология. 2015. Т.35, №4. С. 257 – 265.
16. Савенкова М.С. Лечение вирусных инфекций: проблема выбора эффективных противовирусных препаратов // Педиатрия. 2012. Т. 91 (6). С. 70-77.
17. Савенкова М.С., Афанасьева А.А., Абрамова Н.А. Иммунотерапия: лечение и профилактика вирусных инфекций у часто и длительно болеющих взрослых и детей // Аллергология и иммунология. 2012. Т. 1(1). С. 20-27.
18. Самсыгина Г.А. Часто болеющие дети: проблемы патогенеза, диагностики, терапии // Педиатрия. 2005. №1. С.66-73.
19. Симованьян Э.Н., Денисенко В.Б., Григорян А.В. Часто болеющие дети: оптимизация программы лечения // Педиатрия. 2008. Т. 86, № 4. С. 79-85.
20. Учайкин В.Ф. Усовершенствованный способ лечения острых респираторных вирусных инфекций, в том числе гриппа у детей, имеющих функциональные и морфофункциональные отклонения в состоянии здоровья (относящихся к II-IV группам здоровья). Информационное письмо. Москва, 2012.
21. Феклисова Л.В., Галкина Л.А., Линькова Ю.Н. Возможности использования синтетических интерферонов в терапии вирусных инфекций у детей // Педиатрия. 2013. Т.92 (1). С. 105-109.
22. Чеботарева Т.А., Мазанкова Л.Н., Чебуркин А.А., Захарова И.Н., Заплатников А.Л., Коровина Н.А., Выжлова Е.Н. Дети с рекуррентными инфекциями респираторного тракта: модифицированная интерферонотерапия острых респираторных инфекций // Лечащий врач. 2012. №6. С. 2-7.
23. Bhandari V., Wang C., Rinder C., Rinder H. Hematologic profile of sepsis in neonates: neutrophil CD64 as a diagnostic marker. Pediatrics. 2008. V.121, №1. P.129-134.

Глава 6. ДИФФЕРЕНЦИРОВАННОСТЬ ВАРИАНТОВ СУБПОПУЛЯЦИЙ ТРАНСФОРМИРОВАННОГО ФЕНОТИПА $CD16^+CD11b^+$ НЕЙТРОФИЛЬНЫХ ГРАНУЛОЦИТОВ ПРИ ОСТРОЙ ВИРУСНОЙ И ОСТРОЙ БАКТЕРИАЛЬНОЙ ИНФЕКЦИЯХ

6.1. Дифференцированность вариантов субпопуляций трансформированного фенотипа $CD16^+CD11b^+$ нейтрофильных гранулоцитов при острой вирусной и острой бактериальной инфекциях.

Нейтрофильные гранулоциты (НГ) - самая мобильная и многочисленная популяция клеток врожденного иммунитета, молниеносно реагирующая на любую агрессию, осуществляющая, в том числе, и мощную противоинфекционную защиту. Клеточные популяции и субпопуляции НГ демонстрируют высокую степень пластичности и функциональную гетерогенность в зависимости от особенностей течения физиологических или патологических сценариев иммунного ответа, что, в первую очередь, обусловлено мощной рецепторной экипировкой, представленной в виде комплекса гистосовместимости, широкого спектра адгезионных структур, паттерн распознающих рецепторов, рецепторов к цитокинам, иммуноглобулинам, компонентам комплемента, гормонам, нейропептидам, гистамину, киназам, мембранным молекулам других клеток и т.д. [3].

НГ конститутивно оснащены как CD11b (Mac-1 или рецептор к компоненту комплемента CR3A), так и CD16 (FcγRIII, связывающий IgG с низким сродством). В физиологическом состоянии «покоя» мембранная экспрессия данных рецепторов находится на низком уровне. В ходе включения НГ в иммунный ответ, после контакта с бактериальным или вирусным антигеном, происходит дополнительная транслокация внутриклеточных резервных пулов CD16 и CD11b на мембрану, что проявляется в многократном приросте количества высоко оснащенных активированных НГ [10].

CD16 и CD11bНГ являются важнейшими триггерами, запускающими каскад активационных и регуляторных процессов, что предопределяет микробицидную состоятельность НГ. Показано, что ассоциация мембранных CD11b/CD18 НГ с миелопероксидазой индуцирует запуск каскада внутриклеточных адаптерных структур, участвующих в передаче сигналов, приводящих к регулируемой дегрануляции НГ, активности NADPH-оксидаз и увеличению поверхностной экспрессии как CD11b, так и FcγRI (CD64), FcγRII (CD32), FCγRIII (CD16), CD40, CD80, CD86, HLA-DR и TLR в аутокринной манере [14, 15].

Различные субпопуляции НГ обладают разнообразными регуляторными влияниями, как позитивного - активирующего, так и негативного - супрессирующего характера, практически, на все иммунокомпетентные клетки [15, 20, 18]. Адекватный ответ НГ при контакте с различными агрессивными патогенами (вирусами, бактериями, грибами) может развиваться по разным вариантам. В тоже время, недостаточность функциональной активности НГ - фактор риска для развития многих патологий. При патологических состояниях на фоне трансформации фенотипа НГ за счет мультивариантных изменений экспрессии различных рецепторов, регистрируются изменения как количественных, так и функциональных характеристик различных субпопуляций НГ. При этом дефектность микробицидных и регуляторных функций НГ приводит к нарушению элиминации антигенов и, в итоге, – к отягощению течения острой или хронической бактериальной, вирусной, грибковой инфекций [4].

Сравнительное изучение трансформации фенотипа популяции $CD16^+CD11b^+$НГ с оценкой изменяющегося уровня плотности экспрессируемых рецепторов $CD16^+$ и $CD11b^+$ и выявления различных субпопуляций $CD16^+CD11b^+$НГ при острой вирусной и острой бактериальной инфекциях до настоящего времени не проводилось. С нашей точки зрения подобное исследование представляет определенный интерес, так как позволит оценить наличие или отсутствие различных вариантов трансформации фенотипа популяции $CD16^+CD11b^+$НГ при острой вирусной или острой бактериальной инфекциях.

Цель работы: оценить варианты субпопуляций трансформированного фенотипа популяции CD16+CD11b+НГ при острой вирусной и острой бактериальной инфекциях на модели острых вирусных и острых бактериальных инфекционно-воспалительных заболеваний лимфоглоточного кольца.

Под нашим наблюдением в ГБУЗ «Специализированная клиническая инфекционная больница» г. Краснодара находилось 53 пациента обоего пола в возрасте от 18 до 28 лет с острым инфекционно-воспалительным процессом в лимфоглоточном кольце, в частности в миндалинах, поступивших в состоянии средней тяжести или тяжелом. Контрольную группу составили 25 субъектов обоего пола, сопоставимых по возрасту.

С целью выявления этиологических факторов всем пациентам при поступлении, до начала проведения лечебных мероприятий проведены бактериологические и серодиагностические исследования, ПЦР диагностика.

Для диагностики острой ВЭБ инфекции (ОВЭБИ) проведено количественное определение продукции специфических антител к капсидным (IgMVCA), нуклеарным (IgGNA) и ранним (IgGEA) антигенам ВЭБ в сыворотке пациентов методом ИФА, результаты которых стали известны через несколько дней после поступления пациентов в стационар. При обследовании пациентов в 100% случаев в сыворотке крови присутствовали АТ IgM к VCA и IgG к EA. У 21,4% пациентов также выявлены IgGNA. IgMVCA+IgGEA определялись – у 78,6% больных (ранняя первичная инфекция), IgMVCA+IgGEA+IgGNA – у 21,4% больных (поздняя первичная инфекция) (Рисунок 6.1.1.).

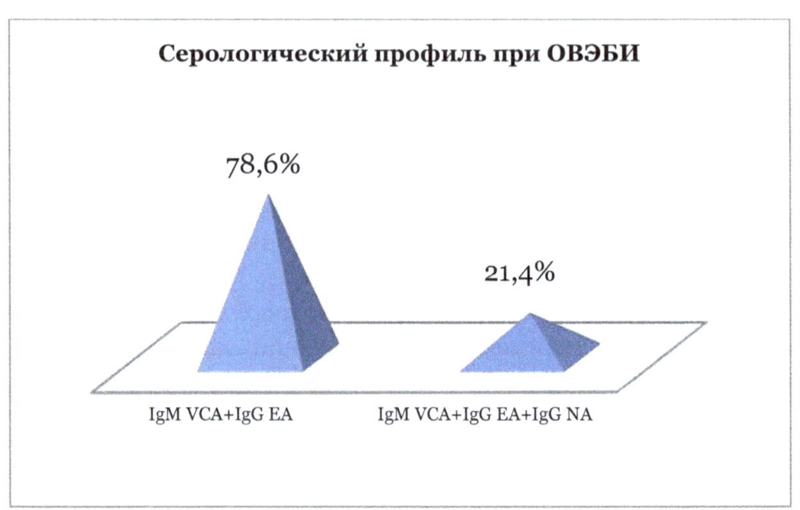

Рисунок 6.1.1. Распределение пациентов в зависимости от профиля специфического гуморального иммунитета (IgMVCA, IgGEA, IgGNA).

При детекции ВЭБ методом ПЦР в 87,7% случаев обнаружена репликация ВЭБ в крови, а также в 14,3% случаев ДНК ВЭБ обнаруживалась в слюне и моче. Диагноз острого вирусного тонзиллита (ОВЭБИ) был подтвержден у 28 пациентов.

У 25 пациентов был подтвержден диагноз острого бактериального тонзиллита (ОБТ) положительным посевом на патогенную бактериальную микрофлору с параллельным исключением острой ВЭБ инфекции методом ИФА, ПЦР (выделено 7 видов бактериальных патогенов) (Рисунок 6.1.2.).

Одновременно с проведением диагностики этиологии острого воспалительного процесса у пациентов обеих групп с острой вирусной и с острой бактериальной инфекциями, а также у лиц контрольной группы, исследована одномоментная экспрессия молекул CD16, CD11b поверхностной цитоплазматической мембраны НГ периферической крови методом проточной цитометрии с помощью двойного гейтирования с использованием панели моноклональных антител: CD16-ECD, CD11b-PC5 и соответствующих изотипических контролей (BeckmanCoulter, США). Оценивался процент CD16$^+$CD11b$^+$НГ и производилась дифференцировка субпопуляций с учетом плотности экспрессируемых молекул CD16, CD11b по интенсивности флуоресценции (MFI).

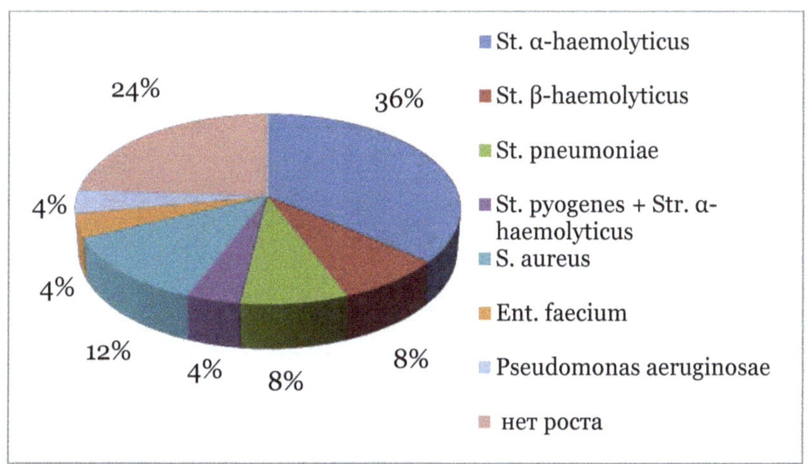

Рисунок 6.1.2. Частота встречаемости различной бактериальной флоры у пациентов с острым бактериальным тонзиллитом по результатам бактериального посева.

Обработку данных проводили в программном пакете Stat Soft Statistica 6. Результаты выражали как среднее арифметическое для анализируемой группы показателей ± стандартное отклонение. Для сравнения групп по количественным признакам использовали непараметрические критерии: U-критерий Манна-Уитни и критерий Вилкоксона. Различие групп полагали статистически значимым при $P<0,05$.

Анализ полученных данных продемонстрировал, что относительное содержание НГ, одновременно экспрессирующих CD16 и CD11b не меняется в группе с ОБТ и достоверно снижается при ОВЭБИ (в 1,24 раза ($p<0,05$)) по сравнению с контролем (Таблица 6.1.1.).

Таблица 6.1.1. Относительное содержание $CD16^+CD11b^+$НГ в периферической крови пациентов с острым бактериальным тонзиллитом и острой ВЭБ инфекцией (M±m,p).

Группа	$CD16^+CD11b^+$НГ%	MFI CD16	MFI CD11b
Контроль (n=20)	98,73±5,18	19,57±2,24	19,43±2,05
ОВЭБИ (n=28)	79,72±5,29*	47,95±3,95*	31,14±3,35*
ОБТ (n=25)	95,42±6,11	8,68±1,12*	29,36±3,10*

Примечание: * достоверность отличий от контроля $p<0,05$

При сравнительном анализе MFI CD16 и MFI CD11b популяции $CD16^+CD11b^+$НГ прослеживаются достоверные различия уровней экспрессии изучаемых рецепторов в сравнении с контролем как при бактериальной, так и при вирусной инфекции.

Установлено, что по сравнению со здоровым контролем, при острой вирусной инфекции (ОВЭБИ) уровень MFI CD16 в субпопуляции $CD16^+CD11b^+$НГ возрастает в 2,5 раза ($p<0,05$), а при острой бактериальной инфекции в группе с ОБТ–снижается в 2,2 раза ($p<0,05$). При этом уровень MFI CD11b достоверно увеличивается в 1,5 ($p<0,05$) раза при обоих видах инфекции (Таблица 6.1.1., Рисунок 6.1.3).

Оценка полученных данных об относительном содержании $CD16^+CD11b^+$НГ у здоровых лиц, при ОВЭБИ и ОБТ с учетом уровня экспрессии CD16 и CD11b дает приблизительную фенотипическую картину, но даже на этом этапе анализа результатов очевидно, что разная природа антигенов демонстрирует разную интенсивность оснащения рецептором CD16, что, возможно, иллюстрирует дифференцированные механизмы включения НГ в иммунную реакцию при острой вирусной и острой бактериальной инфекциях.

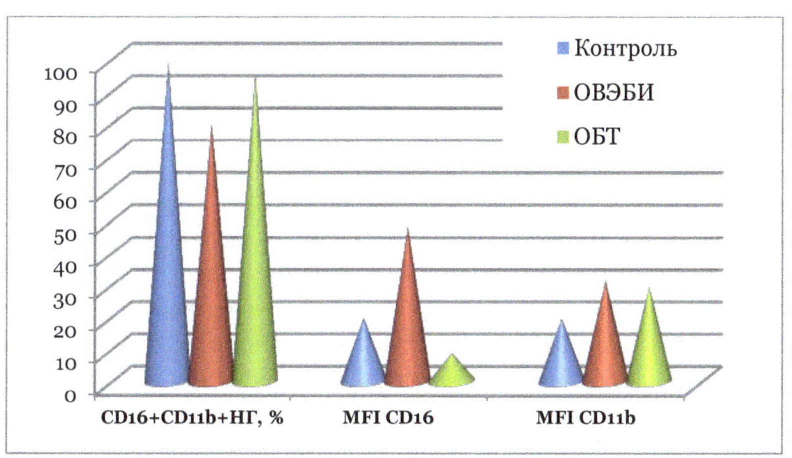

Рисунок 6.1.3. Относительное содержание CD16⁺CD11b⁺НГ в норме и при ОВЭБИ и ОБТ с учетом уровня экспрессии CD16 и CD11b.

При исследовании показателей фагоцитарной функции НГ при ОВЭБ инфекции, при ОБТ относительно здоровых субъектов был выявлен различный характер изменения общего содержания клеток, способных к фагоцитозу, в виде достоверного возрастания %ФАН при ОВЭБ инфекции и снижения данного показателя при ОБТ (Таблица 6.1.2.).

Таблица 6.1.2. Фагоцитарная функция НГ больных ОВЭБИ и ОБТ (M±m, p).

Группа	%ФАН	ФЧ	ФИ	%П	ИП
Контроль (n=20)	48,44 ±3,85	4,25 ±0,55	2,04 ±0,15	63,12 ±4,25	1,63 ±0,25
ОВЭБИ (n=30)	58,78 ±3,27*	4,03 ±0,35	2,39 ±0,30	52,89 ±4,27	1,51 ±0,15
ОБТ (n=25)	36,44 ±3,75*	3,68 ±0,27*	1,96 ±0,17	64,23 ±4,98	2,05 ±0,23

Примечание: * - достоверность отличий от контроля p<0,05.

При этом имело место угнетение поглотительной способности фагоцитов (ФЧ) лишь при ОБТ, а показатели переваривающей способности (%П, ИП) как при острой ВЭБ инфекции, так и при остром бактериальном тонзиллите находились в пределах нормы, что также следует считать неадекватным ответом как на вирусную, так и на бактериальную антигенную

Известно, что функциональные фагоцитарные способности НГ сопряжены с состоянием их микробицидных систем, которые обеспечивают киллинговую и переваривающую способность клеток. В этой связи интерес представляет оценка показателей спонтанного и стимулированного NBT-теста, как способа зондирования кислород-зависимой биоцидной системы НГ.

Исследования позволили установить, что при инфекционном процессе имеют место достоверные изменения показателей NBT-теста только у пациентов с ОБТ в виде достоверного увеличения %ФПК и СЦИ в спонтанном тесте, тогда как при антигенной нагрузке in vitro не наблюдается адекватного увеличения показателей. Как при вирусной, так и при бактериальной инфекции выявлено достоверное снижение и даже имеется процентного содержания %ФПК, что сопровождается существенным снижением величины КМ более чем в 4 раза относительно контроля (Таблица 6.1.3.).

Таблица 6.1.3. Показатели кислородзависимого микробицидного метаболизма НГ больных ОВЭБИ и ОБТ (M±m, p).

Группа	NBT спонтанный		NBT стимулированный		КМ
	ФПК%	СЦИ	ФПК%	СЦИ	
Контроль (n=20)	1,89 ±0,15	0,08 ±0,02	6,89 ±0,45	0,28 ±0,03	3,86 ±0,48
ОВЭБИ (n=30)	1,80 ±0,17	0,08 ±0,01	3,50 ±0,25*	0,15 ±0,01*	1,95 ±0,19*
ОБТ (n=25)	4,18 ±0,29*	0,15 ±0,01*	3,89 ±0,29*	0,29 ±0,02	0,91 ±0,11*

Примечание: * - достоверность отличий от контроля p<0,05.

Более детальный анализ уровня экспрессии изучаемых рецепторов $CD16^{+}CD11b^{+}$НГ позволил выявить четыре субпопуляции, отличающиеся по плотности экспрессии CD16 и CD11b рецепторов: субпопуляцию с высокой плотностью экспрессии обоих рецепторов ($CD16^{bright}CD11b^{bright}$), субпопуляцию с высокой плотностью экспрессии CD16 и с низкой - CD11b ($CD16^{bright}CD11b^{dim}$), субпопуляцию с низкой плотностью экспрессии обоих рецепторов ($CD16^{dim}CD11b^{dim}$); а также субпопуляцию с низкой плотностью экспрессии CD16 и с высокой CD11b($CD16^{dim}CD11b^{bright}$) (Таблица 6.1.4).

Таблица 6.1.4. Фенотипические особенности четырех субпопуляций популяции $CD16^{+}CD11b^{+}$НГ.

Группа	**$CD16^{bright}$ $CD11b^{bright}$ НГ%**	**$CD16^{bright}$ $CD11b^{dim}$ НГ%**	**$CD16^{dim}$ $CD11b^{dim}$ НГ%**	**$CD16^{dim}$ $CD11b^{bright}$ НГ%**
Контроль (n=20)				
M±m	3,73±0,44	**91,02±5,23**	6,52±0,54	0
Me (Q_1-Q_3)	1 (0-4,55)	**93,2 (80,2-9,9)**	6,3 (0,8-11,45)	0
ОВЭБИ (n=30)				
M±m	**75,82±4,48***	2,58±1,80	0	8,87±3,65
Me (Q_1-Q_3)	**77,4 (54,22-5,9)**	2,02 (0-2,83)	0	9 (4,45-13,41)
ДЗДВ	**>40**			
ОБТ (n=25)				
M±m	12,35±1,96	0	0	**88,6±5,95***
Me Q_1-Q_3)	12,35 (7,32-17,3)	0	0	**88,6 (71-93,08)**
ДЗДВ				**>40**

Примечание:
*- достоверность отличий от контроля $p<0,05$;
ОВЭБИ – острая ВЭБ-инфекция;
ОБТ – острая бактериальный тонзиллит;
ДЗДВ - диагностически значимый диапазон величин.

Анализ полученных данных выявил, что у популяции $CD16^{+}CD11b^{+}$НГ здоровых лиц, уровень которой был 98,73±5,18%, относительное количество различных субпопуляций было следующим: $CD16^{bright}CD11b^{bright}$НГ составило 3,73±0,44%; $CD16^{bright}CD11b^{dim}$НГ - 91,02±5,23%; $CD16^{dim}CD11b^{dim}$ - 6,52±0,54% (Таблица 6.1.2).

При острой вирусной инфекции ОВЭБИ количество НГ популяции $CD16^{+}CD11b^{+}$НГ было снижено по сравнению с контролем и составило 79,72±5,29%. При этом, отмечено значительное увеличение субпопуляции $CD16^{bright}CD11b^{bright}$НГ до 75,82±2,28% против 3,73±0,44% в контроле ($p<0,001$) на фоне резкого снижения количества НГсубпопуляции $CD16^{bright}CD11b^{dim}$НГ - до 2,58±0,80% против 91,02±5,23% в контроле($p<0,001$) и полного отсутствия субпопуляции $CD16^{dim}CD11b^{dim}$НГ (Рисунок 6.1.4).

Следует отметить появление новой субпопуляции $CD16^{dim}CD11b^{bright}$ (8,87±1,65%), которая полностью отсутствует у лиц контрольной группы. При острой бактериальной инфекции ОБТ количество НГ популяции $CD16^{+}CD11b^{+}$НГ, составило 95,42±6,11% и не отличалось от контроля. При этом было выявлено совершенно иное количественное перераспределение исследуемых субпопуляций, чем при острой вирусной инфекции.

Обращает на себя внимание факт отсутствия субпопуляции $CD16^{bright}CD11b^{dim}$НГ и $CD16^{dim}CD11b^{dim}$НГ, и появления популяции $CD16^{dim}CD11b^{bright}$НГ, количество НГ которой составило 88,6±5,95%, а также увеличения в 4 раза субпопуляции $CD16^{bright}CD11b^{bright}$НГ до 12,35±1,96% против 3,73±0,44% в контроле ($p<0,05$)) (Рисунок 6.1.4).

Сопоставительный анализ данных в изучаемых группах позволил выявить особенности соотношения субпопуляций $CD16^{+}CD11b^{+}$НГ ($CD16^{bright}CD11b^{bright}$, $CD16^{bright}CD11b^{dim}$, $CD16^{dim}CD11b^{dim}$, $CD16^{dim}CD11b^{bright}$), обусловленные различной динамикой экспрессии мембранных CD16 и CD11b рецепторов при вирусной и бактериальной инфекции в сравнении с контролем. Так, в норме у здоровых лиц среди НГ доминирует субпопуляция $CD16^{bright}CD11b^{dim}$НГ (91,02±5,23%), в группе с ОВЭБИ - субпопуляция $CD16^{bright}CD11b^{bright}$НГ (65,82±2,28%), в группе с ОБТ- $CD16^{dim}CD11b^{bright}$НГ (88,6±5,95) (Рисунок 6.1.4).

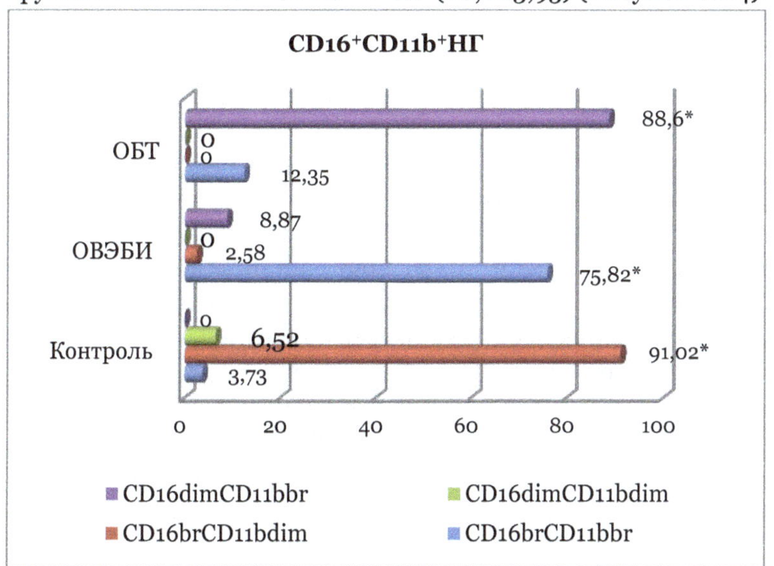

Рисунок 6.1.4. Фенотипические профили $CD16^{+}CD11b^{+}$НГ при острой вирусной (ОВЭБИ) и острой бактериальной (ОБТ) инфекциях.

Обобщая полученные данные следует отметить, что у здоровых субъектов субпопуляция **$CD16^{bright}CD11b^{dim}$НГ,** является мажорной (91,02±5,23%). НГ этой субпопуляции в следовых количествах выявлялись при острой вирусной инфекции - 2,58±0,80%, и полностью отсутствовали при острой бактериальной инфекции.

При острой вирусной инфекции количество НГ высоко оснащенной субпопуляции **$CD16^{bright}CD11b^{bright}$НГ** значительно возросло до 65,82±2,28%, тогда как при острой бактериальной инфекции, имелся значительно меньший прирост количества НГ данной субпопуляции – до 12,35±1,96%. В тоже время у здоровых лиц субпопуляция **$CD16^{bright}CD11b^{bright}$НГ** являлась минорной (3,73±0,44%).

При острой бактериальной инфекции субпопуляция **$CD16^{dim}CD11b^{bright}$**НГ, отсутствующая у условно здоровых лиц, стала доминирующей (88,6±5,95%), а при острой вирусной инфекции появилась в незначительном количестве 8,87±1,65 %.

Субпопуляция **$CD16^{dim}CD11b^{dim}$** была выявлена только у здоровых лиц (6,52±0,54%). По всей видимости, это резервный неактивированный пул циркулирующих НГ, поскольку известно, что в состоянии покоя НГ незначительно экипирован мембранными CD16 и CD11b.

В тоже время следует отметить, что существуют определенные сложности и разночтения при интерпретации данных, касающиеся причин низкого оснащения НГ CD16 рецептором. Так, если в ранних работах ElghetanyM.T. (2002) [10] констатирует, что при воспалении уровень экспрессии CD16 снижается, и объясняет данный феномен шейдингом данного рецептора, то позднее Elghetany M.T. и Lacombe F. (2004) отмечают, что поверхностная антигенная экспрессия гранулоцитов зависит от возраста, пола, расы и наличия стресса [1]. При этом J.Pillay et al., [18] констатировали появление «парадоксальной» популяции НГ с низким уровнем мембранных CD16 НГ ($CD16^{dim}$) в эксперименте при введении ЛПС in vivo. Авторы связали данный феномен с выходом в кровь незрелых форм гранулоцитов, подкрепляя данный вывод морфологическими исследованиями: $CD16^{dim}$НГ демонстрируют морфологию «молодых» палочкоядерных НГ [17].

Таким образом, возможно, что выявленное нами появление превалирующей мажорной популяции **$CD16^{dim}CD11b^{bright}$НГ** при острой бактериальной инфекции лимфоглоточного кольца у пациентов в состоянии средней степени тяжести или тяжелом состоянии, связано с выходом в циркуляцию незрелых форм НГ, что является стереотипным ответом НГ при тяжелой бактериальной инфекции. В то время как преобладание субпопуляции **$CD16^{bright}CD11b^{bright}$НГ** при острой вирусной инфекции лимфоглоточного кольца у пациентов в состоянии средней степени тяжести или тяжелом состоянии,демонстрирует появление хорошо оснащенных НГ с высоким цитотоксическим противовирусным потенциалом. По мнению Kushner B.H., Cheung N.K [13] выявляемая усиленная экспрессия CD16 на НГ при вирусной инфекции, может быть обусловлена большей функциональной значимостью цитотоксических НГ, экспрессирующих FcγRIII (CD16) для реализации АЗКЦ, ассоциированной с CD11b-зависимым повышением адгезии и усилением дегрануляции [16].

Клиническая картина многих инфекционных заболеваний вирусной или бактериальной этиологии в ранние сроки болезни может протекать по сходному сценарию. При этом, при верификации диагноза острого инфекционного процесса вирусной или бактериальной этиологии, часто возникают определенные сложности, мешающие своевременному правильному выбору этиотропной терапии. Проведение экспресс анализа, позволяющего уточнить количество субпопуляций $CD16^{bright}CD11b^{bright}$НГ и $CD16^{dim}CD11b^{bright}$НГ, может способствовать проведению дифференциальной диагностики острого вирусного и острого бактериального процессов лимфоглоточного кольца, что позволит своевременно оптимизировать этиотропную терапию. С другой стороны не исключено, что оценка субпопуляций $CD16^{bright}CD11b^{bright}$НГ и $CD16^{dim}CD11b^{bright}$ НГможет использоваться для ранней дифференциальной диагностики различных острых вирусных и острых бактериальных процессовдругих локализаций, однако, это требует дальнейшего изучения.

Таким образом, у здоровых субъектов преобладает субпопуляция $CD16^{bright}CD11b^{dim}$ НГ- от 80 и до 99,9%.

При острой вирусной инфекции лимфоглоточного кольца – инфекционный мононуклеоз, ассоциированный с ВЭБ, выявлено преобладание субпопуляции- $CD16^{bright}CD11b^{bright}$НГ - в количестве от 40% и более.

При острой бактериальной инфекциилимфоглоточного кольца преобладает субпопуляция $CD16^{dim}CD11b^{bright}$ НГ - от 40% и выше.

Обнаруженный феномен различной динамики презентации мембранных рецепторов CD16 и CD11b в популяции $CD16^{+}CD11b^{+}$НГ в норме и при остром воспалении в области лимфоглоточного кольца отражает дифференцированный ответ НГ на острую вирусную и острую бактериальную инфекции.

6.2. Оценка эффектов натриевой соли ДНК эукариот и агониста TLR9 – ODN2395 на субпопуляционный состав популяции $CD16^{+}CD11b^{+}$НГ здоровых лиц и пациентов с острой вирусной и бактериальной инфекцией.

В настоящее время актуальным считается использование препаратов, позволяющих повысить точность воздействия на клетки-мишени и избирательно запускать тип эффекторной реакции, в частности, перспективным является использование экзогенных олигомеров РНК и ДНК, в процессе метаболизма которых образуются нуклеотиды и дезоксинуклеотиды [6]. Достаточно широко применяются в практической медицине препараты нуклеиновых кислот иммуномодулирующего действия различной природы.

Известны фармакопейные препараты: нуклеинат натрия (РНК, полученная из дрожжей) [5], Деринат (натриевая соль нативной ДНК, выделенная из молок осетровых рыб) [2], плацентекс-интегро (ДНК из молок форели) [8].

В настоящий момент коллективом авторов [7] показано, что препарат Деринат преимущественно содержит короткие и средние цепи ДНК, оканчивающиеся CpG- мотивом. Распознавание CpG-мотивов иммунной системой позвоночных происходит путем их взаимодействия с Toll-подобным рецептором 9 (TLR9), что действует на клетки организма как «сигнал тревоги», активируя врожденный и приобретенный иммунитет и во много раз усиливая ответ организма даже на низкоиммуногенные антигены [11] с эффектами усиления пролиферации, созревания и секреции целого ряда биологически-активных молекул – цитокинов, костимуляторных молекул, молекул главного комплекса гистосовместимости и др. [19, 2]. Воспаление непосредственно связано с нейтрофильными гранулоцитами (НГ), экспрессирующими практически все известные TLR [1], что объясняет их важнейшую роль в регуляции фагоцитирующих клеток. При этом если активация TLR-4 индуцирует продукцию провоспалительных цитокинов и хемокинов (ИЛ1β, ИЛ8, ФНОα), активация TLR-2 - хемокина MCP-1, то активация TLR-4 и активация TLR-9 сопровождается выраженным респираторным взрывом и изменением экспрессии адгезионных молекул НГ [12, 21].

Известно, что мембранная экспрессия НГ не только отражает процессы, происходящие в течение жизненного цикла клетки, но и позволяет оценить по реорганизации поверхностной цитоплазматической мембраны НГ их функциональное праймирование.

Нашими исследованиями показано, что среди популяций НГ периферической крови пациентов с острой ВЭБ инфекцией (ОВЭБИ) и острым бактериальным тонзиллитом (ОБТ), одномоментно несущих CD16 и CD11b рецепторы, имеет место распределение на субпопуляции, отличающиеся степенью плотности данных рецепторов.

Таким образом, у пациентов с ОВЭБИ и с ОБТ исследованы субпопуляции с высокой плотностью обоих рецепторов ($CD16^{bright}CD11b^{bright}$), с высокой плотностью CD16, и с низкой – CD11b антигенов ($CD16^{bright}CD11b^{dim}$), а также субпопуляция с низкой плотностью обоих рецепторов ($CD16^{dim}CD11b^{dim}$) относительно таковых у здоровых лиц, в связи с этим интерес представляла сравнительная оценка влияния в системе in vitro Дерината и агониста TLR9 (ODN2395) на указанный субпопуляционный состав НГ как в норме, так и при инфекционных заболеваниях.

В частности, показано, что при инкубации периферической крови условно здоровых добровольцев с Деринатом in vitro наблюдается возрастание плотности поверхностно локализованных рецепторов CD11b и CD16, что выражается в значительном увеличении относительного содержания $CD16^{bright}CD11b^{bright}$НГ (в 17 раз). (Таблица 6.2.1.).

Таблица 6.2.1. Влияние агониста TLR9 (ODN2395) и Дерината in vitro на содержание $CD16^{bright}CD11b^{bright}$НГ в крови больных острой ВЭБ инфекцией, острым бактериальным тонзиллитом (Me (Q_1–Q_3)).

Группа	$CD16^{bright}CD11b^{bright}$НГ,%		
	Инкубация ПК с ЗФР	Инкубация ПК с агонистом TLR9 – ODN2395	Инкубация ПК с Деринатом
Контроль n=20	4,17 (3,24–6,34)	5,47 (4,89–6,94)*	71,45 (68,36–72,05)*^
ОВЭБИ n=30	53,69 (45,36–61,30)*	43,45 (33,18–49,81)*^	39,58 (34,17–48,97)*^
ОБТ n=25	14,36 (12,22–19,31)*	16,69 (12,89–19,52)*	15,14 (12,80–20,16)*

Примечание: ОБТ – пациенты с острым бактериальным тонзиллитом, ОВЭБИ – пациенты с острой ВЭБ инфекцией, ПК – периферическая кровь, ЗФР – забуференный физраствор

* - $p<0,05$ по сравнению с контрольной группой;

^– $p<0,05$ по сравнению с исходными данными

В присутствии агониста TLR9 (ODN2395) также отмечено достоверное возрастание данной субпопуляции в 1,3 раза. Оценка относительного содержания субпопуляции $CD16^{bright}CD11b^{bright}$НГ при инкубации периферической крови пациентов с острым вирусным и острым бактериальным процессом позволила выявить достоверное иммуномодулирующее влияние только в эксперименте с Деринатом. При инкубации крови пациентов с ОВЭБИ - обнаружено достоверное снижение исходно высокого относительного содержания $CD16^{bright}CD11b^{bright}$НГ в 1,4 раза

При этом присутствие агониста TLR9 (ODN2395) выявило лишь тенденцию к снижению относительного содержания указанной субпопуляции в периферической крови пациентов с

ОВЭБИ, а при ОБТ исследование эффектов агониста TLR9, как и Дерината не обнаружило их влияния на относительное содержание $CD16^{bright}CD11b^{bright}$НГ (Таблица 6.2.1).

При исследовании эффектов Дерината и агониста TLR9 (ODN2395) in vitro в отношении относительного содержания $CD16^{bright}CD11b^{dim}$НГ в периферической крови больных с острой ВЭБ-инфекцией, острым бактериальным тонзиллитом, а также в периферической крови здоровых лиц, установлена способность Дерината повышать относительное содержание данной субпопуляции НГ при инфекционных заболеваниях (наиболее выражено – при острой бактериальной инфекции), тогда как инкубация периферической крови здоровых добровольцев приводила к достоверному снижению ее содержания в 3,6 раза (Таблица 6.2.2.).

Таблица 6.2.2. Влияние агониста TLR9 (ODN2395) и Дерината in vitro на содержание $CD16^{bright}CD11b^{dim}$НГ в крови больных с острой ВЭБ инфекцией, острым бактериальным тонзиллитом (Me (Q_1–Q_3))

Группа	**$CD16^{bright}CD11b^{dim}$НГ, %**		
	Инкубация ПК с ЗФР	Инкубация ПК с агонистом TLR9 – ODN2395	Инкубация ПК с Деринатом
Контроль n=20	89,90 (67,20–95,55)	90,91 (78,69–91,25)	24,74 (20,58–26,05)*^
ОВЭБИ n=30	17,40 (10,60–34,71)*	18,58 (14,92–21,47)	31,61 (18,62–40,23)* ^
ОБТ n=25	1,15 (0,95–1,64)*	30,19 (19,36–35,44)* ^	20,89 (16,84–23,51)* ^

Примечание: ОБТ – пациенты с острым бактериальным тонзиллитом, ОВЭБИ – пациенты с острой ВЭБ инфекцией, ПК – периферическая кровь, ЗФР – физраствор

* - $p<0,05$ по сравнению с контрольной группой;

^– $p<0,05$ по сравнению с исходными данными

При этом инкубация in vitro цельной крови обследуемых в присутствии агониста TLR9 (ODN2395) обнаружила достоверное иммуномодулирующее влияние лишь при острой бактериальной инфекции, что подтверждается достоверным увеличением исходно сниженного содержания в периферической крови субпопуляции $CD16^{bright}CD11b^{dim}$НГ пациентов с ОБТ (Таблица 6.2.2.).

Исследование влияния агониста TLR9 – ODN2395 и Дерината в условиях in vitro на содержание $CD16^{dim}CD11b^{dim}$НГ в периферической крови больных ОВЭБИ, ОБТ, а также у здоровых добровольцев продемонстрировало значительное снижение содержания указанной субпопуляции в контрольной группе и при острой бактериальной инфекции (Таблица 6.2.3).

Таблица 6.2.3. Влияние агониста TLR9 (ODN2395) и Дерината in vitro на содержание $CD16^{dim}CD11b^{dim}$НГ в крови больных острой ВЭБ инфекцией, острым бактериальным тонзиллитом и у здоровых лиц (Me (Q_1–Q_3)).

Группа	$CD16^{dim}CD11b^{dim}$НГ, %		
	Инкубация ПК с ЗФР	Инкубация ПК с агонистом TLR9 – ODN2395	Инкубация ПК с Деринатом
Контроль n=20	7,05 (6,15–9,84)	0,87 (0,58–0,96)*^	0,64 (0,51–0,74)*^
ОВЭБИ n=30	9,46 (9,03–12,69)	25,15 (23,66–27,80)*^	6,41 (4,55–7,96)
ОБТ n=25	85,69 (80,96–5,64)*	47,36 (40,98–52,45)*^	56,51 (50,76–60,23)*^

Примечание: ОБТ – пациенты с острым бактериальным тонзиллитом, ОВЭБИ – пациенты с острой ВЭБ инфекцией, ПК – периферическая кровь, ЗФР – забуференный физраствор

* $p<0,05$ по сравнению с контрольной группой;

^– $p<0,05$ по сравнению с исходными данными

Однако при острой ВЭБ инфекции изменения носили противоположный характер: если в присутствии ODN2395 было выявлено достоверное повышение относительного содержания $CD16^{dim}CD11b^{dim}$НГ, то инкубация с Деринатом не привела к достоверным изменениям данного показателя.

Сравнительный анализ полученных данных в целом позволил установить способность Дерината, а также агониста TLR9 вызывать перераспределение субпопуляционного состава $CD16^+CD11b^+$НГ в системе in vitro. В частности, у здоровых добровольцев только в присутствии Дерината повышалось относительное содержание $CD16^{bright}CD11b^{bright}$НГ на фоне снижения $CD16^{bright}CD11b^{dim}$НГ (Рисунок 6.2.1.).

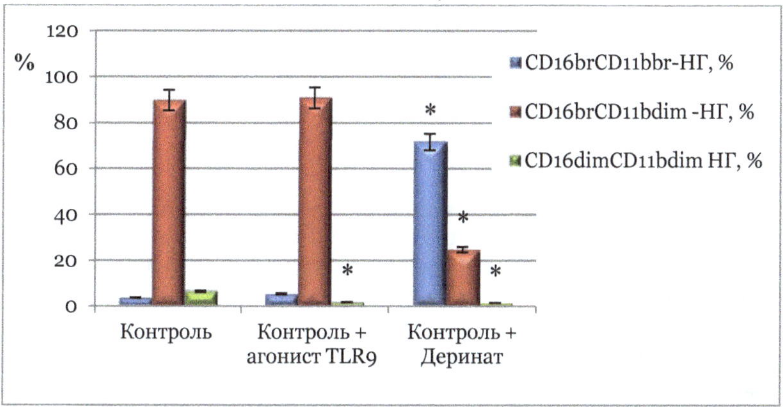

Рисунок 6.2.1. Сравнительный анализ влияния агониста TLR9 и Дерината в условиях in vitro на субпопуляционный состав $CD16^+CD11b^+$НГ периферической крови условно здоровых добровольцев

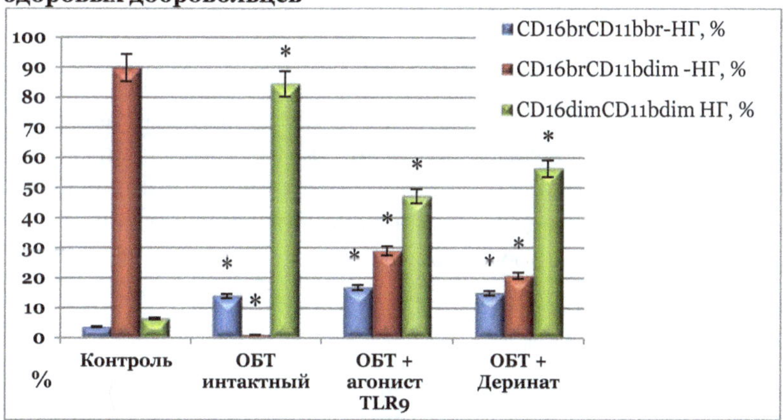

Рисунок 6.2.2. Сравнительный анализ влияния агониста TLR9 и Дерината in vitro на субпопуляционный состав $CD16^+CD11b^+$НГ периферической крови при ОБТ.

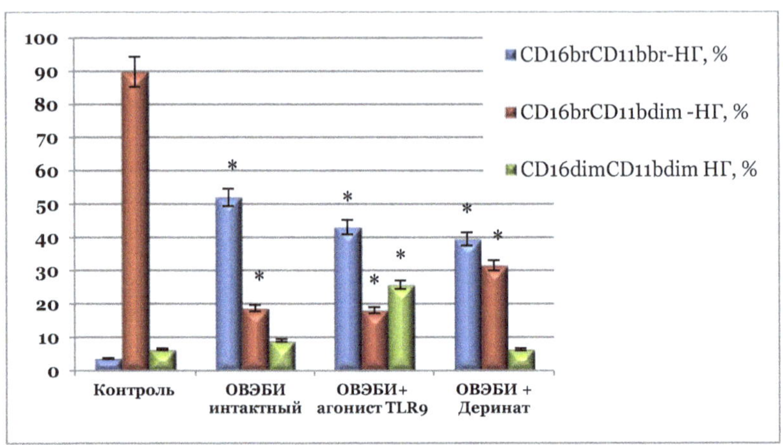

Рисунок 6.2.3 Сравнительный анализ влияния агониста TLR9 и Дерината in vitro на субпопуляционный состав $CD16^{+}CD11b^{+}$НГ периферической крови больных острой ВЭБ инфекцией.

При острой бактериальной инфекции (ОБТ) отмечалось повышение процента $CD16^{bright}CD11b^{dim}$НГ и снижение исходно преобладающей субпопуляции $CD16^{dim}CD11b^{dim}$НГ (как при инкубации с Деринатом, так и с агонистом TLR9) (Рисунок 6.2.2); тогда как при острой ВЭБ–инфекции отмечено увеличение $CD16^{bright}CD11b^{dim}$НГ под влиянием Дерината в системе in vitro (Рисунок 6.2.3).

Важно отметить, что перераспределение субпопуляционного состава НГ происходящее под действием как агониста, так и, особенно, Дерината имеет модулирующий характер, что позволяет предположить участие Toll-подобных рецепторов 9 типа в регуляции функциональной активности НГ при инфекционных процессах.

ЗАКЛЮЧЕНИЕ

Нейтрофильные гранулоциты (НГ) – важнейшие клетки врожденного иммунитета, принимающие участие в невероятно быстрой реализации противобактериальной и противовирусной защиты. Известно, что популяция$CD16^{+}CD11b^{+}$НГ принимает активное участие в осуществлении реакций фагоцитоза и антителозависимой клеточной цитотоксичности при инфекционных процессах различной природы. Феномен различной по интенсивности экспрессии мембранных молекул CD16 и CD11bНГ в популяции $CD16^{+}CD11b^{+}$НГ у здоровых субъектов и при инфекционной патологии различной этиологии до настоящего времени не изучался.

Под нашим наблюдением находились две группы пациентов с острой вирусной и острой бактериальной инфекциями, имеющие сходные клинические симптомы на ранней стадии заболевания. Моделями острой вирусной инфекции служили лабораторно подтвержденные острый вирусный тонзиллит, вызванный вирусом Эпштейн-Барр, и острой бактериальной инфекции – острый бактериальный тонзиллит. Сравнительный анализуровня интенсивности экспрессии мембранных молекул CD16 иCD11b на мембране НГ позволил выявить три различные субпопуляции в популяции $CD16^{+}CD11b^{+}$НГ: $CD16^{bright}CD11b^{bright}$, $CD16^{bright}CD11b^{dim}$, $CD16^{dim}CD11b^{bright}$ как в группе здоровых субъектов, так и у пациентов с острой вирусной и с острой бактериальной инфекциями. Установлено, что у здоровых лиц преобладает субпопуляция $CD16^{bright}CD11b^{dim}$НГ, у пациентов с острой вирусной инфекцией доминирует субпопуляция $CD16^{bright}CD11b^{bright}$НГ, а у пациентов с острой бактериальной инфекцией доминирует субпопуляция $CD16^{dim}CD11b^{bright}$НГ. Ранняя диагностика этиологических факторов, являющихся причиной острого инфекционного процесса вирусной или бактериальной природы, крайне важна для назначения ранней этиопатогенетической терапии. Полученные результаты настоящего исследования демонстрируют, что определение различных субпопуляций НГ на ранних стадиях острого инфекционного процесса в области лимфоглоточного кольца может способствовать ранней дифференциации острого вирусного процесса, при котором доминирует субпопуляция $CD16^{bright}CD11b^{bright}$НГ, и острого бактериального процесса, при котором доминирует субпопуляция $CD16^{dim}CD11b^{bright}$НГ.

СПИСОК ЛИТЕРАТУРЫ

1. Бережная Н.М., Сепиашвили Р.И. Физиология TOLL-подобных рецепторов – регуляторов врожденного и приобретенного иммунитета //Фізіол. журн. 2011. Т.57, №5. С.26-29.
2. Беседнова Н.Н., Запорожец Т.С. Действие дезоксирибонуклеиновой кислоты прокариот на гуморальные и клеточные факторы врожденного и адаптивного иммунитета позвоночных // Тихоокеанский медицинский журнал. 2009. №3. С.8-12.
3. Нестерова И.В., Колесникова Н.В., Чудилова Г.А., Ломтатидзе Л.В., Ковалева С.В., Евглевский А.А. Нейтрофильные гранулоциты: новые роли старых игроков // Ж. Физиология и патология иммунной системы (ФИПИС). 2014. Т. 18 (10). С. 3-25.
4. Нестерова И.В., Колесникова Н.В., Чудилова Г.А., Ломтатидзе Л.В., Ковалева С.В., Евглевский А.А. Нейтрофильные гранулоциты: новый взгляд на «старых игроков» на иммунологическом поле // Иммунология. 2015. Т. 35(4). С. 257 – 265.
5. Рыкова Е.Ю., Лактионов П.П., Власов В.В. Активирующее влияние ДНК на иммунную систему // Успехи соврем. биологии. 2001. Т. 121, №2. С.160-171.
6. Серебряная Н.Б. Нуклеотиды как регуляторы иммунного ответа // Иммунология. 2010. №5. С.273-281.
7. Филатов О. Ю., Кашаева О. В., Бугримов Д. Ю., Климович А. А. Морфофизиологические принципы иммунологического действия ДНК эукариот // Российский иммунологический журнал. 2013. Т. 7 (16), № 4. С.385-390.
8. Шутикова А.Н., Запорожец Т.С., Серебрякова М.Ф., Эпштейн Л.М., Корнеева Н.А. Влияние ДНКаС на показатели иммунитета у лиц пожилого возраста // Журн. микро-биол., эпидемиол. и иммунобиол. 2006. № 3. С. 68-71.
9. Elghetany M. T., Lacombe F. Physiologic variations in granulocytic surface antigen expression: impact of age, gender, pregnancy, race, and stress. J. Leukoc. Biol. 2004. V. 75. P. 157–162.
10. Elghetany M.T. Surface antigen changes during normal neutrophilic development: acritical review. Blood Cells Mol. Dis. 2002. V.28. P. 260-274.
11. Goldfarb Y., Levi B., Sorski L., Frenkel D., Ben-Eliyahu S. CpG-C immunotherapeutic efficacy is jeopardized by ongoing exposure to stress: Potential implications for clinical use. Brain, Behavior and Immunity. 2011. V. 25. P. 67–76.
12. Hyang L.T., Paredes C.G., Papoutsakis E.T., Miller W.M. Gene expression analysis illuminates the transcriptional programs underlying the functional activity of ex vivo-expanded granulocytes. Phisiol. Genomics. 2007. V.31 (10). P.114-125.
13. Kushner B.H., Cheung N.K. Absolute requirement of CD11/CD18 adhesion molecules, FcRII and the phosphatidylinositollinked FcRIII for

monoclonal antibody-mediated neutrophil antihuman tumor cytotoxicity. Blood. 1992. V. 79, N 6. P. 1484–1490.
14. Lau D., Mollnau H., Eiserich J.P., Freeman B.A., Daiber A., Gehling U.M., Brümmer J., Rudolph V., Münzel T., Heitzer T., Meinertz T., Baldus S. Myeloperoxidase mediates neutrophil activation by association with CD11b/CD18 integrins. PNAS. 2005. V. 102(2). P.431–436.
15. Mantovani A., Cassatella M.C., Costantini C., Jaillon S. Neutrophils in the activation and regulation of innate and adaptive immunity. Nature Reviews Immunology. 2011. V. 11. P. 519 - 531.
16. Metelitsa L.S., Gillies S.D., Super M., Shimada H., Reynolds C.P., Seeger R.C. Antidisialoganglioside/granulocyte macrophage-colony-stimulating factor fusion protein facilitates neutrophil antibody-dependent cellularcytotoxicity and depends on Fc-gammaRII (CD32) and Mac-1 (CD11b/CD18) for enhanced effector cell adhesion and azurophil granule exocytosis. Blood. 2002. V. 99 P. 4166 – 4173.
17. Pillay J., Ramakers B.P., Kamp V. M., Adele Lo Tam Loi, Siu W. Lam, Falco H., Leenen L. P., Tool A. T., Pickkers P., Koenderman L. Functional heterogeneity and differential priming of circulating neutrophils in human experimental endotoxemia. J Leukoc Biol. 2010. V. 88 (1). P. 211-220.
18. Pillay J., Tak T., Kamp V. M., Koenderman L. Immune suppression by neutrophils and granulocytic myeloid-derived suppressor cells: similarities and differences. Cell. Mol. Life Sci. 2013. V. 70. P. 3813–3827.
19. Takeda K., Akira S. Toll-like receptors in innate immunity. International Immunology. 2005. V. 17, № 1. P. 1–14.
20. Woodfin A. Voisin M.B., Beyrau M., Colom B., Caille D., Diapouli F.M., Nash G.B., Chavakis T., Albelda S.M., Rainger G.E., Meda P., Imhof B.A., Nourshargh S. The junctional adhesion molecule JAM-C regulates polarized transendothelial migration of neutrophils in vivo. Nat. Immunol. 2011. V. 12. P.761–769.
21. Yoshimura A., Ohishi H.M., Aki D., Hanada T. Regulation of TLR signaling and inflammation by SOCS family proteins. J.Leukocy.Biol. 2004. V. 5(3). P.422-427.

Глава 7. РОЛЬ НЕЙТРОФИЛЬНЫХ ГРАНУЛОЦИТОВ В РЕАЛИЗАЦИИ ПРОТИВООПУХОЛЕВОЙ ЗАЩИТЫ

7.1. Неоднозначная роль нейтрофильных гранулоцитов в реализации противоопухолевой защиты.

Исследованиями последних лет продемонстрировано, что нейтрофильные гранулоциты (НГ) активно вовлекаются в реализацию полноценного противоопухолевого ответа – участвуют в уничтожении мутировавших клеток в присутствии антител против опухольассоциированных антигенов и первыми из клеток ИС мигрируют к опухоли на ранних стадиях ее формирования. Кроме того, важным является и тот факт, что НГ секретируют хемокины, интерлейкины, ростовые факторы, сомастатин М и др., что привлекает к работе другие клетки иммунной системы (Т-лимфоциты, моноциты, дендритные клетки и т.д.) и усиливает, таким образом, противоопухолевую защиту [12]. Тем не менее, в моделях на животных и у человека показано, что они могут иногда способствовать злокачественному росту и прогрессированию [6]. Одним из возможных объяснений данных противоположных выводов является нарушение баланса между нейтрофильными медиаторами, что способствует прогрессии или ингибированию опухолевого роста, и, зачастую, имеется смещение в сторону опухолевого роста вследствие превалирования стимулов в опухолевом микроокружении и угнетении функции НГ [12,6].

Цитотоксическая активность НГ осуществляется посредством антителозависимой клеточной цитотоксичностью (АЗКЦ). АЗКЦ НГ достаточно широко изучена в экспериментальных моделях. Показано, что во время реализации АЗКЦ НГ, происходит значительная активация НГ: повышение хемотаксической активности, усиление процесса дегрануляции и экзоцитоза гранул, повышение активности кислородзависимых и кислороднезависимых систем, имеющих выраженный цитотоксический и цитолитический потенциал [10,19].

При этом полагают, что ключевая роль в реализации АЗКЦ НГ принадлежит мембранным молекулам CD11b$^+$/CD18$^+$ (Mac1). Активация CD11b$^+$/CD18$^+$ приводит к значительному усилению экспрессии FcγRI (CD64$^+$), FcγRII (CD32$^+$), FCγRIII (CD16$^+$), CD40$^+$, CD80$^+$, CD86$^+$, HLA-DR (молекулы ГКГС II класса). При выключении CD11b$^+$/CD18$^+$ в экспериментальных условиях активации всех вышеперечисленных рецепторов не наблюдается [19]. Экспрессия CD40$^+$, CD80$^+$, CD86$^+$, HLA-DR определяет способность НГ выступать в роли антиген-презентирующих клеток для Т-лимфоцитов [14,17], что влечет за собой активацию Т-лимфоцитов, в том числе и для реализации противоопухолевой защиты. Кроме того, живые, но не апоптозные НГ обладают способностью посылать активационные сигналы и представлять антигенные молекулы дендритным клеткам. Это ведет к экспрессии на последних CD40$^+$, CD86$^+$, HLA-DR [17], что также крайне важно для реализации противоопухолевой защиты. Поверхностные мембранные рецепторы НГ являются чувствительными индикаторами происходящих клеточных реакций и функционируют как биологические сенсоры, опосредуя взаимосвязь НГ с экстрацеллюлярным окружением. Антигены поверхностной мембраны НГ подвергаются некоторым, а иногда значительным изменениям, что можно соотнести с соответствующими изменениями их функциональных возможностей. Реорганизация поверхностной цитоплазматической мембраны НГ ассоциирована с их функциональным праймированием. Имеются убедительные данные, свидетельствующие о том, что экспрессия на мембране НГ FcγRII (CD32$^+$), FCγRIII (CD16$^+$) очень важна для реализации противоопухолевой АЗКЦ, что ассоциируется с CD11b$^+$/CD18$^+$-зависимым повышением адгезии и дегрануляцией [18]. FcγRI (CD64$^+$), FcγRII (CD32$^+$), FCγRIII (CD16$^+$) являются триггерными молекулами, запускающими убийство клеток различных опухолевых линий в системе in vitro. НГ, дефектные по FCγRIII

($CD16^+$) (пациенты с ночной пароксизмальной гемоглобинурией), имели низкий уровень АЗКЦ [16], что также подтверждает важную роль FCγRIII ($CD16^+$) НГ в реализации АКЗЦ. НГ детей с врожденным дефектом адгезии лейкоцитов не экспрессируют на своей мембране $CD11b^+/CD18^+$ и не проявляют АЗКЦ [16].

Цитолитический и цитотоксический потенциал НГ сконцентрирован в гранулярном аппарате и секреторных везикулах. Они являются не только простыми хранилищами протеолитических и бактерицидных протеинов, которые содержатся там до момента их активации и высвобождения либо во внеклеточное пространство, либо в фагоцитарные вакуоли, но и содержат важный резерв мембранных белков, встраивающихся в поверхностную мембрану НГ. Миелопероксидазе (МП) отводится решающая роль в деструкции фагоцитированных микробов, детрита и цитостазисе опухолевых клеток. НГ обладают высокой способностью генерировать активные формы кислорода и хлора благодаря высокому содержанию в них НАДФ-оксидаз и МП. Супероксидные радикалы, образующиеся при активации НАДФ-оксидаз, оказывают цитопатическое действие. НГ способны саморегулировать свой литический потенциал в реакциях АЗКЦ, необходимой, в первую очередь, для осуществления противоопухолевой защиты. АКЗЦ НГ связана с экзоцитозом азурофильных (первичных) гранул и активностью основного маркера гранул – МП. Угнетение реализации МП коррелирует со снижением АЗКЦ НГ. Dallegri F. et al. и Otonello L. et al. [10,19,23] показали, что НГ способны саморегулировать свой литический потенциал в реакциях АЗКЦ, контролируя экзоцитоз первичных гранул через активность катепсина G, блокирование которого приводит к снижению высвобождения эластазы и МП, а, следовательно, и литического потенциала НГ. В то же время имеются данные, свидетельствующие о наличии различных нарушений активности НГ при неопластических процессах. Так, НГ пациентов с раковыми заболеваниями имеют снижение активности мембранных рецепторов. При опухолевых процессах (эпителиальные карциномы) описаны нарушения мобилизации НГ в «кожное окно», т.е. дефекты хемотаксиса. Dallegri F. et al.[11] продемонстрировали в эксперименте, что НГ, полученные от 17 больных с карциномой желудочно-кишечного тракта, проявляют дефектную АКЗЦ против Raji опухолевой клеточной линии. В то же время установлено, что пожилые люди, которые, как известно, более часто страдают раком, имеют не только снижение фагоцитарной активности НГ, но и нарушение экспрессии FCγRIII ($CD16^+$) [7]. Описана низкая экспрессия FCγRIII ($CD16^+$) и низкий уровень активности щелочной фосфатазы НГ у пациентов с хроническим миелолейкозом по сравнению со здоровыми лицами [15]. С другой стороны имеются экспериментальные доказательства негативного влияния опухолей на функционирование НГ. В эксперименте на мышах показано, что НГ проявляли функциональную активность, в том числе, и АЗКЦ против клеток меланомы, экспрессировавших низкий уровень Fas лиганда (FasL), в то время как культивирование НГ с клетками меланомы, экспрессирующими высокий уровень FasL, вызвало нарушение продукции реактивных форм кислорода, снижение экспрессии $CD11b^+$, уменьшение секреции желатиназы В и транскрипционного FasL [23]. Имеются данные свидетельствующие о том, что при раке груди сами опухолевые клетки могут секретировать высокий уровень ГМ-КСФ, при этом контактно взаимодействуя с НГ, они провоцируют выработку онкостатина М НГ, тем самым промотируя опухолевую прогрессию и инвазивные потенции опухоли [20].

Описано, что наряду с прямым генотоксическим и канцерогенным эффектами НГ которые обеспечиваются цитотоксическим действием высвобождаемых реактивных кислородных радикалов, НГ способны усиливать опухолевую прогрессию. Так, при определенных условиях они продуцируют собственные ростовые факторы или способствуют высвобождению ростовых или ангиогенных факторов эндотелиоцитами [9].

Цитокиновая модуляция внутриопухолевого рекрутирования НГ и их функций приводит к разрушению опухоли и противоопухолевой иммунной памяти [9]. О противоопухолевой молекуле, TNF-связанном апоптоз-индуцированном лиганде (TRAIL) известно, что это мембранный белок II типа, принадлежащий суперсемейству TNF. TRAIL и TRAIL - рецепторы экспрессированы на НГ, но остается неясным вовлечена ли эта молекула в нейтрофил-медиированную цитотоксичность против клеток опухоли. Самые известные особенности TRAIL связаны с индукцией апоптоза только трансформированных или раковых клеток, тогда как нормальные клетки являются устойчивыми к TRAIL-медиированному апоптозу [20]. Более глубокое понимание биологической роли вырабатывающихся НГ TRAIL *in vivo*, по сравнению с *in vitro*, поможет определить новые терапевтические методы, нацеленные на ингибирование/потенциирование этих новых функций НГ, связанных с лечением неопластических процессов [8].

Локальная продукция цитокинов клетками опухоли действует на эндотелий и тумор-ассоциированные макрофаги (TAM). TAM запускают цитокиновый и хемокиновый каскад, экспрессию эндотелиальных молекул адгезии, что приводит к рекрутированию и активации НГ. Продуцируемые клетками злокачественных опухолей IL2, IL4, TNFα, GM-CSF, G-CSF, IL12, IL15 и хемокин CCL16 (LEC), способны вызвать эффективную противоопухолевую активность НГ, за счет повышения уровней синтеза и секреции ими цитотоксических медиаторов, цитостатических и ангиостатических факторов, различных хемотаксических молекул, которые привлекают к работе и активируют другие клетки ИС, участвующие в противоопухолевой защите [8].

Fridlender Z. G. и др.[13] показали, что, существует две различных субпопуляции опухоль-ассоциированных НГ (tumor-associated neutrophils - TANs) с противоопухолевой (N1) и проопухолевой (N2) активностью, определяемые посредством воздействия или ингибирования ростового фактора (TGF-β) в пределах микроокружающей среды опухоли. Трансформирующий ростовой фактор β (TGF-β), и ИФНβ присутствующие в микроокружении опухоли, индуцирует поляризацию НГ в сторону различных фенотипов. Так, TGF-β инициирует трансформацию НГ в N2 TANs, обладающих проопухолевой активностью. В то же время блокада TGF-β способствует рекрутированию и активации TANs с противоопухолевой активностью, т.е. N1 TANs. N1 TANs, в отличие от N2 TANs, гиперсегментированы, и их противоопухолевая активность включает экспрессию более высоких уровней иммуноактивных цитокинов и хемокинов, более низкое содержание аргиназы и выраженные цитотоксические способности по отношению к опухолевым клеткам. Также, TANs с противоопухолевым фенотипом (N1) промотируют $CD8^{+}T$ клеточное рекрутирование и активацию. Исследованиями также показано, что цитокины, типа TGF-β и IFNβ [13] микроокружающей среды опухоли, вовлечены в процесс нейтрофильной поляризации. НГ могут противодействовать прогрессии малигнизации через отклонение роста опухоли, опухолевую цитотоксичность, и способствование повышению противоопухолевой иммунологической памяти. С другой стороны, НГ могут интенсифицировать рост опухоли, ее инвазивность и метастазирование, как через протеолитические внеклеточные матричные компоненты, промотирующие ангиогенез и медиирующие иммунодепрессию, так и вследствие дисфункции самих НГ.

Таким образом, имеющиеся на сегодняшний день научные данные изменяют наши представления о роли НГ в противоопухолевой защите и свидетельствуют о двойственности их поведения по отношению к опухоли: противоопухолевой активности и проопухолевой активности.

7.2. Цитокиновая регуляция фенотипа и функциональной активности нейтрофильных гранулоцитов у пациентов с колоректальным раком в системе in vitro.

По современным представлениям по отношению к опухоли нейтрофильные гранулоциты (НГ) способны проявлять не только противоопухолевую, но и проопухолевую активность, что связано с нарушением баланса между медиаторами, регулирующими функционирование НГ. Установленные нами результаты в эксперименте in vitro демонстрируют определенные возможности цитокинового ремоделирования трансформации фенотипов и функциональной активности НГ при колоректальном раке и в то же время свидетельствуют о дефектах восприятия НГ регулирующих стимулов.

Современные представления об участии нейтрофильных гранулоцитов (НГ) в межклеточных взаимодействиях значительно расширились.

НГ, обладая мощным цитотоксическим потенциалом, регуляторными возможностями, активно вовлекаются в реализацию полноценного противоопухолевого ответа. Разрушение опухоли с участием НГ может происходить как через механизмы прямого киллинга клеток опухоли, внеклеточного лизиса, так и через активацию антителозависимой клеточной цитотоксичности (АЗКЦ), ингибирование ангиогенеза, инициирование работы других клеток иммунной системы, обладающих противоопухолевой активностью. Полнота выполнения НГ своих функциональных обязанностей в реакциях противоопухолевого иммунитета, по мнению исследователей, во многом зависит от архитектоники мембраны НГ, цитотоксической активности ферментных и неферментных систем НГ [2, 12, 20, 1, 22, 19, 3, 4].

Целью настоящего исследования явилось изучение фенотипических и функциональных особенностей НГ периферической крови при колоректальном раке (КРР) с выявлением наиболее характерных нарушений фенотипа и дисфункций НГ и определением возможности их цитокиновой коррекции в системе *in vitro*.

В соответствии с поставленными задачами исследования оценена одномоментная экспрессия рецепторов на поверхностной мембране НГ (CD64, CD32, CD16, CD11b) при КРР и у здоровых лиц. Также определены возможности цитокиновой регуляции в системе *in vitro* фенотипа и функциональной активности периферических НГ у пациентов с КРР и у здоровых лиц. В группу исследования вошли 10 пациентов обоего пола в возрасте от 38 до 70 лет с впервые выявленным КРР II-III стадии развития неопластического процесса, не получавшие ранее лучевой терапии, курсов полихимиотерапии, а также иммунотерапии непосредственно перед оперативным вмешательством. У всех пациентов с КРР гистологически подтверждена аденокарцинома. Контрольную группу, сопоставимую по полу и возрасту, составили 10 условно-здоровых добровольцев.

Методом проточной цитометрии на CYTOMICS FC500 (Beckman Coulter, США) с панелью моноклональных антител: CD64-FITC, CD32-PE, CD16-ECD, CD11b-PC_5 (Beckman Coulter, США) выделены двойным гейтированием по $CD16^+CD64^-$ и $CD16^+CD64^+$ и исследованы 2 субпопуляции периферических НГ с фенотипом $CD64^-CD32^+CD16^+CD11b^+$НГ и $CD64^+CD32^+CD16^+CD11b^+$НГ, соответственно. Оценивались относительное количество НГ (%НГ) и уровень плотности экспрессируемых молекул по показателю интенсивности флуоресценции (MFI). Исследование фагоцитарной и микробицидной функции НГ проводили в соответствии с методическими рекомендациями [5] с определением количества активно фагоцитирующих НГ (%ФАН, ФАНабс), оценкой процессов киллинговой активности (ФЧ и ФИ) и переваривания (%П и ИП). NADPH-оксидазную активность НГ периферической крови определяли по показателям NBT-теста спонтанного и стимулированного (индукция *S. aureus*, штамм №209), подсчитывая клетки с восстановленным формазаном (процент формазан-позитивных клеток - % ФПК, и средний цитохимический индекс - СЦИ) с последующим расчетом коэффициента мобилизации (КМ СЦИ - СЦИст./СЦИсп.). Активность миелопероксидазы (МП) и катионного белка (КБ) оценивалась по СЦИ, как в спонтанных условиях (МПсп., КБсп.), так и при антигенной стимуляции *S. aureus,* штамм №209 (МПст., КБст.) с последующим расчетом коэффициента реализации КР МП и КР КБ (СЦИст./ СЦИсп.). В нагрузочных тестах *in vitro* исследовалось влияние цитокинов IFNα, IFNγ, G-CSF и мЦТ (смесь IFNα, IFNγ и G-CSF) на фенотип субпопуляций $CD64^-CD32^+CD16^+CD11b^+$НГ и $CD64^+CD32^+CD16^+CD11b^+$НГ, фагоцитарную функцию и микробицидную цитотоксическую (NADPH-оксидаза, МП, КБ) активность НГ. Время преинкубации цельной периферической крови с цитокинами (10^{-7} г/л) в нагрузочных тестах *in vitro* составило 1 час при Т-37°С. Для преинкубации в системе *in vitro* был использован IFNα (ООО «Иммунофарм», Россия), IFNγ (ООО «Иммунофарм», Россия), G-CSF – нейпоген (F.Hoffmann – La Roche Ltd., Франция).

Анализ одномоментной экспрессии нескольких рецепторов на поверхностной мембране НГ (CD64, CD32, CD16, CD11b) показал, что при КРР, также как и у здоровых лиц выявлены две субпопуляции НГ: $CD64^-CD32^+CD16^+CD11b^+$НГ и минорная – $CD64^+CD32^+CD16^+CD11b^+$НГ (Рисунок 7.2.1).

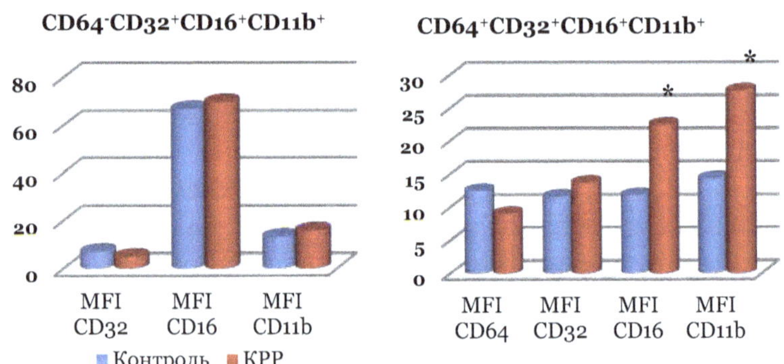

Рис 7.2.1. Субпопуляций нейтрофильных гранулоцитов при колоректальном раке

Субпопуляция НГ с фенотипом $CD64^-CD32^+CD16^+CD11b^+$ является существенной у здоровых лиц и при КРР и составляет 91,5±0,92% и 87,04±2,68%, соответственно. MFI этих рецепторов разнится у здоровых лиц и у больных КРР. При КРР - она наиболее высокая по экспрессии CD16 и наименьшая – по экспрессии CD32 (Рисунок 7.2.1).

Минорная субпопуляция $CD64^+CD32^+CD16^+CD11b^+$НГ у здоровых лиц составляет 0,19±0,02% от всех НГ, находившихся в циркуляции, у пациентов с КРР – 0,22±0,02%. Достоверность различий при КРР по отношению к здоровому контролю установлена по MFI CD16 ($p<0,01$) и MFI CD11b ($p<0,001$) (Таблица 7.2.1).

Таблица 7.2.1 Субпопуляции нейтрофильных гранулоцитов у здоровых лиц и пациентов с колоректальном раком

Группа	$CD64^-CD32^+CD16^+CD11b^+$НГ				
	%НГ	MFI			
		CD64	CD16	CD32	CD11b
К	91,5 ±0,92	0	66,92 ±3,03	6,98 ±0,52	13,23 ±1,21
КРР	87,04 ±2,68	0	69,76 ±3,71	4,87 ±0,33	15,91 ±0,84
$CD64^+CD32^+CD16^+CD11b^+$НГ					
К	0,19 ±0,02	12,5 ±0,94	11,83 ±1,4	11,64 ±1,35	14,38 ±1,08
КРР	0,22 ±0,02	9,06 ±0,7	22,5 ±2,06*	13,74 ±1,41	27,68 ±2,32*

В подтверждение ранее полученным данным [4] мы полагаем, что выявленный нами MFI соответствующих мембранных маркеров на $CD64^-CD32^+CD16^+CD11b^+$НГ и $CD64^+CD32^+CD16^+CD11b^+$НГ недостаточен для адекватного проявления прямой и АЗКЦ НГ у пациентов с КРР, о чем свидетельствует наличие II-III стадии развития неопластического процесса.

При преинкубации с цитокинами (IFNα, IFNγ, G-CSF и мЦТ) НГ здоровых лиц достоверных отличий от исходных уровней в данной достаточно стабильной субпопуляции $CD64^-CD32^+CD16^+CD11b^+$НГ по исследуемым параметрам не выявлено (Рисунок .7.2.2).

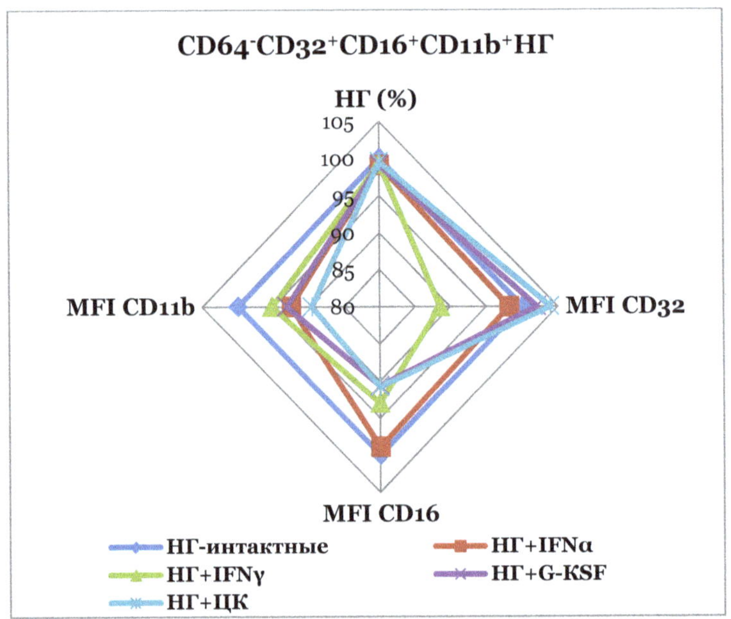

Рисунок 7.2.2. Варианты трансформации фенотипа двух субпопуляций нейтрофильных гранулоцитов под влиянием IFNα, IFNγ, G-CSF у здоровых добровольцев *in vitro*.

Эти факты, вероятно, объясняются тем, что большинство НГ, входящих в эту субпопуляцию, находятся в покоящемся состоянии, и цитокины при этом, по-видимому, проявляют свое модулирующее физиологическое влияние, которое не приводит к каким-либо значимым изменениям мембранной экспрессии НГ.

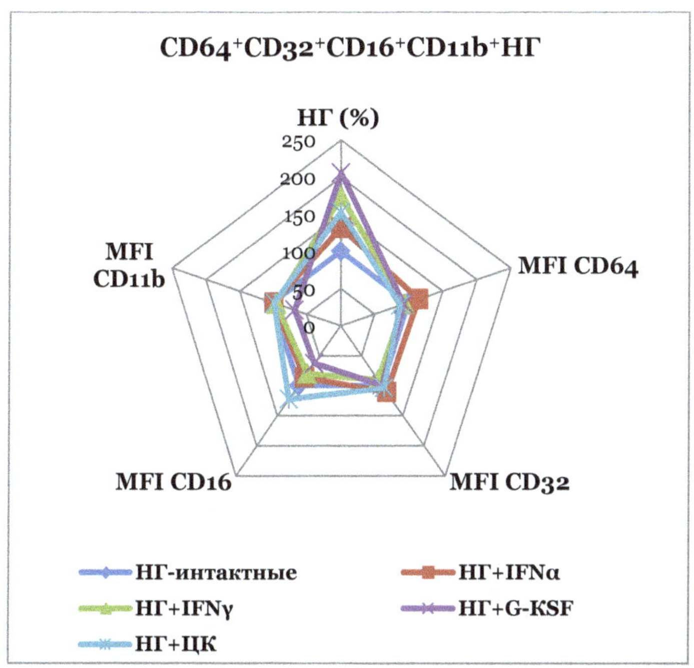

Рисунок 7.2.3. Варианты трансформации фенотипа двух субпопуляций нейтрофильных гранулоцитов под влиянием IFNα, IFNγ, G-CSF у здоровых добровольце в системе in vitro.

В минорной субпопуляции под влиянием цитокинов отмечалось увеличение относительного количества $CD64^+CD32^+CD16^+CD11b^+$НГ у здоровых лиц достоверное при воздействии мЦТ ($p<0,05$) с уменьшением MFI при инкубации с G-CSF по CD16 ($p<0,05$) и по CD11b ($p<0,05$) (Рисунок 7.2.3.).

При КРР установлено некоторое снижение количества $CD64^-CD32^+CD16^+CD11b^+$НГ по отношению к исходным значениям до преинкубации: при воздействии ИФНα в 20% случаев ($p<0,001$), ИФНγ – в 30% случаев ($p<0,001$), G-CSF – в 30% случаев ($p<0,01$), мЦТ – в 20% случаев ($p<0,001$). У остальных пациентов с КРР достоверных отличий при воздействии цитокинов не выявлено (Таблица 7.2.3.).

Таблица 7.2.2. Варианты трансформации фенотипа двух субпопуляций НГ у здоровых лиц под влиянием IFNα, IFNγ, G-CSF и мЦТ в системе *in vitro*.

Группа	$CD64^-CD32^+CD16^+CD11b^+$НГ				
	%	MFI CD64	MFI CD16	MFI CD32	MFI CD11b
Контроль	91,5±0,92	-	66,92±3,03	6,98±0,52	13,23±1,21
Контроль + IFNα	90,7±1,01	-	66,2±4,5	6,85±0,99	12,24±1,48
Контроль + IFNγ	90,8±1,24	-	62,24±2,64	6,18±0,73	12,6±1,7
Контроль +G-CSF	90,7±1,2	-	60,7±2,86	7,12±1,15	12,32±1,66
Контроль +мЦТ	91,06±1,42	-	60,78±2,6	7,25±0,98	11,85±1,2
	$CD64^+CD32^+CD16^+CD11b^+$НГ				
Контроль	0,19±0,02	12,5±0,94	11,83±1,4	11,64±1,35	14,38±1,08
Контроль + IFNα	0,25±0,02	14,34±0,34	10,17±0,31	12,92±1,4	14,22±1,13
Контроль + IFNγ	0,33±0,11	11,75±0,99	9,45±1,64	10,47±1,01	13,7±1,9
Контроль +G-CSF	0,39±0,19	11,66±0,56	7,4±0,66*	11,54±1,3	9,76±0,99*
Контроль +мЦТ	0,29±0,02*	11,03±0,63	14,5±0,22	12,1±0,75	14,1±1,76

Таким образом, при КРР преинкубация НГ с различными цитокинами выявляет разнонаправленные эффекты: в 20-30% случаев установлено достоверное уменьшение количества НГ с одномоментно выявляемыми маркерами $CD64^-CD32^+CD16^+CD11b^+$, при этом у 70-80% пациентов - количество $CD64^-CD32^+CD16^+CD11b^+$НГ после преинкубации не меняется. В нагрузочных тестах с цитокинами в системе *in vitro* у пациентов с КРР, имелись отличия по MFI на мембране $CD64^-CD32^+CD16^+CD11b^+$НГ (Таблица 7.2.5.).

Таблица 7.2.3. Варианты трансформации фенотипа НГ при колоректальном раке под влиянием IFNα, IFNγ, G-CSF и мЦТ в системе *in vitro*.

Группа		CD64⁻CD32⁺CD16⁺CD11b⁺НГ				
		%	MFI CD64	MFI CD16	MFI CD32	MFI CD11b
КРР		87,04±2,68	-	69,76±3,71	4,87±0,33	15,91±0,84
КРР + IFNα	1 гр.	46,99±4,13 *	-	110,8±8,9*	7,29±0,3*	8,24±0,36 *
	2 гр.	89,86±2,25	-	74±3,02	3,93±0,33	16,46±0,47
КРР + IFNγ	1 гр.	59,2±4,34*	-	119±5,15*	7,14±0,25*	34,8±1,82 *
	2 гр.	94,62±0,7	-	72±3,8	3,87±0,5	15,18±1,43
КРР+ G-CSF	1 гр.	65,23±3,8*	-	67,45±4,1	3,27±0,15*	11,73±1,14 *
	2 гр.	94,3±0,86	-	116,7±8,6 #	7,03±0,12 #	24,36±1,4 #
КРР + мЦТ	1 гр.	54,85±0,8*	-	54,7±2,29	2,98±0,06*	9,09±0,26 *
	2 гр.	91,36±1,78	-	78,5±2,1	5,97±0,42	15,32±0,87
		CD64⁺CD32⁺CD16⁺CD11b⁺НГ				
КРР		0,22±0,02	9,06±0,7	22,5±2,06*	13,74±1,41	27,68±2,32 *
КРР + IFNα	1 гр.	0,09±0,05*	8,4±0,45	16,31±0,89	12,42±0,67	33,85±1,16
	2 гр.	0,33±0,01#	-	-	-	16,36±0,94 #
КРР + IFNγ	1 гр.	0,08±0,01*	6,51±0,16*	33,11±2,3*	21,17±1,73 *	14,35±0,91 *
	2 гр.	0,27± 0,03	10,72± 0,81	16,56± 0,47	10,61± 0,69	32,7±3,18
КРР+ G-CSF	1 гр.	0,09±0,01*	5,54±0,29*	5,28±0,73*	12,49±1,39	7,84±0,88*
	2 гр.	0,37±0,02#	9,84± 0,43	18,94±2,64	-	20,92±1,43
КРР +мЦТ	1 гр.	0,16±0,02	9,13±0,61	12,9± 0,93*	13,53±1,15	21,48±2,01
	2 гр.	0,36±0,02*	-	26,87±3,12	-	-

Так, при воздействии IFNα НГ некоторых пациентов отреагировали величением MFI: CD16 – в 40% случаев ($p<0,001$), CD32 – в 30% случаев ($p<0,01$). Снижение MFI CD11b выявлено в 20% случаев ($p<0,01$). У остальных пациентов с КРР при преинкубации с IFNα достоверных отличий по MFI не обнаружено.

При преинкубации с IFNγ увеличение MFI отмечалось: у 30% пациентов по CD16 ($p<0,001$), у 40% пациентов по CD32 ($p<0,01$) и у 30 % пациентов по CD11b ($p<0,001$), при отсутствии достоверных изменений MFI CD16, CD32, CD11b у остальной части пациентов.

G-CSF влиял на MFI молекул на НГ следующим образом: увеличение у 30% пациентов MFI CD16 ($p<0,001$) и у 50% пациентов MFI CD32 ($p<0,001$), у 30 % пациентов MFI CD11b ($p<0,001$), при этом в 50% случаев зарегистрировано снижение MFI CD32 ($p<0,05$) и в 70% случаев MFI CD11b ($p<0,05$) и отсутствие достоверных колебаний по MFI CD16 у остальных пациентов. При преинкубации с мЦТ в 30% случаев отмечалась тенденция к снижению MFI CD16 ($p>0,05$), а также достоверное уменьшение в 20% случаев MFI CD32 ($p<0,05$) и в 30% случаев MFI CD11b ($p<0,01$), при отсутствии у остальных пациентов существенных изменений по MFI CD16, CD32, CD11b по отношению к исходным параметрам (Таблица 7.2.3.).

После проведения преинкубации с цитокинами НГ пациентов с КРР были выявлены два типа ответа субпопуляции $CD64^{+}CD32^{+}CD16^{+}CD11b^{+}$НГ: супрессирующий и стимулирующий. В зависимости от типа ответа на воздействие были сформированы две группы пациентов: 1 группа – в которой цитокины проявили супрессирующие влияния и 2 группа – в которой цитокины оказали эффект стимуляции на количественные (%) характеристики НГ (Таблица 7.2.2.).

При преинкубации с цитокинами выявлены определенные изменения по MFI у пациентов с КРР. Так, при преинкубации с IFNα установлены отличия по MFI CD11b: у 60% больных в виде тенденции к усилению ($p>0,05$), а у 40% больных имело место снижение MFI CD11b ($p>0,05$). IFNγ приводил к снижению у 50% больных MFI CD64 ($p<0,05$), и 20% больных MFI CD11b ($p<0,05$). Кроме того, IFNγ способствовал увеличению экспрессии рецепторов у 50% больных: по MFI CD16 ($p<0,05$) и по MFI CD32 ($p<0,001$).

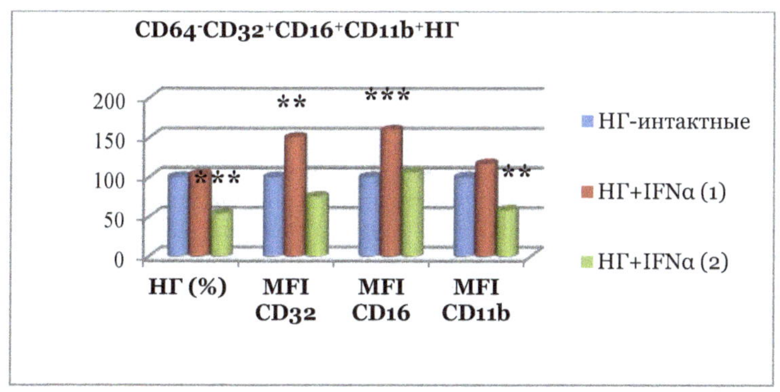

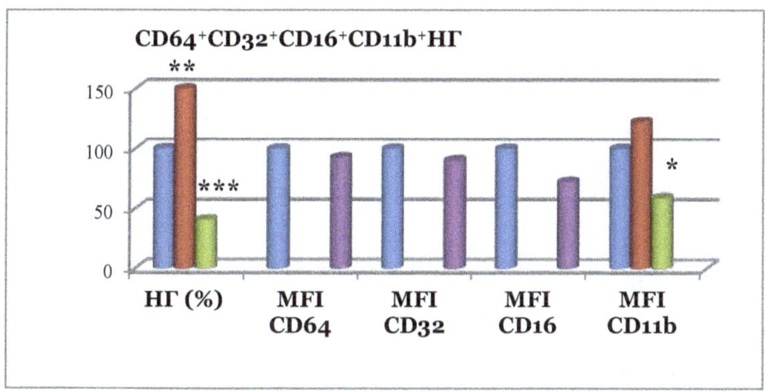

Рис 7.2.3. Трансформация под влиянием IFNα

Под воздействием G-CSF отмечено одновременное снижение MFI нескольких рецепторов у 1/5 больных по MFI CD64 ($p<0,05$), по MFI CD16 ($p<0,01$), по MFI CD11b ($p<0,01$). Воздействие мЦТ не влияло на MFI CD64, MFI CD32, MFI CD11b, тогда как MFI CD16 в 50% случаев был снижен ($p<0,05$).

Анализ полученных данных по функциональной активности НГ, продемонстрировал, что при КРР имеется значительное уменьшение количества активно «работающих» НГ – достоверное снижение %ФАН (p<0,001), снижение процессов захвата АГ материала, - ФЧ (p<0,001), ФИ (p<0,001), которые сопровождаются дефектом киллинга и переваривания с достоверными различиями по ИП (p<0,001) (Таблица 7.2.4., Рисунок 7.2.4.).

Таблица 7.2.4. Влияния IFNα, IFNγ, G-CSF и мЦТ на фагоцитарную и микробицидную функции НГ при колоректальном раке (КРР) и у здоровых лиц (К) в системе in vitro.

Группа	% ФАН	ФАН абс	ФЧ	ФИ	%П	ИП	ИППА
К	71,0 ±4,45	1,86± 0,14	6,83 ±0,45	4,96 ±0,35	59,19 ±2,75	2,86 ±0,24	1,08 ±0,07
К+ IFNα	73,7 ±4,71	1,96 ±0,25	8,15 ±0,26	6,23 ±0,48	61,9 ±2,38	3,89 ±0,29	1,22 ±0,15
К+ IFNγ	71,0 ±4,1	1,86 ±0,15	8,95 ±1,68	6,46 ±1,43	60 ±2,6	3,76 ±0,95	1,1 ±0,07
К+ G-CSF	65 ±1,61	1,21 ±0,39	7,99 ±0,89	5,99 ±0,67	61,1 ±2,1	2,90 ±0,37	0,58 ±0,26
К+ мЦТ	70,6 ±2,09	1,94 ±0,12	7,5 ±0,60	5,14 ±0,56	59,5 ±1,97	3,26 ±0,20	1,16 ±0,09
КРР	47,87 ±2,14*	2,25 ±0,29	2,78 ±0,28*	1,36 ±0,18*	58,11 ±3,9	1,41 ±0,19*	1,29 ±0,18
КРР+ IFNα	57,85 ±4,17*	2,45 ±0,34	2,99 ±0,22	1,78 ±0,23	40,5 ±2,12*	0,69 ±0,08*	1,02 ±0,2
КРР+ IFNγ	65,42 ±3,75*	2,48 ±0,47	3,38 ±0,32	2,39 ±0,33*	37,7 ±2,23*	0,83 ±0,17*	1,05 ±0,21
КРР+ G-CSF	62,75 ±4,38*	2,73 ±0,36	3,55 ±0,39*	2,35 ±0,4*	39,1 ±2,68*	0,98 ±0,21	1,12 ±0,22
КРР+ мЦТ	61,62 ±5,27*	2,7 ±0,38	3,68 ±0,42*	2,38 ±0,41*	41,97 ±3,31*	0,97 ±0,18	1,19 ±0,25*

Спонтанная и стимулированная активность NADPH-оксидаз у здоровых субъектов увеличивалась в 2-4 раза под влиянием всех исследуемых цитокинов (Рисунок 7.2.5.). При этом отмечено более выраженное стимулирующее влияние IFNγ, G-CSF на %ФПК и СЦИ в спонтанном и стимулированном тестах. IFNα практически не влиял на %ФПК в спонтанном и стимулированном тесте, но в то же время повышал СЦИ. Эти данные свидетельствуют об адекватной работе NADPH-оксидаз НГ после преинкубации с цитокинами, в том числе, и после воздействия бактериального антигена (БАГ), и сохранении их резервного микробицидного потенциала (КМ СЦИ) (Рисунок 7.2.5)

Таблица 7.2.5. Влияния IFNα, IFNγ, G-CSF и мЦТ на микробицидную функцию НГ при колоректальном раке (КРР) и у здоровых лиц (К) в системе in vitro.

Группа	КБсп	КБст	КР КБ	МПсп	МПст	КР МП
К	2,51 ±0,1	1,78 ±0,2	0,71 ±0,07	2,24 ±0,11	1,68 ±0,13	0,74 ±0,03
К+ IFNα	2,09 ±0,07*	1,64 ±0,09	0,66 ±0,15	1,79 ±0,07*	1,51 ±0,12	0,85 ±0,06
К+ IFNγ	2,16 ±0,09*	1,92 ±0,12	0,88 ±0,02*	1,85 ±0,1*	1,66 ±0,13	0,89±0,03*
К+ G-CSF	2,13 ±0,1*	1,68 ±0,09	0,79 ±0,04	1,83 ±0,11*	1,43 ±0,12	0,79 ±0,06
К+ мЦТ	1,92 ±0,04*	1,76 ±0,1	0,91 ±0,04*	1,64 ±0,04*	1,49 ±0,1	0,9 ±0,05*
КРР	2,1 ±0,12*	1,48 ±0,1	0,66 ±0,03	2,7 ±0,06*	2,27 ±0,11*	0,84 ±0,03
КРР+ IFNα	2,07 ±0,06	1,88 ±0,07*	0,9 ±0,01*	2,46 ±0,12	1,93 ±0,2	0,85 ±0,06
КРР+ IFNγ	1,97 ±0,13	1,16 ±0,2	0,59 ±0,07	2,48 ±0,07*	2,28 ±0,08	0,92 ±0,01*
КРР+ G-CSF	1,91 ±0,13	1,76 ±0,12	0,92 ±0,02*	2,34 ±0,08*	1,9 ±0,08*	0,78 ±0,01
КРР+ мЦТ	1,65 ±0,19	0,93 ±0,19*	0,55 ±0,01*	2,23 ±0,12*	1,77 ±0,12*	0,78 ±0,03

При исследовании влияния изучаемых цитокинов на ферментные (МП) и неферментные (КБ) цитотоксические механизмы НГ у здоровых субъектов, отмечалось достоверное снижение активности МП и КБ после преинкубации с IFNα, IFNγ, G-CSF и мЦТ (Таблица 7.2.5.). Это свидетельствовало о значительном расходовании МП и КБ посредством феномена внутриклеточной и трансмембранной дегрануляции во время преинкубации с цитокинами. При этом отмечено адекватное расходование МП и КБ при нагрузке IFNα и мЦТ, в то же время при воздействии IFNγ и G-CSF реализация МП и КБ была менее существенной. При проведении на следующем этапе дополнительной БАГ нагрузки после преинкубации с IFNα, IFNγ, G-CSF и мЦТ дальнейшего расходования как МП, так и КБ не наблюдалось, что связанно, по-видимому, с максимальным расходованием МП и КБ на фоне цитокиновых воздействий.

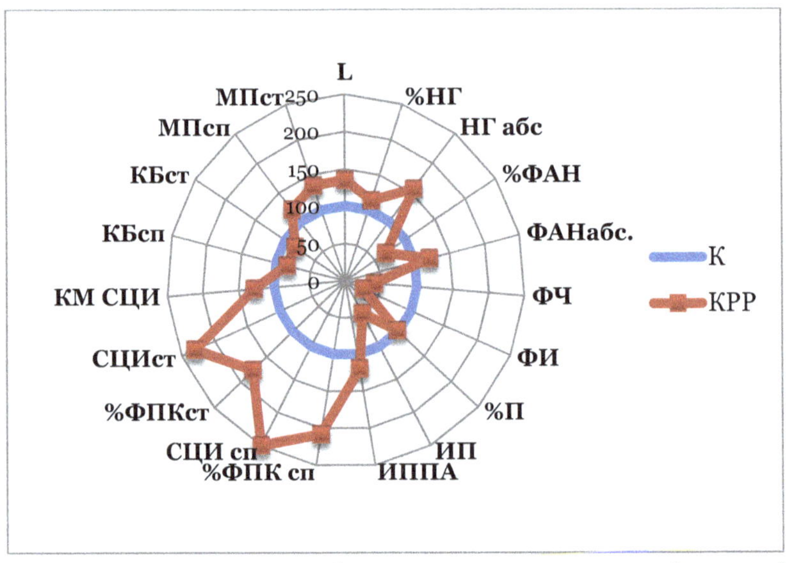

Рисунок 7.2.4. Особенности состояния микробицидной системы нейтрофильных гранулоцитов у здоровых лиц и при колоректальном раке (процент от здорового контроля).

У пациентов с КРР спонтанная активность NADPH-оксидаз была в 2,1 раза выше, чем здоровых субъектов, как по %ФПК ($p<0,001$), так и по СЦИ ($p>0,05$), при этом сохранялся адекватный ответ на последующую дополнительную нагрузку БАГ - КМ СЦИ ($p>0,05$) (Рисунок 7.2.5.).

В отличие от НГ здоровых субъектов, НГ пациентов с КРР не ответили увеличением активности NADPH-оксидаз после преинкубации с IFNα как в спонтанном, так и в стимулированном NBT-тестах (Рисунок 7.2.5).

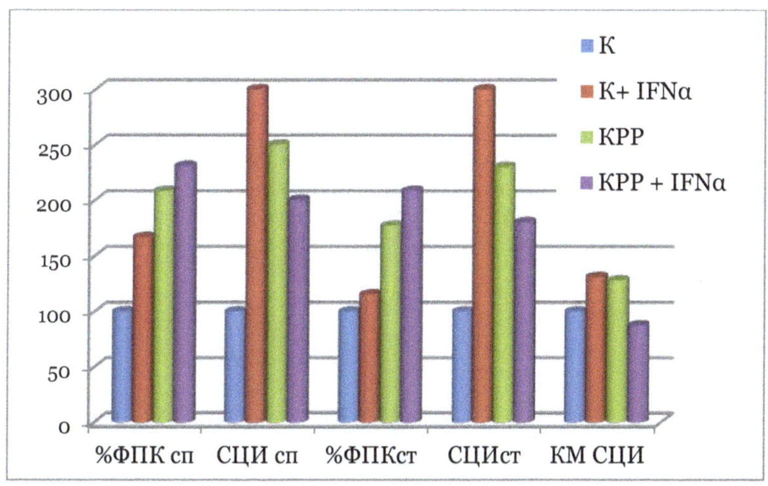

Рис 7.2.5. Особенности состояния кислородзависимой микробицидной системы (NADPH-оксидаза) нейтрофильных гранулоцитов под влиянием IFNα в системе *in vitro* у здоровых лиц и при колоректальном раке (процент от здорового контроля).

В то же время после проведения преинкубации с IFNγ, G-CSF и мЦТ у пациентов с КРР были получены разные по степени выраженности ответы НГ как на воздействие самих цитокинов по %ФПК и СЦИ, так и на последующее воздействие БАГ. Так, было выявлено 2 группы пациентов, достоверно различающиеся между собой активностью NADPH-оксидаз НГ после преинкубации IFNγ и G-CSF (Рисунок 7.2.6., Рисунок 7.2.7.). НГ пациентов 1 группы ответили повышением активности NADPH-оксидаз под влиянием IFNγ и G-CSF и далее в ответ на дополнительную нагрузку БАГ по %ФПК и СЦИ.

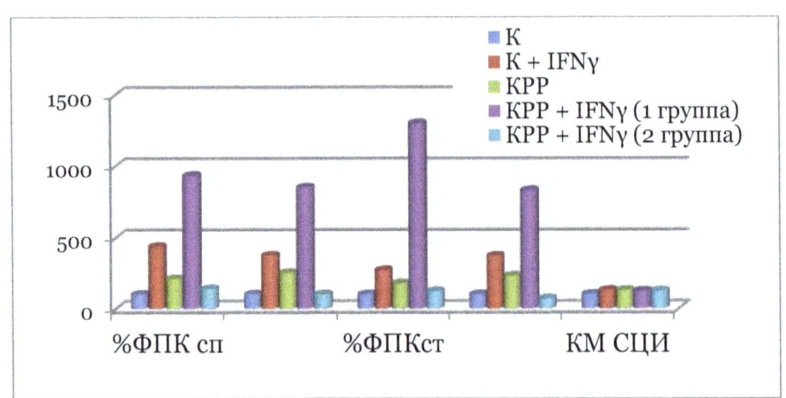

Рис 7.2.6. Особенности состояния кислородзависимой микробицидной системы (NADPH-оксидаза) нейтрофильных гранулоцитов под влиянием IFNγ в системе *in vitro* у здоровых лиц и при колоректальном раке (процент от здорового контроля)

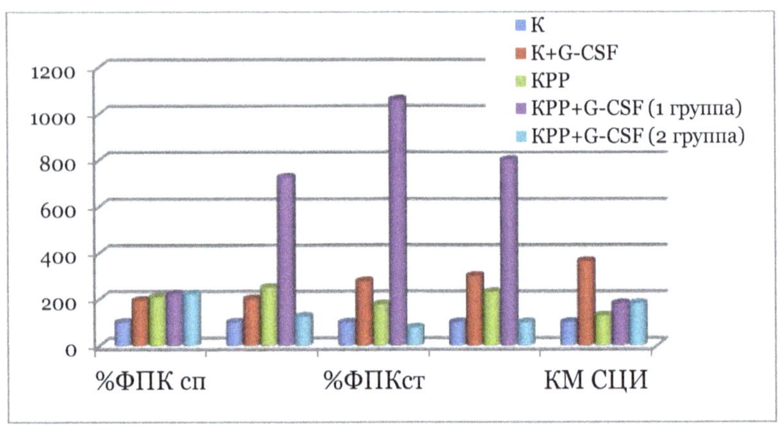

Рис 7.2.7. Особенности состояния кислородзависимой микробицидной системы (NADPH-оксидаза) нейтрофильных гранулоцитов под влиянием G-CSM в системе *in vitro* у здоровых лиц и при колоректальном раке (процент от здорового контроля).

НГ 2 группы пациентов под влиянием IFNγ, наоборот, ответили снижением активности NADPH-оксидаз по %ФПК и СЦИ и снижением в 2 раза под влиянием G-CSF СЦИ при отсутствии ответа по %ФПК. Однако, при дальнейшем воздействии БАГ после преинкубации ИФНγ НГ сохранили способность к ответу и активность NADPH-оксидаз возросла, а после преинкубации G-CSF сохранение ответа NADPH-оксидаз отмечалось только по СЦИ (Рисунок 7.2.4.). Таким образом, НГ 2 группы пациентов с КРР, в противоположность НГ пациентов 1 группы, ответили угнетением активности NADPH-оксидаз после проведения преинкубации с IFNγ, G-CSF, но при этом сохранили способность к развитию адекватного (ИФНγ) или минимального ответа (G-CSF) на дополнительную стимуляцию БАГ (Рисунок 7.2.4., 7.2.5.).

Оценка влияния мЦТ у пациентов с КРР продемонстрировала, что уровень активности NADPH-оксидаз после преинкубации с мЦТ не изменился, как по %ФПК, так и по СЦИ (Рисунок 7.2.8.).

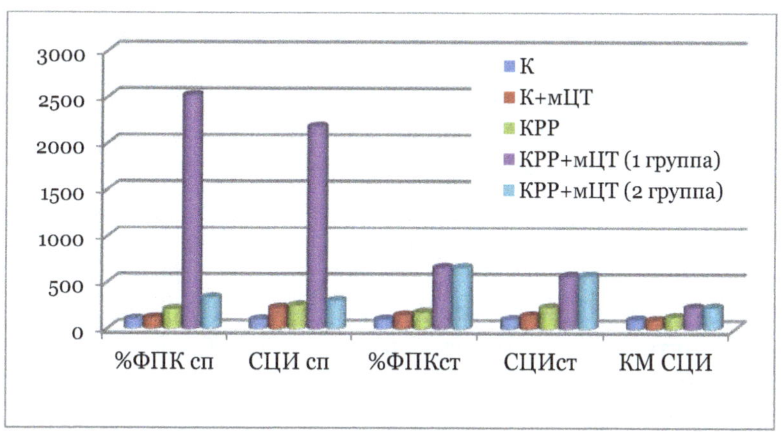

Рис 7.2.8. Особенности состояния кислородзависимой микробицидной системы (NADPH-оксидаза) нейтрофильных гранулоцитов под влиянием мЦТ в системе *in vitro* у здоровых лиц и при колоректальном раке (процент от здорового контроля).

В тоже время преинкубация с мЦТ способствовала изменению ответа на дополнительную нагрузку БАГ. Выявлено 2 группы, достоверно различающихся между собой, сформировавших однонаправленный, но разный по интенсивности ответ NADPH-оксидаз на нагрузку БАГ: 1 группа ответила значительным, более чем в 11 раз, повышением активности NADPH-оксидаз, что прослеживалось как при анализе %ФПК ($p<0,001$), так и по СЦИ ($p<0,05$); НГ 2 группы пациентов по активности NADPH-оксидаз не ответили на дополнительную нагрузку БАГ(Рисунок 7.2.8.).

Установлено, что уровень КБ в спонтанном тесте в НГ у пациентов с КРР ниже, чем у здоровых субъектов ($p<0,05$). Предварительная инкубация с IFNα, IFNγ, G-CSF и мЦТ НГ лиц, страдающих КРР, продемонстрировала различные исходы (Таблица 7.2.5.). Так, не выявлено достоверных различий по влиянию IFNα, IFNγ, G-CSF на уровень КБ, в тоже время преинкубация с мЦТ вызвала максимальное снижение КБ ($p>0,05$), что свидетельствовало о том, что комплексные цитокиновые воздействия существенно влияют на расходование КБ НГ пациентов с КРР. При этом отмечено, что последующая нагрузка БАГ, проведенная после преинкубации НГ с цитокинами, вызывала выраженное в разной степени дополнительное расходование КБ. При этом наибольший уровень расходования КБ наблюдался под влиянием мЦТ ($p<0,01$), наименьший – под влиянием IFNα ($p>0,05$), о чем свидетельствуют уровни КР КБ, значение которых было обратно пропорционально величине расходования КБ (соответственно: мЦТ – $p<0,01$, IFNα – $p<0,001$).

Активность МП пациентов с КРР была несколько повышена по отношению к контролю ($p<0,01$) (Таблица 7. 2.5.). Предварительная инкубация с IFNα достоверно не влияла на активность МП, в то время как инкубация с IFNγ, G-CSF и мЦТ приводила к достоверному снижению активности МП, более выраженному при воздействии мЦТ, что свидетельствовало о внутриклеточном и/или трансмембранном расходовании МП. Тем не менее, при проведении в последующем нагрузочных тестов с БАГ, в отличие от НГ здоровых субъектов, в НГ пациентов КРР, наблюдалось дополнительное расходование МП, которое было, примерно на одном уровне после воздействия

IFNα, G-CSF и мЦТ, о чем свидетельствовали показатели КР МП. При этом уровень расходования МП, практически, не зависел от вида указанных цитокиновых воздействий. В то же время после преинкубации с ИФНγ отмечалось минимальное расходование МП ($p<0,01$) (Таблица 7. 2.5.).

При проведении сопоставительного анализа обращает на себя внимание факт обнаружения различного реагирования, как самой минорной субпопуляции, так и активности NADPH-оксидаз на преинкубацию с различными цитокинами при КРР.

После преинкубации с IFNα в субпопуляции $CD64^+CD32^+CD16^+CD11b^+$НГ пациентов с КРР были выявлены разнонаправленные эффекты: 1 группа (60% пациентов) – присутствовало снижение относительного количества $CD64^+CD32^+CD16^+CD11b^+$НГ с одновременным повышением MFI CD11b, но при неизмененном уровне MFI CD16. 2 группа (40% пациентов) – с повышением процента $CD64^+CD32^+CD16^+CD11b^+$НГ, но со снижением MFI CD11b и неизмененным MFI CD16. Эти особенности были сопряжены с отсутствием реагирования, как на преинкубацию с IFNα, так и на последующую дополнительную нагрузку БАГ.

На фоне преинкубации с IFNγ также были выявлены 2 группы пациентов с различным реагированием НГ: 1 группа (50% пациентов) – со сниженным относительным количеством $CD64^+CD32^+CD16^+CD11b^+$НГ, сопровождающимся снижением по MFI экспрессии CD64, CD16, CD32, что было ассоциировано с отсутствием увеличения спонтанной и стимулированной БАГ активности NADPH-оксидаз; 2 группа (50% пациентов) – с повышенным количеством $CD64^+CD32^+CD16^+CD11b^+$НГ при повышенной MFI CD16 и CD11b, но сниженной по MFI CD32, что сопровождалось значительным повышением активности NADPH-оксидазы, как после преинкубации с цитокином, так и на фоне дополнительной стимуляции БАГ.

При оценке влияния G-CSF были также сформированы 2 группы пациентов, чьи НГ разнонаправлено реагировали на преинкубацию с цитокином: 1 группа (60% пациентов) – со снижением $CD64^+CD32^+CD16^+CD11b^+$НГ(%) на фоне повышения

MFI CD64, CD16, CD11b, что было ассоциировано с активацией спонтанных и индуцированных NADPH-оксидаз в 30% случаев или отсутствием ответа NADPH-оксидаз в 20% случаев; 2 группа (40%пациентов) - с повышенным количеством $CD64^+CD32^+CD16^+CD11b^+$НГ(%) и повышением MFI CD64, CD16 и CD11b, при значительном повышении метаболической активности спонтанных NADPH-оксидаз (СЦИ), но с дальнейшим снижением ответа NADPH-оксидаз на БАГ.

При воздействии мЦТ на $CD64^+CD32^+CD16^+CD11b^+$НГ также выявлено разнонаправленное реагирование и сформированы 2 группы пациентов: 1 группа (50% пациентов) – отмечалось снижение $CD64^+CD32^+CD16^+CD11b^+$НГ(%) при преимущественном повышении по MFI CD16, что было ассоциировано с повышении активности NADPH-оксидаз после преинкубации с мЦТ и при нагрузке БАГ; 2 группа (50% пациентов) – с повышенным количеством %НГ минорной субпопуляции и с преимущественным снижением MFI CD16, что сопровождалось отсутствием ответа на преинкубацию с мЦТ и с последующим снижением активности NADPH-оксидаз после воздействия БАГ.

Таким образом, показано, что у пациентов с КРР установлены разнонаправленные влияния (супрессирующие, стимулирующие, модулирующие) изучаемых цитокинов на количественные характеристики и плотность экспрессии рецепторов как в субпопуляции $CD64^-CD32^+CD16^+CD11b^+$НГ, так и в $CD64^+CD32^+CD16^+CD11b^+$НГ, более выраженные в минорной субпопуляции.

У пациентов с КРР преинкубация с IFNα, IFNγ, G-CSF, мЦТ, восстанавливая количество активно фагоцитирующих клеток, позитивно влияла на первые этапы реализации фагоцитарного акта, однако, при этом не реставрировала внутриклеточные процессы киллинга, переваривания и механизмы цитотоксичности, что в первую очередь связано с выявленным нами базисным дефицитом КБ НГ при КРР, уровень которых значительно снижался под влиянием цитокинов.

Установлено, что активность NADPH-оксидазы тесно ассоциирована с повышением или снижением количества НГ в субпопуляции $CD64^{+}CD32^{+}CD16^{+}CD11b^{+}$НГ и уровнем плотности экспрессии различных рецепторов. При этом следует особо подчеркнуть роль CD16: увеличение MFI CD16 сопровождается активацией NADPH-оксидаз НГ, а снижение MFI ассоциировано с отсутствием или угнетением активации NADPH-оксидаз НГ.

При КРР инкубация с IFNγ, G-CSF и мЦТ приводила к достоверному снижению активности МП, что свидетельствовало о сохранении внутриклеточного и/или трансмембранного расходовании МП. Тем не менее, при проведении в последующем нагрузочных тестов с БАГ в НГ пациентов КРР наблюдалось дополнительное расходование МП.

В НГ с отсутствием реагирования NADPH-оксидазы на преинкубацию с цитокинами, имеет место нарушение цитотоксических и цитопатических свойств МП, с дефектом активности которой можно также связать снижение противоопухолевой активности НГ.

Выявленные изменения в количественных и качественных характеристиках НГ при КРР под влиянием цитокинов, с одной стороны свидетельствуют о возможности цитокинового регулирования трансформации фенотипа НГ, с другой стороны о дефектах восприятия НГ регулирующих стимулов, что подтверждается прогрессированием опухолевого роста.

7.3. Ремоделирование структуры хроматина и изменение фенотипа нейтрофильных гранулоцитов под влиянием G-CSF у больных колоректальным раком в системе in vitro.

У клинически здоровых лиц контрольной группы морфологически зрелые НГ обнаруживают прямую корреляционную связь между экспрессией низкоаффинного рецептора CD16 и величиной оптической анизотропии их хроматина, как в спонтанном тесте, так и при экспериментальном воздействии с помощью G-CSF, то есть с увеличением уровня оптической анизотропии увеличивается и экспрессия данного рецептора. Величина оптической анизотропии, в определенной степени, характеризует степень зрелости НГ. Ее возрастание свидетельствует о большей конденсации хроматина НГ, а значит о большей его зрелости и функциональной состоятельности. Следует отметить, что в спонтанном тесте уровень прямой корреляционной связи был достаточно низким (0,28), а воздействие G-CSF практически приводит к ее полному исчезновению (R =0,14), при этом и уровень реструктуризации хроматина, а также экспрессия рецептора умеренно снизилась по отношению к контролю (Рисунок 7.3.1С). Как было показано ранее, уровень реструктуризации хроматина, выражающийся в уровне его оптической анизотропии, свидетельствует не только о зрелости НГ, но и о его функциональной активации. Таким образом, наличие прямой корреляционной связи между уровнем оптической анизотропии хроматина морфологически зрелых НГ и экспрессией рецептора CD16 свидетельствует о том, что клетки с пониженной функциональной активностью обладают более высокой экспрессией данного рецептора. Видимо, экспрессия рецептора CD16 равномерно нарастает по мере созревания НГ и отражает стадии его подготовки к апоптозу, что и отражается на характере корреляционных отношений между уровнем экспрессии рецептора и уровнем активации НГ. В свете данной интерпретации полученных результатов следует предположить, что действие G-CSF, видимо сводится к снижению "возрастного" разнообразия НГ внутри популяции морфологически зрелых клеток, а чрезмерное искусственное их "старение" приводит к уменьшению уровня экспрессии рецептора CD16.

Характер корреляционных связей уровня оптической анизотропии хроматина морфологически зрелых НГ и экспрессией рецептора CD32 имеющего умеренный уровень афинности и являющегося, в определенной степени, аналогом рецептора CD16 существенно отличался от описанного выше (Рисунок 7.3.1.), при этом, следует отметить, что корреляционные связи между экспрессиями самих рецепторов CD16 и CD32, также носят выраженный обратный характер (R=-0,76).

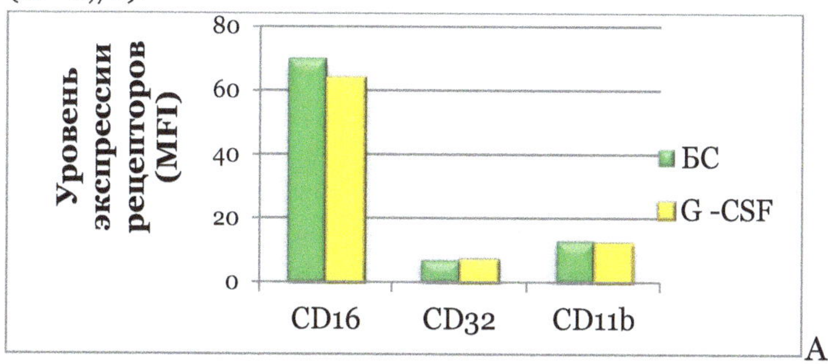

А

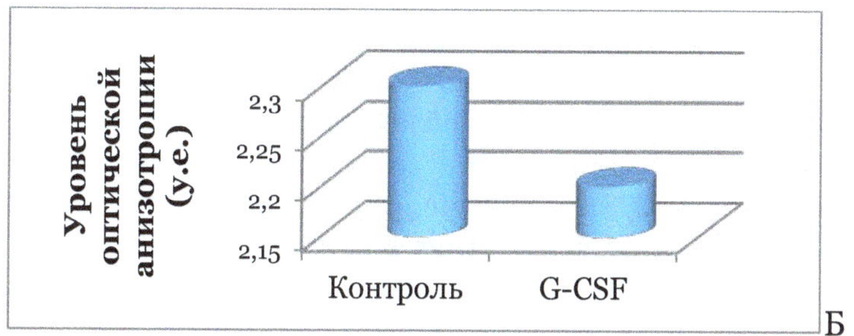

Б

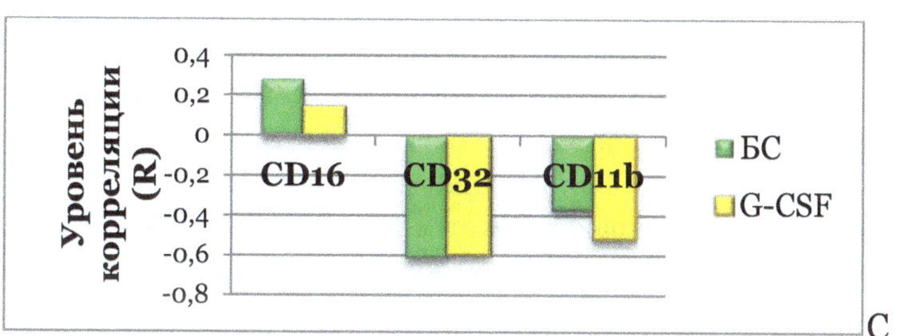

С

Рисунок 7.3.1. Уровень экспрессии (А), уровень оптической анизотропии (Б) и (С) корреляционные связи экспрессии рецепторов CD16, CD32, CD11b и уровня оптической анизотропии хроматина нейтрофильных гранулоцитов здоровых людей без стимуляции (БС) и в условиях их стимуляции G-CSF.

Анализ результатов исследования показал, что уровень корреляционной связи между величиной оптической анизотропии хроматина НГ в спонтанном тесте и экспрессией рецептора CD32 составил –0,61, то есть носил сильной обратной характер. Таким образом морфологически зрелые НГ обладающие меньшим уровнем анизотропии (реструктуризации) хроматина имели более высокую экспрессию рецептора CD32. Применение стимулятора G-CSF, не изменило знака корреляционной связи, но снизило ее уровень до умеренного (R=-0,59) (Рисунок 7.3.1.).

Анализ корреляционных связей между уровнем анизотропии хроматина морфологически зрелых НГ и экспрессией рецептора CD11b показал, что в спонтанном тесте она умеренная и обратная (R=-0,37). Таким образом, клетки имеющие меньший уровень анизотропии (большая реструктуризация хроматина) обладали более выраженной экспрессией исследованного рецептора. Применение стимулятора G-CSF увеличило обратный уровень корреляционной связи до –0,51 (Рисунок 7.3.1.).

Таким образом, в спонтанном тесте корреляционная связь экспрессии рецепторов CD32 и CD11b с уровнем оптической анизотропии имеет выраженный обратный характер, то есть клетки с низким уровнем оптической анизотропии, а значит биологически более активные, характеризуется высокой экспрессией рецепторов. Корреляция экспрессии рецептора CD16 с уровнем оптической анизотропии хроматина напротив характеризуется прямой направленностью, что по-видимому связано с постепенным нарастанием уровня экспрессии данного рецептора по мере созревания НГ. Реструктуризация хроматина НГ в также весьма умеренная (Рисунок 7.3.1.).

У больных колоректальным раком анализ корреляционных связей экспрессии рецептора CD16 и уровня оптической анизотропии хроматина НГ показал, что в отличии от здоровых людей контрольной группы эта связь носит обратный характер (R-0,34). Таким образом, НГ обладающие более высоким уровнем анизотропии (слабая реструктуризация хроматина) характеризуются сниженной экспрессией рецептора CD16. Можно предположить, что популяция нейтрофильных гранулоцитов у больных колоректальным раком более однородна, чем у здоровых людей ввиду более низкого темпа обновления. В этих условиях нейтрофилы с более низким уровнем оптической анизотропии хроматина, а значит биологически более активные, будут иметь более высокий уровень экспрессии рецептора CD16. Следует учитывать, что исследования проводились в опыте in vitro и, следовательно, изучался определенный "временной срез" популяции морфологически зрелых нейтрофильных гранулоцитов (Рисунок 7.3.2.).

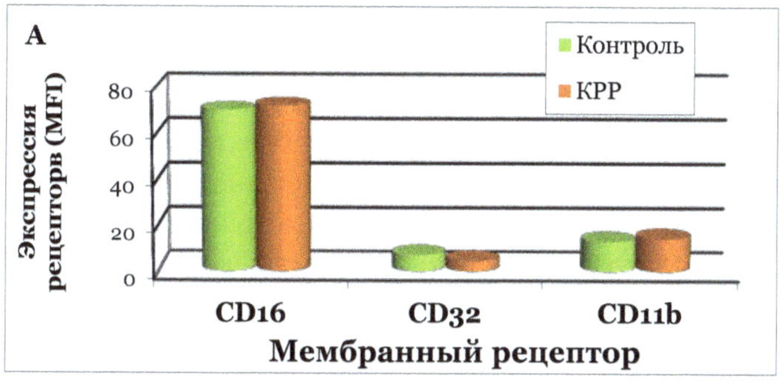

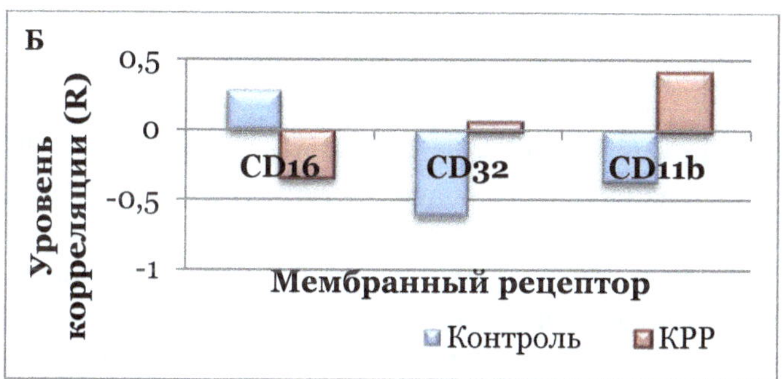

Рисунок 7.3.2. Уровень экспрессии (А) и корреляционные связи экспрессии рецепторов CD16, CD32, CD11b и уровня оптической анизотропии хроматина нейтрофильных гранулоцитов здоровых людей и больных колоректальным раком (КРР).

Характер корреляционных связей экспрессии рецепторов CD32 и CD11b и уровня оптической анизотропии хроматина у больных колоректальным раком также имел существенные отличия от аналогичных показателей, характерных для здоровых лиц (Рисунок 7.3.2.).

В отличие от здоровых лиц в обоих случаях наблюдалась прямая корреляционная связь, причем если для рецептора CD32 ее уровень был пренебрежительно мал (полное отсутствие какой-либо корреляции), то для рецептора CD11b её уровень был умеренным. Следует заметить, что смена знака корреляционной связи, само по себе, также является весьма важным.

Подобные результаты, видимо также, как и в случае с рецептором CD16 объясняются большей однородностью популяции НГ больных колоректальным раком, когда ведущим фактором для определения характера корреляционных связей между экспрессией рецептора становится не степень активации НГ, а степень его функциональной полноценности. Подобная точка зрения находит подтверждение в результатах исследования уровня оптической анизотропии хроматина НГ здоровых людей и больных колоректальным раком, проведённых ранее. При этом было установлено, что у здоровых лиц контрольной группы средний уровень оптической анизотропии хроматина был равен 2,3±0,06 при коэффициенте вариации (CV) 10%, а у больных колоректальным раком 2,66±0,07 при коэффициенте вариации 7%.

В условиях эксперимента анализ особенностей корреляционных связей экспрессии рецепторов CD16, CD32 и CD11b и уровня оптической анизотропии хроматина НГ больных колоректальным раком показал, что при стимуляции гранулоцитов G CSF корреляция экспрессии рецептора CD16 с исходным уровнем оптической анизотропии хроматина была умеренной обратной , а при использовании в качестве парного значения для проведения корреляционного анализа уровня оптической анизотропии хроматина после стимулирующего воздействия- умеренной прямой (R соответственно равно – 0,36 и + 0,33). (Рисунок 7.3.3.)

А

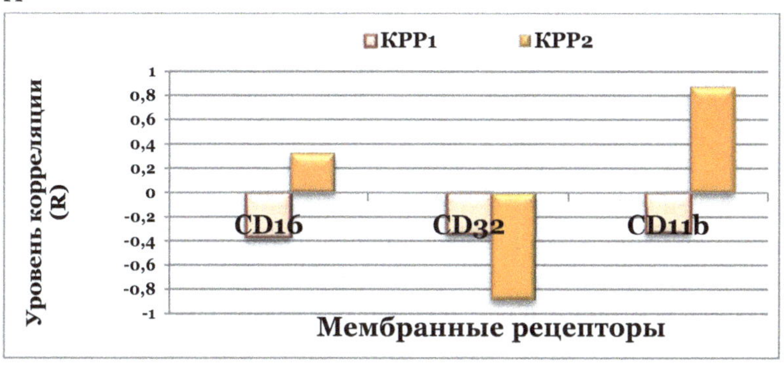

Б

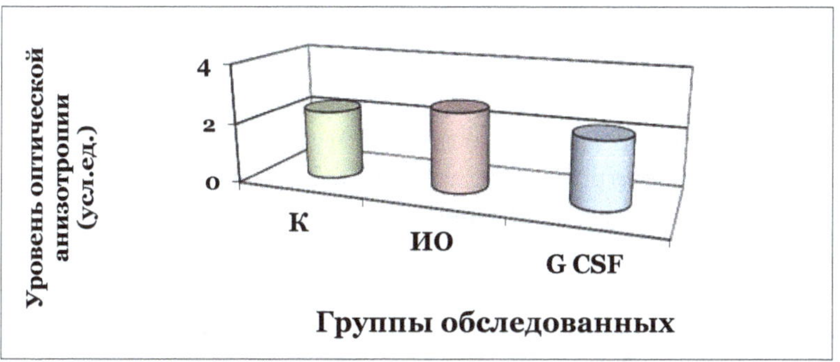

Рисунок 7.3.3. Корреляционные связи экспрессии рецепторов CD116, CD32, CD11b и уровня оптической анизотропии хроматина НГ и больных колоректальным раком в условиях стимуляции с использованием G-CSF

(А. - Корреляционные отношения экспрессии рецептора; Б. - Уровень оптической анизотропии хроматина больных колоректальным раком в условиях стимуляции (К - НГ здоровых лиц; ИО- НГ больных КРР без воздействия G-CSF; G-CSF - НГ больных КРР после воздействия G-CSF)).

Таким образом, применение G-CSF не только способствовало восстановлению уровня оптической анизотропии хроматина характерного для здоровых лиц, но и нормализовало корреляционные отношения исследуемых показателей.

Можно констатировать, что G-CSF является полноценным нормализующим агентом в отношении уровня оптической анизотропии (реструктуризации) хроматина НГ и характера ее корреляционных связей с экспрессией рецептора CD16.

При воздействии на взвесь нейтрофилов G-CSF корреляция экспрессии рецептора CD32 с исходным уровнем оптической анизотропии хроматина была умеренной обратной, а при использовании в качестве парного значения уровня оптической анизотропии хроматина после стимулирующего воздействия она возросла до сильной (R соответственно равно –0,33 и -0,85). Таким образом, применение, как и в отношении рецептора CD16 применение G-CSF не только способствовало восстановлению уровня оптической анизотропии хроматина характерного для здоровых лиц, но и нормализовало корреляционные отношения исследуемых показателей.

При стимуляции гранулоцитов агентом G-CSF корреляция экспрессии рецептора CD11b с исходным уровнем оптической анизотропии хроматина была умеренной обратной, а при использовании в качестве парного значения уровня оптической анизотропии хроматина после стимулирующего воздействия она изменилась до сильной прямой (R соответственно равно –0,32 и +0,88). Таким образом, применение G-CSF способствовало восстановлению уровня оптической анизотропии хроматина характерного для здоровых лиц, но усугубляло корреляционные отношения исследуемых показателей характерные для больных колоректальным раком.

В целом, G-CSF обладает значительным нормализующим (модулирующим) эффектом в отношении уровня оптической анизотропии (реструктуризации) хроматина НГ больных колоректальным раком и ее корреляционных отношений с экспрессией рецепторов CD16, CD32, однако при сохранении положительного модулирующего эффекта в отношении уровня реструктуризации хроматина НГ усугубляет характер корреляционных отношений этого показателя в отношении экспрессии рецептора CD11b.

7.3.1. Изменение фенотипа и ремоделирование структуры хроматина нейтрофильных гранулоцитов под влиянием ИФНα у больных колоректальным раком в системе in vitro.

Цель исследования: уточнение корреляционных взаимосвязей (КС) между нормальной и дефектной способностью хроматина НГ к реструктуризации и особенностями трансформации фенотипа НГ под влиянием ИФНα у здоровых субъектов и пациентов с КРР в системе in vitro.

У клинически здоровых лиц НГ обнаруживают прямую КС между экспрессией рецептора CD16 и величиной ОА их хроматина, как в спонтанном тесте, так и в условиях индукции. Следует отметить, что в спонтанном тесте уровень прямой КС был достаточно низким (0,28). Воздействие ИНФα увеличивало уровень прямой КС до умеренной (R=0,47) (Рисунок 7.3.1.).

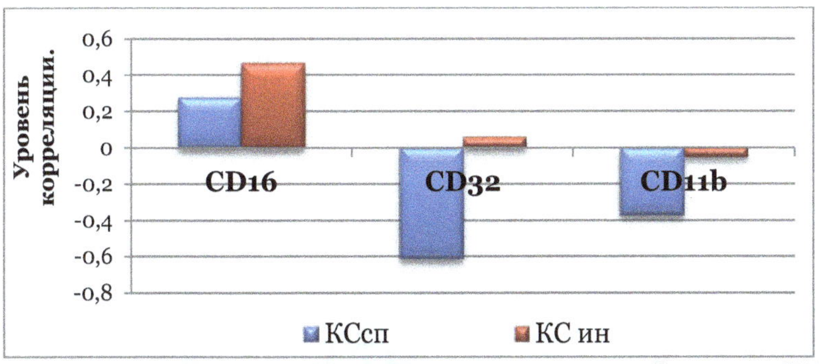

Рисунок 7.3.1. Уровень корреляционной связи (КС) между уровнем оптической анизотропии (ОА) хроматина ядер НГ и уровнем экспрессии рецепторов CD16, CD32, CD11b здоровых людей и после индукции интерфероном α). (КС сп - без индукции; КС ин - после индукции интерфероном α).

Характер КС уровня ОА хроматина НГ и экспрессией рецептора CD32 существенно отличался от описанного выше, при этом КС между экспрессиями самих рецепторов CD16 и CD32, также носила выраженный обратный характер (R=-0,76).

Анализ результатов исследования показал, что КС между величиной ОА хроматина НГ в спонтанном тесте и экспрессией рецептора CD32 составила –0,61.

Применение в ИНФα вызвало исчезновение КС между исследуемыми показателями (R=0,06), при этом ее характер стал прямым.

Анализ КС между уровнем ОА хроматина НГ и экспрессией рецептора CD11b показал, что в спонтанном тесте она умеренная и обратная (R=-0,37). Применение ИНФα полностью уничтожило наличие КС, при этом изменение знака корреляции не наблюдалось.

У больных КРР анализ КС экспрессии рецептора CD16 и уровня ОА хроматина НГ показал, что эта связь носит обратный характер (R=-0,34). Характер КС экспрессии рецепторов CD32 и CD11b и уровня ОА хроматина у больных КРР также имел существенные отличия от аналогичных показателей, характерных для здоровых лиц. В обоих случаях наблюдалась прямая КС, причем если для рецептора CD32 ее уровень был пренебрежительно мал (R=0,05), то для рецептора CD11b её уровень был умеренным (R= 0,41).

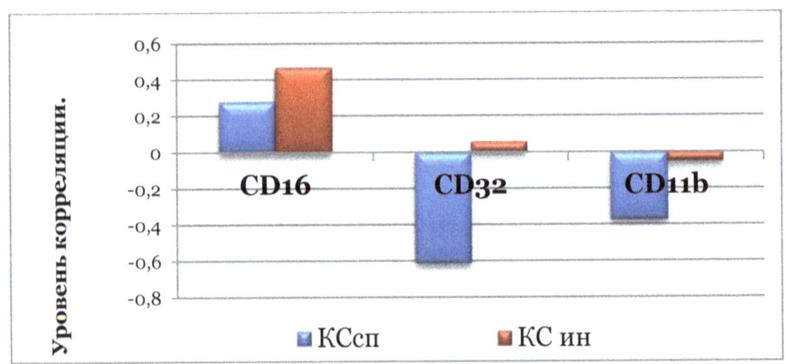

Рисунок 7.3.2. Уровень корреляционной связи (КС) между уровнем оптической анизотропии (ОА) хроматина ядер НГ и уровнем экспрессии рецепторов CD16, CD32,CD11b больных КРР (КС сп- без индукии; КС ин - после индукции интерфероном α).

В условиях эксперимента КС экспрессии рецепторов CD16, CD32 и CD11b и уровня ОА хроматина НГ больных КРР с исходным уровнем ОА и уровнем ОА после стимуляции имеет определенные различия. Так при стимуляции НГ ИНФα КС экспрессии рецептора CD16 с уровнем ОА в обоих случаях носила обратный характер, но при использовании парного значения уровня ОА после стимулирующего воздействия уровень обратной КС увеличился с умеренного до сильного (R = –0,34 и –0,76). Таким образом в данном случае патологический характер КС, характерный для больных КРР, усугубился.

При индукции НГ ИНФα КС экспрессии рецептора CD32 и уровня реструктуризации их хроматина в обоих случаях наблюдался прямой характер связи, а при использовании парного значения уровня ОА после стимулирующего воздействия, уровень прямой КС увеличился со слабого до сильного (R = +0,14 и +0,96). Таким образом, как и в отношении экспрессии рецептора CD16, патологический характер КС также усугубился.

При стимуляции НГ ИНФα КС экспрессии рецептора CD11b носила обратный характер, при использовании парного значения уровня оптической анизотропии после стимулирующего воздействия уровень обратной КС увеличился со слабого до сильного (R = -0,05 и -0,71). В данном случае наблюдалась определенная нормализация КС.

Таким образом, у больных КРР ИНФα в системе in vitro, с одной стороны нормализует КС между реструктуризацией хроматина и экспрессией рецептора CD11b, однако, при этом с другой стороны, одномоментно наблюдается увеличение обратного уровня КС с умеренного (до инкубации) до сильного (после инкубации) между уровнем реструктуризации хроматина НГ и уровнем экспрессии рецепторов CD16 и CD32. Известно, что первоначальная активация CD11b, важна для последующей активации CD16 и CD32. По-видимому, времени инкубации НГ с ИНФα - 60 минут, недостаточно для реаранжировки CD16 и CD32.

СПИСОК ЛИТЕРАТУРЫ

1. Мальцева В.Н., Сафронова В.Г. Неоднозначность роли нейтрофила в генезе опухоли // Цитология. – 2009.- Т. 51. - № 6 – С. 467 – 474.
2. Нестерова И.В., Швыдченко И.Н., Роменская В.А., Фомичёва Е.В., Быковская Е.Ю., Рожкова Г.Г., Капранова Н.П., Ковалёва С.В. Нейтрофильные гранулоциты - ключевые клетки иммунной системы // Аллергология и иммунология –2008- Т 9- №4. С. 432-435.
3. Нестерова И.В., Ковалёва С.В., Фомичева Е.В., Ющенко А.В., Евглевский А.А., Ломтатидзе Л.В. Профили активности цитотоксических и цитолитических механизмов нейтрофильных гранулоцитов при неопластических заболеваниях пищеварительной системы // Российский иммунологический журнал.- 2010. –Т.4 (13) - №3 - С. 267-275.
4. Нестерова И.В., Ковалёва С.В., Чудилова Г.А., Колесникова Н.В., Коков Е.А., Ломтатидзе Л.В., Евглевский А.А., Фомичева Е.В., Сторожук С.В. Трансформация фенотипа нейтрофильных гранулоцитов при колоректальном раке.// Наука Кубани.-2010.-№4.- С. 9-14.
5. Нестерова И.В., Чудилова Г.А., Ковалева С.В., Ломтатидзе Л.В., Колесникова Н.В., Евглевский А.А. Методы комплексной оценки функциональной активности нейтрофильных гранулоцитов в норме и патологии (методические рекомендации). - Краснодар, 2017.-52 с.
6. Balkwill F., Charles K, Mantovani A. «Smoldering and polarized inflammation in the initiation and promotion of malignant disease». Cancer Cell. 7: 211-217, 2005.
7. Butcher S.K., Chahal H., Nayak L., Sinclair A., Henniquetz N.V. “Senescence in innate immune response: redused neutrophilic phagocytic capacity and CD16 expression inelderly humans.” J. Leuk. Biol. **70**: 881-886, 2001.
8. Cassatella M.A. On the production of TNF-related apoptosis-inducing ligand (TRAIL/Apo-2L) by human neutrophils // J Leukoc Biol. – 2006. – V. 79. – P. 1140-1149.
9. Cassatella M.A. The neutrophil an emerging regulator of inflammatory and immune response.- Chemical Immunology and Allergy. - Basel Karger, 2003. – Vol. 83. – 232 p.
10. Dallegri F., Ottonello L., Ballesterro A., Dapino P., Ferrando F. “Tumor cell lysis by activated human neutrophils: analysis of neutrophil-delivered oxidative attack and role of leukocyte function-associated antigen.” J. Inflamm. **1(15)**: 15-30, 1991.
11. Dallegri F., Patrone F., Frumento G., Sacchetti C. “Antibody-dependent killing of tumor cells by polymorphonuclear leukocytes. Invovement of oxidative and nonoxidative mechanisms.” J Natl Cancer Inst. **73(2)**: 331-339, 1984.
12. Di Carlo E., Forni G., Musiani P. Neutrophils in the antitumoral immune response // Chemical Immunology and Allergy. – 2003. - V. 83.- P. 182–203.

13. Fridlender Z. G., Sun J., Kim S., Kapoor V., Cheng G., Ling L., Worthen G.S., Albelda S.M. Polarization of tumor-associated neutrophil phenotype by TGF-b: "N1" versus "N2" TAN // Cancer Cell. – 2009.- V. 16. – P. 183–194.
14. Gavin P. Sandilands, Zubir Ahmed, Perry N., Davison M., Lupton A. "Young cross-linking of neutrophil CD11b results in rapid cell surface expression of molecules required for antigen presentation and T-cell activation." Immunology. **114(3)**: 354 – 368, 2005.
15. Kabutomori O., Iwatani Y., Koch T. "CD16 antigen density on neutrophils in chronic myeloprolipherativ disorders." Am. J. Clin. Pathol. **107**: 661-664, 1997.
16. Kushner B.H., Cheung N.K. "Absolute requirement of CD11/CD18 adhesion molecules, FcRII and the phosphatidylinositollinked FcRIII for monoclonal antibody-mediated neutrophil antihuman tumor cytotoxicity." Blood. 79(6): 1484–1490, 1992.
17. Megiovanni A.M., Françoise S., Macarena R. "Polymorphonuclear neutrophils deliver activation signals and antigenic molecules to dendritic cells: a newlink between leukocytes upstream of T-lymphocytes." Journal of Leukocyte Biology. 79: 977-988, 2006.
18. Metelitsa L.S., Gillies S.D., Super M., Shimada H., Reynolds C.P., Seeger R.C. Antidisialoganglioside /granulocyte macrophage-colony-stimulating factor fusion protein facilitates neutrophil antibody-dependent cellular cytotoxicity and depends on fc-gammaRII (CD32) and Mac-1 (CD11b/CD18) for enhanced effector cell adhesion and azurphil granule exocytosis. Blood. 99(11): 4166 – 4173, 2002.
19. Ottonello L., Epstein A.L., Mancini M., Dapino P., Dallegri F. Monoclonal LYM-1 antibody-dependent cytotocsis by human neutrophils exposed to GM-CSF: auto-regulation of target cell attack by catepsin G // J. Leukoc. Biol. - 2004. – V.75, N1. – P.99-105.
20. Queen M.M., Ryan R.E., Holser R.G., Keller-Peck C.D. "Breast cancer cells stimulate neutrophils to produce oncostatin M: potential implications for tumor progression." Cancer Res. 65: 8896-8904, 2005.
21. Renshaw S.A., Parmar J.S., Singleton V. Rowe S.J., Dockrell D.H., Dower S.K., Bingle C.D., Chilvers E.R., Whyte M.K. Acceleration of human neutrophil apoptosis by TRAIL // J. Immunol. – 2003.- V. 170. – P. 1027-1033.
22. Van Egmond M., van Spriel A.B., Vermeulen H., Huls G., van Garderen E., van de Winkel J.G. Enhancement of polymorphonuclear cell-mediated tumor cell-mediated tumor cell killing on simultaneous engage meant of fcgammaRI(CD64) and fcalphaRI (CD89) // Cancer Res. – 2001. - V 61. - N 40. – P. 55 – 60.
23. Yi-Ling Chen, Shun-Hua Chen, Jiu-Yao Wang, Bei-Chang Yang. "Fas ligand on tumor cells mediates inactivation of neutrophils." The Journal of Immunology. 171: 1183-1191, 2003.

Глава 8. ВОЗМОЖНОСТИ МОДУЛЯЦИИ ДЕФЕКТНОГО ФУНКЦИОНИРОВАНИЯ НЕЙТРОФИЛЬНЫХ ГРАНУЛОЦИТОВ

8.1. Трансформация фенотипа и функциональных возможностей нейтрофильных гранулоцитов на фоне комбинированной интерфероно- и иммунотерапии у иммунокомпрометированных детей с повторными ОРВИ, ассоциированными с герпесвирусными инфекциями.

Несмотря на широкое освещение вопросов связанных с преобладающими среди детской инфекционной патологии острыми респираторными вирусными инфекциями (ОРВИ), возросшей в последние годы заболеваемостью герпетическими инфекциями, проблема выбора эффективных методов лечения и реабилитации этих детей, нередко иммунокомпрометированных, по-прежнему актуальна [3, 9, 11, 15]. При контакте с вирусами должна происходить немедленная активация врожденного иммунитета – продукция интерферонов (ИФН) I типа, и провоспалительных цитокинов, которые инициируют последующее включение в активную работу механизмов адаптивного иммунитета. ИФН реализуют свои эффекты через когнитивные рецепторные комплексы (IFNAR и IFNGR) [17, 21, 22]. Продемонстрировано, что при экспериментальной острой вирусной инфекции значительно повышаются уровни ИФН и более 70% клеток находятся в состоянии антивирусного статуса, т.е. защищены от внедрения вирусов, и способны активно их обезвреживать. В то же время тяжелые вирусные инфекции повреждают систему ИФН, что приводит к ее дефектному функционированию [19]. Острая вирусная инфекция может приводить к истощению системы ИФН и присоединению вторичной инфекции. Описаны врожденные дефекты рецепторов к ИФНα и ИФНγ, соответственно IFNAR-2 и IFNGR, которые сопровождались клиническими проявлениями снижения противовирусной резистентности. Многочисленными исследованиями показано, что вирусы используют различные контрмеры для борьбы с системой ИФН. Они могут не только ускользать от воздействия ИФН, но и ингибировать действие ИФН, нарушать их продукцию посредством разнообразных механизмов. Так, протеины NS1 и NS2 респираторного синцитиального вируса (РСВ) негативно влияют на синтез ИФН [26], ингибируют ИФН регуляторную ИФН-фактор-3-зависимую генную экспрессию [24]. Вирусы гриппа нарушают синтез ИФН и инактивируют секретируемые ИФН [18]. Вирус парагриппа блокирует ИФН сигнальные пути через STAT1, а также TLR7 и TLR9-зависимый синтез ИФН [19]. Аденовирусы нарушают экспрессию генов ИФН в эпителиальных клетках, блокируя фосфорилирование транскрипционных факторов STAT1 и STAT2 [25]. Герпесвирусы блокируют активацию TLR3, ингибируя систему 2-5-олигоаденилат-синтетазы/РНКазы L, препятствуя активации JAK/STAT сигнального пути [23, 27]. Описаны приобретенные дефекты в системе ИФН у лиц, страдающих повторными ОРВИ и различными герпесвирусными инфекциями [9, 11, 12]. Кроме того, показана возможность длительной персистенции респираторных вирусов, в том числе и непосредственно в клетках иммунной системы (ИС) [3].

Наиболее широко в комплексе иммунореабилитационных мероприятий для иммунокомпрометированных детей с повторными вирусными респираторными и герпетическими инфекциями используются различные препараты рекомбинантного ИФНα2, что обусловлено универсальным противовирусным, антибактериальным и иммуномодулирующим характером действия ИФНα [12, 4, 7, 16]. Многолетний опыт использования рекомбинантного ИФНα2 показал, что наряду с позитивными эффектами в ряде случаев при проведении интерферонотерапии у детей как в острый период, так и при повторных ОРВИ, рецидивирующей и/или активной различной герпетической инфекцией не удается достичь стойкой и длительной клинико-иммунологической ремиссии, элиминации вирусных патогенов

[10]. Предложена и доказана целесообразность модификации интерферонотерапии, заключающейся в применении увеличенных доз и длительности курса терапии в острый период ОРВИ у детей с отягощенным преморбидным фоном [3, 16]. При повышенной восприимчивости к ОРВИ у детей, наличии иммунодефицита и интерферонодефицита обосновано использование пролонгированной терапии (не менее 2-2,5 месяцев) рекомбинантным ИФНα с постепенным «шаг за шагом» снижением суточной дозы препарата каждые 2-4 недели. Однако, даже при таком подходе, у части иммунокомпрометированных детей при существенном увеличении длительности клинически благополучного периода, не удается добиться желаемого клинического эффекта и восстановления нарушенных функций ИС и системы ИФН [12].

Исходя из изложенного, нами сделано предположение о возможности повышения клинической эффективности и улучшения результатов реабилитации иммунокомпрометированных детей с повторным ОРВИ, ассоциированными с рецидивирующими и латентными герпесвирусным инфекциям, за счет оптимизации сочетанной пролонгированной интерфероно- и иммунотерапии.

Цель исследования: разработать эффективную программу комбинированной интерфероно- и иммунотерапии для иммунокомпрометированных детей, страдающих ассоциированными повторными вирусными респираторными и рецидивирующими и/или латентными герпесвирусными инфекциями, с учетом выявленных особенностей дефектного функционирования ИС и системы ИФН.

Под нашим наблюдением находилось 27 детей, в возрасте от 5 до 8 лет, обоего пола (14 мальчиков и 13 девочек), страдающих с высокой степенью частоты повторными ОРВИ ассоциированными с рецидивирующими и/или персистирующими моно- и микст-герпесвирусными инфекциями (ВПГ I/II типы, ВЭБ, ЦМВ, ВГЧ VI тип) вне периода острых клинических проявлений. Контрольную группу составили 20 условно-здоровых детей, сопоставимых по полу и возрасту. Набор в группы исследования осуществлялся на базе консультативно-диагностического отделения №1 Детской краевой клинической больницы г. Краснодара.

Тестирование иммунного и интерферонового статусов проводили дважды: до и после проведения курсов интерфероно- и иммунотерапии. Методом проточной цитометрии проводилось иммунофенотипирование НГ. Исследование фагоцитарной и микробицидной функции НГ проводили с определением количества активно фагоцитирующих НГ (%ФАН, ФАНабс), оценкой процессов киллинговой активности (ФЧ и ФИ) и переваривания (%П, ИП, интегрального показателя переваривающей активности – ИППА). NADPH-оксидазную активность НГ периферической крови определяли по показателям NBT-теста спонтанного и стимулированного (индукция Staphylococcus aureus, штамм 209), подсчитывая клетки с восстановленным формазаном (%ФПК, СЦИ) с последующим расчетом коэффициента мобилизации (КМ ФПК - %ФПКст/%ФПКсп; КМ СЦИ - СЦИст./СЦИсп.). Определялся уровень сывороточных IgA, IgM, IgG. ИФН статус (уровень сывороточных ИФНα, ИФНγ) оценивался методом ИФА на приборе Labsystems Multiskan Ascent (Финляндия) с помощью тест-систем ООО «Цитокин» (Россия). Детекция герпесвирусов проводилась методами ПЦР диагностики и серодиагностики. Для оценки эффективности комбинированной интерфероно- и иммуномодулирующей терапии были созданы клинические критерии.

Клинико-иммунологическое обследование иммунокомпрометированных детей, страдающих с высокой частотой ОРВИ (8-24 и более эпизодов в год), латентными и/или персистирующими моно- и микст герпетическими инфекциями (ВПГ I/II, ВЭБ, ЦМВ, ВГЧ VI) выявило преобладающее дефектное функционирование НГ (96%) в структуре иммунодефицитов в виде трансформации фенотипа НГ, нарушения фагоцитарной и микробицидной активности НГ. Одновременно в 100% случаев имелись дефекты в системе ИФН за счет снижения ИФНα и ИФНγ. Уровень ИФНα был снижен в

1,8 раза (3,6±0,66 пг/мл против 6,42±1,05 пг/мл, $p<0,05$), а ИФНγ – в 1,3 раза (ИФНγ – 1,39±0,42 пг/мл против 1,78±0,53 пг/мл, $p>0,05$) по отношению к контрольным значениям (Рисунок 8.1.1).

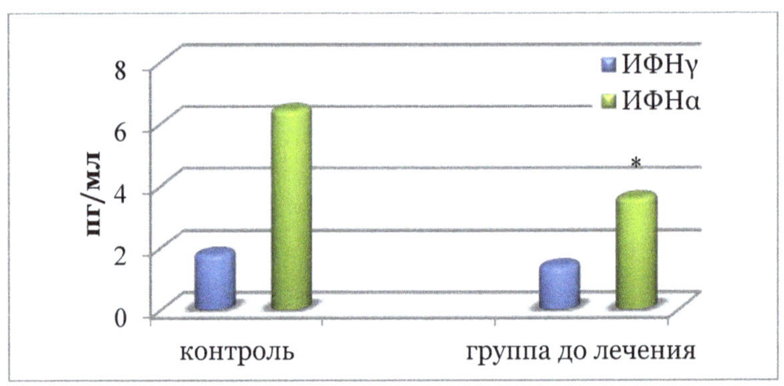

Рисунок 8.1.1. Состояние системы интерферонов у детей с ассоциированными респираторными и герпетическими вирусными инфекциями (р – достоверность по отношению к контролю:*– р<0,05).

Для уточнения дифференцированности влияний базисной монотерапии рекомбинантным ИФНα2 в комбинации с антиоксидантами – вифероном и комбинированной интерфероно- и иммунотерапии, включающей базисную интерферонотерапию вифероном и иммуномодулирующую терапию ликопидом, обследованные иммунокомпрометированные дети были рандомизированы на 2 группы.

Группа 1 получала: а) для коррекции и модуляции ИФН статуса - базисную системную терапию вифероном, начиная с 1 млн. МЕ с постепенным снижением дозы каждые 20 дней до 150 тыс. МЕ, и локальную терапию виферон гелем – смазывание носовых ходов и ротоглотки 5-7 раз в день в течение 2,5 мес.; б) противовирусную терапию, для элиминации герпесвирусных инфекций - инозин пранобекс (изопринозин), из расчета 50 мг/кгМТ – 3 курса по 10 дней с перерывом 14 дней (Таблица 8.1.1.).

Таблица 8.1.1. Программы интерфероно- и иммунотерапии для иммунокомпрометированных детей с повторными ОРВИ.

Цель применения препарата	Схема терапии	Группы	
		1	2
Коррекция и модуляция ИФН статуса	Базисная системная терапия рекомбинантным ИФНα2 (вифероном), начиная с 1 млн. МЕ со снижением дозы каждые 20 дней до 150 тыс. МЕ, и локальная терапия виферон гелем – смазывание носовых ходов и ротоглотки 5-7 раз в день в течение 2,5 мес.	+	+
Противо-вирусная терапия для элиминации герпесвирусов	Инозин пранобекс (изопринозин) из расчета 50 мг/кгМТ – 3 курса по 10 дней с перерывом 14 дней.	+	+
Направленная коррекция нарушений НГ	Глюкозоаминилмурамилдипептид (ликопид) 2 мг/сутки два 10-дневных прерывистых курса, чередующихся с курсами изопринозина.	–	+

Группа 2 получала: а) для коррекции и модуляции ИФН статуса - базисную системную терапию вифероном, начиная с 1 млн. МЕ с постепенным снижением дозы каждые 20 дней до 150 тыс. МЕ, и локальную терапию виферон гелем – смазывание носовых ходов и ротоглотки 5-7 раз в день в течение 2,5 мес.; б) противовирусную терапию, для элиминации герпесвирусных инфекций - инозин пранобекс (изопринозин), из расчета 50 мг/кгМТ – 3 курса по 10 дней с перерывом 14 дней; в) дополнительно для направленной коррекции нарушений в

системе НГ - глюкозоаминилмурамилдипептид (ликопид) 2 мг/сутки два 10-дневных прерывистых курса, чередующихся с курсами изопринозина. Таким образом, группа 2 детей в отличие от детей группы 1 дополнительно получала курсовое лечение ликопидом (Таблица 8.1.1.).

Продемонстрирована высокая клиническая эффективность проводимой терапии у детей обеих групп, как после окончания курсового лечения, так и в катамнезе через 1 год (Рисунок 8.1.2.).

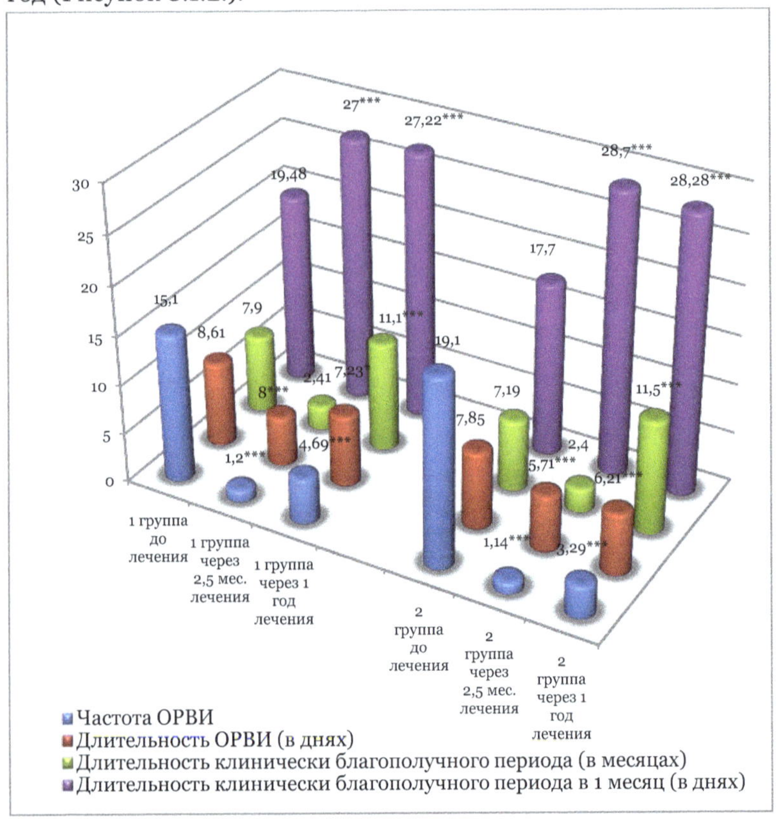

Рисунок 8.1.2. Клиническая эффективность комбинированной интерфероно- и иммунотерапии у иммунокомпрометированных детей с ассоциированными респираторными и герпетическими вирусными инфекциями.

На фоне проводимой терапии имели место единичные эпизоды ОРВИ. После окончания курсового лечения частота эпизодов ОРВИ сократилась в 12,6 раз в 1 группе и в 16,8 раз во 2 группе. При этом продолжительность клинически благополучного периода значительно увеличилась в 3,3 – 3 раза (1 группа и 2 группа, соответственно). Через 1 год после окончания лечения отмечалось значительное сокращение частоты ОРВИ в 3,2 раза в 1 группе и в 5,8 раз во 2 группе, продолжительности периода острых клинических проявлений достоверное уменьшение их длительности в 1,2 – 1,3 раза (1 группа и 2 группа, соответственно), увеличение продолжительности клинически благополучного периода в среднем в 1,5 раза, но более существенное во 2 группе детей (в 1,4 раза в 1 группе и в 1,6 раза во 2 группе) (Рисунок 8.1.2).

Таким образом, клинический эффект, оцененный по вышеперечисленным критериям, более выражен во 2 группе детей, получающих комбинированную интерфероно- и иммунотерапию с включением виферона, изопринозина и ликопида. Кроме того, в результате лечения значительно сократилось количество детей с рецидивами орофациальной формы ВПГ I/II типа инфекции: в 1 группе в 4 раза, во 2 группе – в 2,5 раза, а случаи возникновения обострения герпесвирусной инфекции были единичными на более поздних сроках наблюдения (через 8-10 месяцев). Необходимо отметить, что снижение вирусной нагрузки через 2,5 месяца лечения наблюдалось и по другим герпесвирусным инфекциям (ВЭБ, ЦМВ, ВГЧ VI). Так, уменьшилось количество детей с репликацией герпесвирусов (ВЭБ, ЦМВ, ВГЧ VI) в группах исследования, особенно у детей 1 группы, у которых до лечения была более низкая репликативная активность вирусов. После проведенной терапии детекция герпесвирусных белков обнаруживалась только в одном биоматериале (слюна или соскоб из носоглотки), тогда как до лечения герпесвирусы выделялись из нескольких биоматериалов (кровь, слюна, соскоб из носоглотки, моча).

Нарушенная фагоцитарная и микробицидная функция НГ у детей с ассоциированными респираторными и герпесвирусными инфекциями после оптимизации лечения изменилась неоднозначно в группах исследования.

В 1 группе - у детей, получивших виферон и изопринозин, фагоцитарная активность НГ имела тенденцию к восстановлению, но показатели всех исследуемых параметров оставалась ниже контрольных значений: %ФАН ($p<0,001$), ФЧ ($p<0,05$), ФИ ($p<0,001$), ИП ($p<0,001$). При этом, резервная NADPH-оксидазная активность повысилась в 2 раза по КМ ФПК и в 1,4 раза по КМ СЦИ по сравнению с исходными данными, что было выше контроля ($p<0,05$ и $p<0,05$, соответственно) (Рисунок 8.1.3).

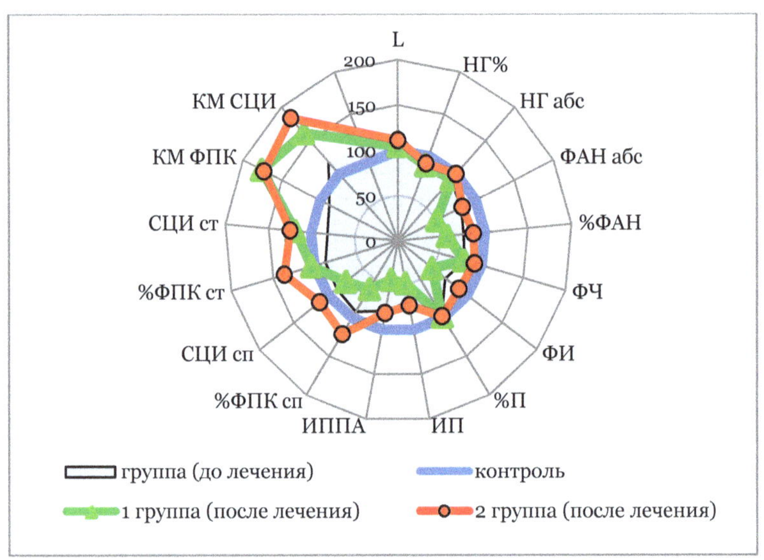

Рисунок 8.1.3. Изменение функциональной активности нейтрофильных гранулоцитов у детей с ассоциированными респираторными и герпетическими вирусными инфекциями на фоне комбинированной интерфероно- и иммунотерапии (процент от контроля).

Во 2 группе – у детей, получивших виферон, ликопид и изопринозин, увеличилось количество активно фагоцитирующих НГ до контрольных величин – %ФАН с 44,25±1,26% до 50,54±2,38% против 57,85±3,34% в контроле (p>0,05), восстановилась поглотительная функция НГ - ФЧ вырос с 3,87±0,13 до 4,43±0,29, достигнув уровня контроля- 4,82±0,35 (p>0,05) и ФИ восстановился до контрольных значений– с 1,79±0,12 до 2,28±0,27,- в контроле 2,58±0,31 (p>0,05), улучшилась интенсивность и завершенность фагоцитарного акта (ИП – с 1,27±0,06 до 1,35±0,13 при 1,86 ±0,17 в контроле; ИППА – имел тенденцию к восстановлению, но не достиг контрольных значений.

Кроме того, отмечена активация резервной NADPH-оксидазной активности в 2 раза по КМ ФПК и в 1,6 раза по КМ СЦИ по отношению к показателям до лечения, что выше контроля (p<0,01 и p<0,001, соответственно) (Рисунок 8.1.3.).

Фенотипический профиль НГ у детей с повторными ОРВИ и различными герпесвирусными инфекциями продемонстрировал ряд особенностей оцениваемым по количественным (%НГ) и качественным (MFI) параметрам при проведении комбинированной интерфероно-и иммунотерапии.

$CD64^+$НГ – относительное количество $CD64^+$НГ неизменное изначально по отношению к контролю (0,42±0,09% против 0,62±0,09%, p>0,05) достоверно снизилось после лечения как в 1 группе (до 0,37±0,04%, p<0,05), так и во 2 группе детей (до 0,29±0,03%, p<0,001). Однако, плотность экспрессии MFI CD64 оставалась в пределах контроля в обеих группах до и после проведения комбинированной интерфероно-и иммунотерапии: 1 группа – 6,64±0,93 и 2 группа – 8,73±1,03 после лечения против 7,14±1,08 до лечения (p>0,05) и 8,67±1,84 в контроле (p>0,05) (Рисунок 8.1.4.).

$CD16^+$НГ – относительное количество $CD16^+$НГ не отличалось от значений контроля (94,28±1,01% против 85,12±5,47%, p>0,05) до лечения и после интерфероно- и иммунотерапии: 1 группа – 95,6±0,83% (p>0,05) и 2 группа – 92,95±1,18% (p>0,05) (Рисунок 8.1.4.).

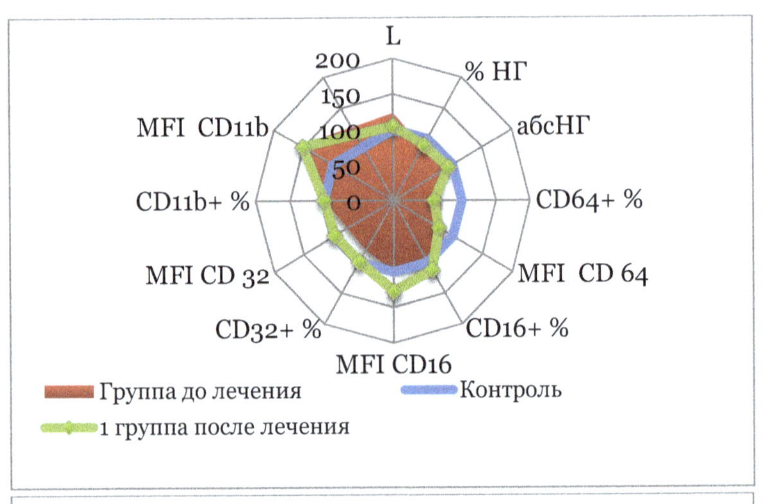

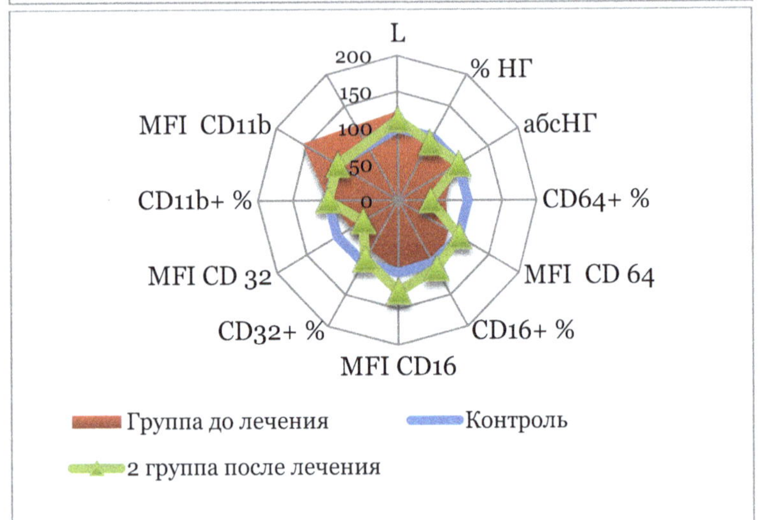

Рисунок 8.1.4. Трансформация фенотипа нейтрофильных гранулоцитов у иммунокомпрометированных детей до и после проведения комбинированной интерфероно- и иммунотерапии (% от контроля).

По окончании лечения обнаружено достоверное увеличение в 1,3 раза плотности экспрессии CD16 по MFI и в 1 группе (до 104,39±5,1) и во 2 группе (до 102,97±4,36) по отношению к MFI CD16 до лечения (79,9±6,03) и к контрольным значениям (81,56±7,03; $p_1<0,01$, $p_2<0,01$). Важно то, что сниженный в 37% случаев в 2 раза уровень MFI CD16 (49,95±2,88 против контроля 81,56±7,03, $p<0,001$), сопровождающийся существенным угнетением переваривающей и киллинговой активности, по окончании терапии увеличился, превышая контроль, и одновременно улучшилась фагоцитарная активность НГ.

$CD32^+$НГ – относительное содержание $CD32^+$НГ, сниженное у детей с повторными респираторными и герпесвирусной инфекцией до лечения (66,85±6,73% против 83,79±7,14% в контроле, $p>0,05$), повысилось до уровня здоровых детей в 1 группе (82,75±6,97%, $p>0,05$) и 2 группе (78,9±6,65%, $p>0,05$) (Рисунок 8.1.5.).

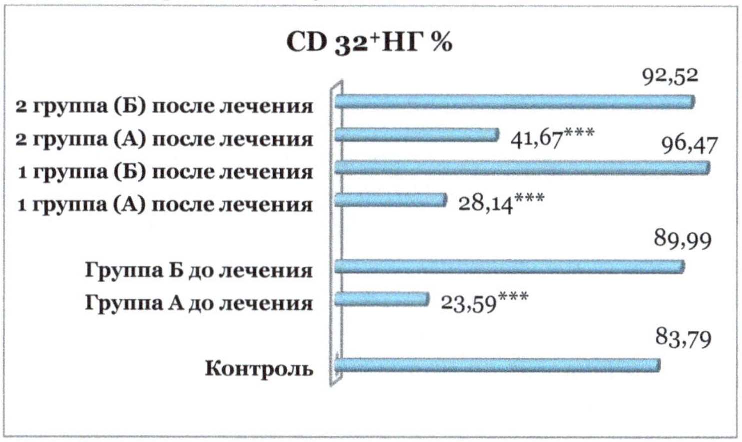

Рисунок 8.1.5. Динамика изменений $CD32^+$НГ% у иммунокомпрометированных детей с повторными ОРВИ и герпесвирусными инфекциями

Важно отметить, что у 1/3 детей (группа А), имеющих достоверно низкий процент $CD32^+$НГ до лечения (23,59±2,89%) восстановления содержания $CD32^+$НГ после лечения не произошло и именно у этих детей, рандомизированных в 1 и 2 группы исследования по дефектам фагоцитарной активности и способу их коррекции, $CD32^+$НГ% оставалось сниженным по окончании терапии (1 группа (А): 38,5% детей – 28,14±5,75%, p<0,001; 2 группа (Б) – 28,6% детей – 41,67±5,75%, p<0,001) (Рисунок 8.1.5.).

Плотность экспрессируемого CD32 на НГ изменялась только у детей 2 группы в виде снижения с 6,46±0,59 до 4,86±0,31 против 8,42±1,26 в контроле (p<0,01). У детей 1 группы MFI CD32 оставался на уровне контроля после лечения (8,24±1,58, p>0,05) (Рисунок 8.1.5).

В связи с изложенным, полагаем, что у иммунокомпрометированных детей с повторными ОРВИ, ассоциированными с герпесвирусной инфекцией, имеет место дефект экспрессии CD32, возможно врожденный, что препятствует осуществлению НГ адекватной фагоцитарной реакции, учитывая тригерную роль CD32 в этом процессе.

$CD11b^{+}$НГ – относительное количество $CD11b^{+}$НГ, не отличающееся от такового у здоровых детей до лечения (98,55±0,4% против 98,48±0,21% в контроле), после интерфероно- и иммунотерапии не изменялось в обеих группах: 1 группа – 98,44±0,32% (p>0,05), 2 группа – 97,93±0,53% (p>0,05) (Рисунок 8.1.4). MFI CD11b была в 1,5 раза выше у детей с повторными ОРВИ и различными герпесвирусными инфекциями по сравнению со здоровыми детьми (MFI: 33,83±3,27 против 21,63±2,77, p<0,01). После проведенной терапии уровень плотности экспрессии CD11b был различным у детей 1 и 2 группы. Так, в 1 группе детей сохранялось увеличение в 1,5 раза MFI CD11b (32,69±3,43 против контроля 21,63±2,77, p<0,01), тогда как во 2 группе детей произошло снижение MFI CD11b до уровня здоровых лиц (21,44±2,13 против контроля 21,63±2,77, p<0,01).

Таким образом, под влиянием комбинированной интерфероно- и иммунотерапии выявлено ремоделирование трансформированного фенотипа НГ. В 1 группе детей после лечения фенотип НГ характеризовался снижением относительного содержания $CD64^{+}$НГ, увеличением плотности экспрессии CD16 и CD11b на мембране НГ. Во 2 группе детей после лечения выявлено снижение относительного количества

$CD64^+$НГ, увеличение плотности экспрессии CD16, снижение плотности экспрессии CD32 и восстановление экспрессии CD11b. Достоверность отличий между 1 и 2 группами была по уровню плотности экспрессии CD32 ($p<0,05$) и CD11b ($p<0,05$). У 1/3 детей снижение экспрессии CD32 после лечения не восстановилось, что свидетельствует о возможном дефекте экспрессии CD32. Вероятно, при наличии дефектного функционирования $CD32^+$НГ увеличение экспрессии CD16 и CD11b после лечения возникает компенсаторно и необходимо для осуществления АЗКЦ и элиминации персистирующих патогенов. Учитывая то, что во 2 группе детей, получающих виферон, изопринозин, ликопид, нами ранее установлено более значимое улучшение киллинговой и переваривающей активности НГ при наличии позитивных клинических эффектов по сравнению с 1 группой детей, снижение до уровня здоровых, то есть нормализация, экспрессии CD11b свидетельствует о существенном восстановлении функционирования НГ и уменьшении вирусной нагрузки.

Оценивая изменения в системе ИФН у детей с повторными респираторными вирусными инфекциями ассоциированными с герпесвирусной инфекцией, выявлено, что в 1 и 2 группе детей до проведения лечения уровень ИФНα был снижен в 1,9 и 1,4 раза соответственно (1 гр. - 3,39±0,87 пг/мл против 6,42±1,05 пг/мл в контроле, $p<0,05$; 2 гр. - 4,62±0,91 пг/мл против 6,42±1,05 пг/мл в контроле, $p>0,05$). Значительный дефицит ИФНγ имел место во 2 группе (0,11±0,07 пг/мл против 1,78±0,53 пг/мл в контроле, $p<0,001$), а в 1 группе ИФНγ был в пределах контрольных значений (1,8±0,51 пг/мл против 1,78±0,53 пг/мл в контроле, $p>0,05$) (Рисунок 8.1.6.). Эффекты проведения комбинированной интерфероно- и иммунотерапии на систему ИФН были различны у детей 1 и 2 группы. Так, в 1 группе детей достоверно увеличился как уровень ИФНα – в 3,4 раза (с 3,39±0,87 пг/мл до 11,49±2,31 пг/мл, $p<0,01$), так и уровень ИФНγ – в 2,3 раза (с 1,8±0,51 пг/мл до 4,17±10,72 пг/мл, $p<0,001$) и стал выше уровня здорового контроля по ИФНα в 1,8 раза ($p<0,05$) и по ИФНγ в 2,3 раза (р<0,001). Во 2 группе детей, с более глубокими дефектами в системе ИФН, уровень ИФНα восстановился до уровня здоровых детей (с 4,62±0,91 пг/мл до 6,85±0,95 пг/мл, р>0,05), а ИФНγ при тенденции к повышению оставался ниже контрольных значений (с 0,11±0,07 пг/мл до 0,21±0,12 пг/мл против 1,78±0,53 пг/мл в контроле, р<0,01) (Рисунок 8.1.6).

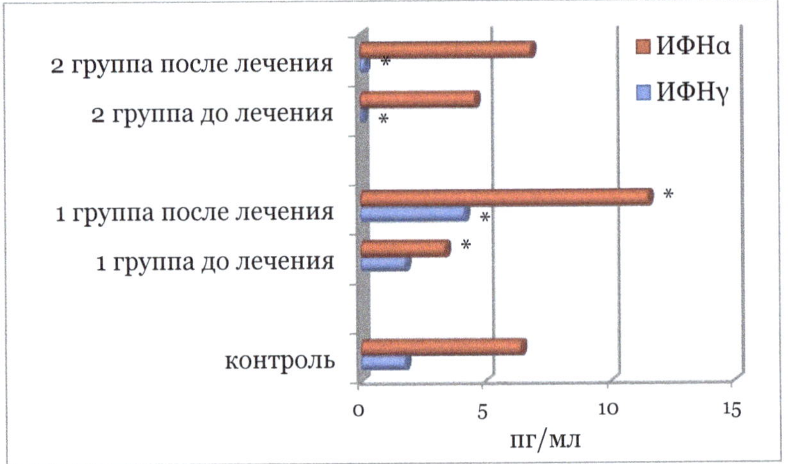

Рисунок 8.1.6. Изменение состояния системы интерферонов у детей с ассоциированными респираторными и герпетическими вирусными инфекциями на фоне комбинированной интерфероно- и иммунотерапии (р – достоверность по отношению к контролю:*– р<0,05).

Таким образом, программа оптимизированной комбинированной интерфероно- и иммунотерапии, разработанная для лечения и реабилитации иммунокомпрометированных детей с ассоциированными повторными респираторными и герпетическими вирусными инфекциями, показала высокую клиническую эффективность: снижение частоты эпизодов повторных ОРВИ в 3,2 раза в группе 1 и в 5,8 раза в группе 2, при этом длительность клинически благополучного периода увеличилась в 1,4 раза в группе 1 и в 1,6 раза в группе 2. Одновременно значительно сократилось количество детей с рецидивами орофациальной формы ВПГ I/II типа инфекции (в 1 группе в 4 раза, во 2 группе в 2,5 раза), при этом случаи возникновения обострения герпесвирусной инфекции были единичными. Отмечено также уменьшение герпесвирусной нагрузки (ВЭБ, ЦМВ, ВГЧ VI) в виде снижения репликативной активности герпесвирусов. Кроме того, выявлена и позитивная иммунологическая эффективность. Адекватные дозы рекомбинантного ИФНα способствовали значимому повышению уровней ИФНα и ИФНγ у детей 1 группы. По нашему мнению, наблюдаемое после проведения базисной интерферонотерапии значительное повышение уровней сывороточного ИФНα и ИФНγ необходимо для элиминации респираторных вирусов или прекращения репликации герпесвирусов. Такое повышение уровней сывороточного ИФНα и ИФНγ является признаком позитивной активации продукции ИФН и коррелирует с позитивной клинической динамикой. Дети 2 группы, изначально имеющие более глубокую дефектность в системе ИФН, в частности, более глубокий дефицит ИФНγ, ответили на проводимую терапию восстановлением преимущественно уровня ИФНα при одновременном уменьшении вирусной нагрузки – сокращении частоты повторных ОРВИ и репликации герпесвирусов. Включение в программу комбинированной интерфероно- и иммунотерапии иммуномодулирующей терапии ликопидом, при наличии преобладающего дефектного функционирования НГ у детей с ассоциированными возвратными респираторными и различными герпетическими вирусными инфекциями, демонстрирует весомые преимущества, связанные с эффективной коррекцией выявленных нарушений в системе НГ.

При лечении иммунокомпрометированных детей, страдающих с высокой степенью частоты рецидивирующими вирусными ассоциированными инфекциями, очевидны неудачи при проведении интерферонотерапии. У детей с повторными ОРВИ, сочетающимися с моно- и микст-герпетической инфекцией, выявлены комбинированные и изолированные дефекты иммунной системы, сочетающиеся с дефицитом сывороточных ИФНα и ИФНγ. Одна группа детей получала пролонгированную терапию рекомбинантным ИФНα2, изопринозин, а другая – дополнительно ликопид. Отмечен модулирующий характер влияния предложенной программы лечения на Т-клеточный и гуморальный иммунитет, ЕКК. Адекватные дозы рекомбинантного ИФНα2 способствовали более значимому повышению ИФНα и ИФНγ, а в случаях глубокой дефектности системы ИФН нормализации преимущественно ИФНα. Применение ликопида восстановило нарушенные функции НГ. Разработанная программа модифицированной интерфероно- и иммунотерапии имела высокую клиническую эффективность.

8.2. Влияние интерфероно- и иммунотерапии на функциональную активность нейтрофильных гранулоцитов у иммунокомпрометированных детей с возвратными вирусно-бактериальными инфекциями.

Нейтрофильный гранулоцит (НГ) по современным представлениям является мультифункциональной клеткой и участвует в реализации реакций врожденного и адаптивного иммунитета, осуществляя противоинфекционную защиту. В механизмах реализации антибактериального и противовирусного иммунитета активная роль принадлежит НГ. Высокая частота возвратных острых респираторных вирусных инфекций (ОРВИ) и обострений хронических заболеваний ЛОР-органов у детей является клиническим критерием дефектного функционирования иммунной системы, в частности системы НГ [7, 9, 15]. Известно, что фагоцитарная и микробицидная функция НГ, в том числе вирусоцидная активность, находится в непосредственной зависимости от их фенотипических особенностей: количества и плотности ряда экспрессируемых рецепторов. Экспрессия на мембране НГ CD32, CD16 важна в осуществлении фагоцитарной функции и антителозависимой цитотоксичности, что ассоциируется с CD11b/CD18-зависимым повышением адгезии, дегрануляцией и киллингом. CD64, CD32, CD16 – триггерные молекулы, запускающие иммунный фагоцитоз и процессы киллинга. Блокирование CD11b вызывает выключение активации CD64, CD32, CD16. Остаются неясными механизмы функционального праймирования НГ ассоциированного с их фенотипическим оснащением у детей с возвратными вирусно-бактериальными инфекциями респираторного тракта и ЛОР-органов и динамические изменения функционирования НГ при проведении иммунореабилитации. Кроме того, стойкий протективный эффект – основной элемент успешного лечения данной категории пациентов, который, к сожалению, не всегда достигается на фоне традиционной терапии и эпизодических коротких курсов интерфероно- или иммунотерапии, что вызывает разочарование у клиницистов [7, 10, 15]. В связи с этим, актуальность разработки новых иммунотерапевтических подходов для лечения возвратных вирусно-бактериальных респираторных инфекций не вызывает сомнения.

Под нашим наблюдением находилось 20 детей 5-8 лет (12 мальчиков и 8 девочек) с повторными ОРВИ, хроническими латентными или рецидивирующими герпесвирусными инфекциями (ВПГ I/II, ВЭБ, ЦМВ, ВГЧ VI) и хронической ЛОР-патологией вне острого периода. Иммунологическими методами исследованы: а) фенотип НГ периферической крови (CD64, CD32, CD16, CD11b) методом проточной цитометрии на CYTOMICS FC500 (Beckman Coulter, США) с панелью моноклональных антител с определением уровня плотности экспрессируемых рецепторов (MFI); б) фагоцитарная и микробицидная (NADPH-оксидаза) функции НГ. Определялся уровень сывороточных IgA, IgM, IgG. ИФН статус (уровень сывороточных ИФНα, ИФНγ) оценивался методом ИФА на приборе Labsystems Multiskan Ascent (Финляндия) с помощью тест-систем ООО «Цитокин» (Россия). Контроль – 20 условно-здоровых детей, сопоставимых по полу и возрасту.

Клинико-анамнестически у детей частота ОРВИ была 8-24 эпизода в год и длительность от 4 до 21 и более дней на протяжении 2 и более лет (в среднем 4,7 лет). У всех детей повторные ОРВИ сочетались с хроническими заболеваниями ЛОР-органов с частыми обострениями и персистирующей и/или моно- и микст-герпетической инфекцией (ВПГ I/II, ВЭБ, ЦМВ, ВГЧ VI). У 65% детей выявлена репликация герпесвирусов. Микробиологический пейзаж носо- и ротоглотки у 60% больных представлен монокультурами, а в 40% случаев – ассоциациями микробной флоры (Рисунок 8.2.1).

Проведенное клинико-иммунологическое обследование выявило у детей, страдающих с высокой частотой повторными ОРВИ ассоциированными с герпесвирусными инфекциями и хронической ЛОР-патологией, изолированный (66%) и комбинированный (34%) иммунодефициты.

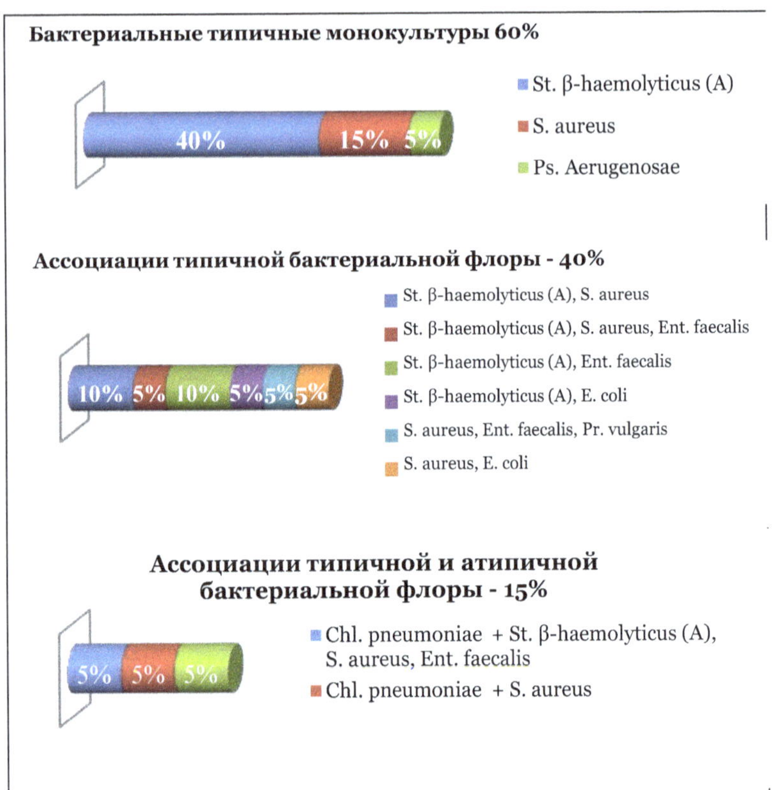

Рисунок 8.2.1. Микробиологический пейзаж у иммунокомпрометированных детей с повторными ОРВИ и сопутствующей хронической патологий ЛОР-органов.

Одно из ведущих мест в структуре иммунодефицитов занимает дефектное функционирование системы НГ и интерферонодефицит. В связи с этим нами разработана и предложена программа интерфероно- и иммунотерапиидля детей с данной патологией, учитывающая направленное воздействие на наиболее поврежденные звенья иммунной системы.

Разработанная программа интерфероно- и иммунотерапии включала: а) системную и локальную базисную терапию рекомбинантным ИФНα2 (вифероном) в течение 2,5 мес.; б) для элиминации герпесвирусов – изопринозин, из расчета 50 мг/кгМТ 3 курса по 10 дней с перерывом 14 дней; в) для коррекции антибактериального иммунитета использовались бактериальные лизаты – ИРС-19 по 14 дней 3 курса, чередуя с изопринозином (Таблица 8.2.1.).

Таблица 8.2.1. Программа интерфероно- и иммунотерапии для иммунокомпрометированных детей с повторными ОРВИ, герпетической инфекцией и хроническими заболеваниями ЛОР-органов.

Цель применения препарата	Схема терапии
Коррекция и модуляция ИФН статуса	Базисная системная терапия рекомбинантным **ИФНα_2 (вифероном)**, начиная с 1 млн. МЕ со снижением дозы каждые 20 дней до 150 тыс. МЕ, и локальная терапия **виферон гелем** – смазывание носовых ходов и ротоглотки 5-7 раз в день в течение 2,5 мес.
Противовирусная терапия для элиминации герпесвирусов	**Инозин пранобекс** (изопринозин) из расчета 50 мг/кгМТ – 3 курса по 10 дней с перерывом 14 дней.
Коррекция гуморального иммунитета	Бактериальные лизаты – **ИРС-19** по 2 дозы 2 раза в день курсами по 2 недели с интервалом в 2 недели – 3 курса, чередуя с курсами **изопринозина**.

Клиническая эффективность программы интерфероно- и иммунотерапии для иммунокомпрометированных детей с повторными ОРВИ, герпетической инфекцией и хроническими заболеваниями ЛОР-органов в катамнезе 1 год заключалась в сокращении в 5 раз частоты ОРВИ, их средняя продолжительность уменьшилась с 10-12 до 7 дней (в 1,4 раза), обострений хронических заболеваний ЛОР-органов в 2-4 раза, снижении герпесвирусной нагрузки, увеличении длительности клинически благополучного периода через 2,5 мес. в 2,5 раза а через 1 год в 1,9 раз с 6 до 11 мес (Рисунок 8.2.2.).

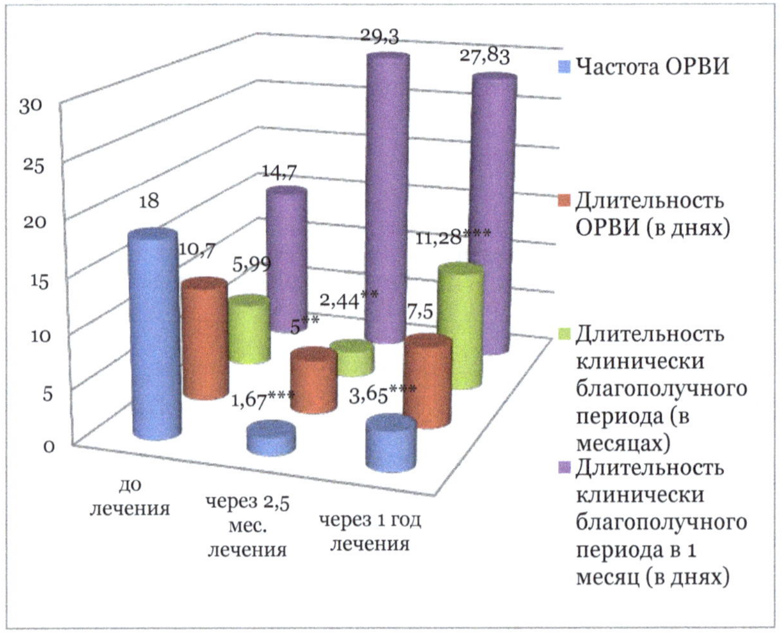

Рисунок 8.2.2. Клиническая эффективность комбинированной интерфероно- и иммунотерапии у иммунокомпрометированных детей с ассоциированными респираторными и герпетическими вирусными инфекциями и хронической ЛОР-патологией.

Осложненное течение ОРВИ зарегистрировано у 100% детей до лечения, а через 2,5 мес. лечении лишь у 15% и через год у 60% детей, при этом частота назначения курсов антибактериальной терапии уменьшилась с 8 до 1 курса в год (Рисунок 8.2.3.).

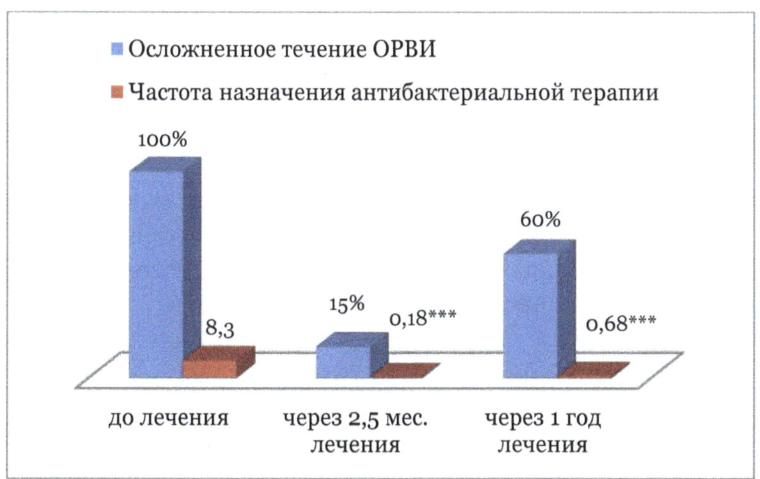

Рисунок 8.3.3. Частота встречаемости осложненного течения ОРВИ и назначения антибактериальной терапии у иммунокомпрометированных детей с ассоциированными респираторными и герпетическими вирусными инфекциями и хронической ЛОР-патологией.

Анализ полученных результатов позволил рандомизировать 2 группы иммунокомпрометированных детей, достоверно отличающихся друг от друга активностью фагоцитарных и микробицидных процессов. В 1 группу (55,6%) вошли дети с низким количеством активно «работающих» НГ (%ФАГ 40,8±1,62 против 57,85±3,34 в контроле, $p<0{,}05$), снижением процессов захвата антигенного материала (ФИ 1,65±0,12 против 2,58±0,31 в контроле, $p<0{,}01$) и дефектом киллинга и переваривания с достоверными различиями по ИП (1,18±0,17 против 1,86 ±0,17 в контроле, $p<0{,}01$) и ИППА (56,76±6,62 против 95,15±9,6 в контроле, $p<0{,}01$). При этом отмечена адекватная работа NADPH-оксидаз НГ в спонтанном и стимулированном тестах. На фоне проводимой комбинированной интерфероно- и иммунотерапии количество активно «работающих» НГ восстановилось до контрольных значений (%ФАН 51,17±0,41, $p>0,05$) при одновременной нормализации поглотительных функций (ФИ 2,16±0,16, $p>0,05$). Сохраняется некоторое снижение процессов киллинга и переваривания НГ (ИП 1,37±0,13, $p<0,05$) несмотря на стимуляцию резервной микробицидной активности NADPH-оксидаз (КМ СЦИ, $p<0,05$) (Рисунок 8.4.3а.).

Анализ функциональных характеристик НГ у детей 2 группы (44,4%) выявил отсутствие относительно контрольных величин изменений поглотительной и переваривающей способности НГ. Данная фагоцитарная реакция расценена нами как неадекватная имеющейся персистенции бактериальных антигенов у детей с повторными ОРЗ и хронической ЛОР-патологией. Спонтанная и стимулированная активность NADPH-оксидаз НГ была увеличена в 1,8 раза (СЦИсп. 0,15±0,02 против 0,08±0,01 в контроле, $p<0,01$; СЦИст. 0,28±0,03 против 0,16±0,02 в контроле, $p<0,01$), а резервный микробицидный потенциал сохранен (КМ СЦИ, $p>0,05$). После лечения сохранялся дефицит активно «работающих» НГ, дефекты поглотительной и переваривающей активности, оцениваемые по основным параметрам, при этом спонтанная активность NADPH-оксидаз НГ нормализовалась – что обуславливает необходимость продолжения иммунотерапии (Рисунок 8.4.3б.).

Анализ фенотипического состояния НГ иммунокомпрометированных детей с возвратными вирусно-бактериальными инфекциями позволил рандомизировать 2 группы детей с ориентированностью на особенности дефектов фагоцитарной функции НГ, достоверно отличающихся друг от друга, в том числе и фенотипически [3]. Так, в 1 группе (55%) вошли дети с выраженными дефектами фагоцитарной функции НГ, а во 2 группе (45%) – с неадекватным ответом фагоцитарной реакции НГ на имеющийся инфекционно-воспалительный процесс.

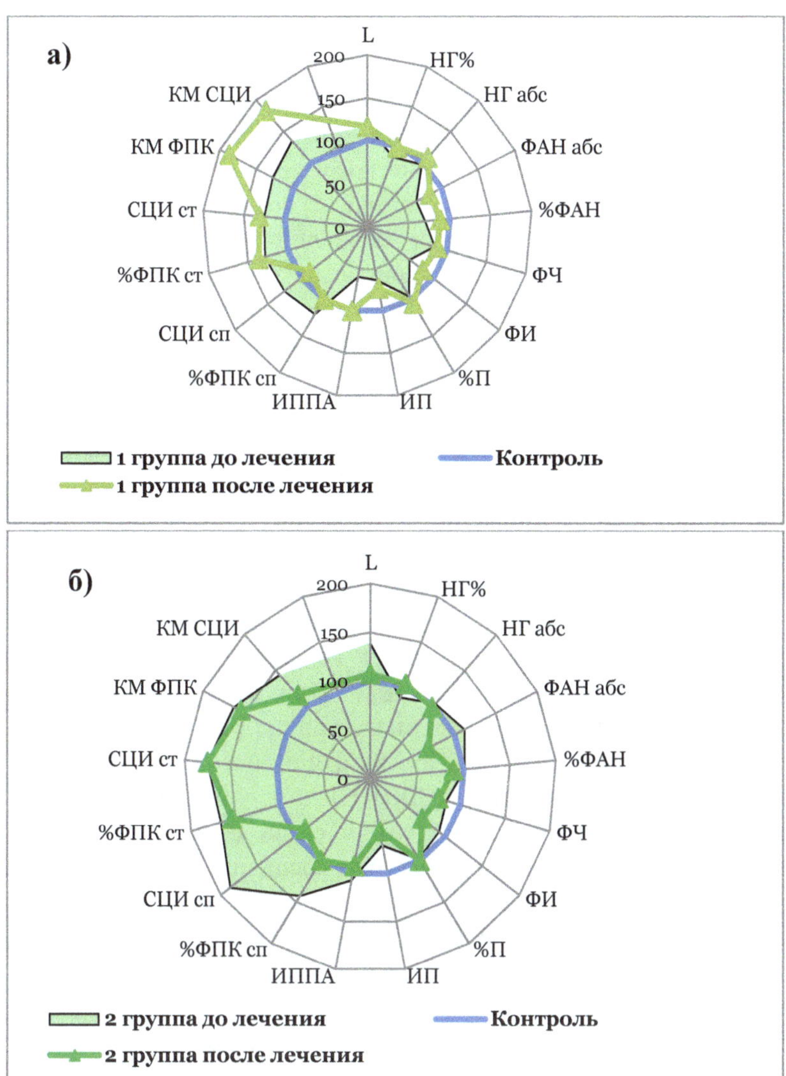

Рисунок 8.2.4. Изменение функциональной активности нейтрофильных гранулоцитов у иммунокомпрометированных детей с возвратными ОРИ и хронической ЛОР-патологией на фоне комбинированной интерфероно- и иммунотерапии (% от контроля)

При оценке состояния НГ на фоне интерфероно- и иммунотерапии выявлены особенности трансформации фенотипа (Рисунок 8.2.5.), сопряженные с изменением фагоцитарной функции НГ в группах исследования.

Анализ фенотипического состояния НГ иммунокомпрометированных детей с возвратными вирусно-бактериальными инфекциями позволил рандомизировать 2 группы детей с ориентированностью на особенности дефектов фагоцитарной функции НГ, достоверно отличающихся друг от друга, в том числе и фенотипически [3]. Так, в 1 группе (55%) вошли дети с выраженными дефектами фагоцитарной функции НГ, а во 2 группе (45%) – с неадекватным ответом фагоцитарной реакции НГ на имеющийся инфекционно-воспалительный процесс. При оценке состояния НГ на фоне интерфероно- и иммунотерапии выявлены особенности трансформации фенотипа (Рисунок 8.2.5.), сопряженные с изменением фагоцитарной функции НГ в группах исследования.

CD64$^+$НГ – CD64$^+$НГ% достоверно сниженный до лечения в 2,2 раза у больных 1 гр. увеличился до уровня контроля после лечения ($p>0,05$). При этом MFI CD64 не менялся. Во 2 гр. CD64$^+$НГ% снизился в 2,4 раза после лечения ($p<0,05$). Изменений MFI CD64 на фоне лечения не отмечено. Увеличение количества CD64$^+$НГ – маркер тяжести бактериального процесса [9, 10], в связи с чем полученные данные свидетельствуют о регрессии воспалительного процесса бактериальной этиологии после проведенного лечения.

CD16$^+$НГ – CD16$^+$НГ% достоверно не отличался от контроля до и после лечения, как в 1 гр., так и во 2 гр. Следует отметить, что MFI CD16 существенно увеличился в обеих группах. Так, в 1 гр. MFI CD16, находящийся в пределах контроля до лечения, возрос в 1,5 раза и стал выше контроля ($p<0,001$). Во 2 гр. при достоверном повышении MFI CD16 по сравнению с контролем до лечения отмечалось увеличение MFI CD16 в 1,3 раза после лечения ($p<0,001$) (Рисунок 8.2.5.).

CD32$^+$НГ – CD32$^+$НГ% в 1 гр., не отличающийся от контроля до лечения, достоверно уменьшился в 1,5 раза ниже контроля

($p<0,05$). В то же время, во 2 гр. значительно сниженное количество CD32+НГ% до лечения ($p<0,001$) после лечения практически не изменилось и оставалось в 4,2 раза ниже контроля ($p<0,001$). При этом MFI CD32 в 1 гр. пациентов не отличался от контроля до и после лечения ($p>0,05$). В то же время, MFI CD32 во 2 гр., сниженный до лечения по отношению к контролю, возрос до уровня контроля ($p>0,05$) (Рисунок 8.2.5.).

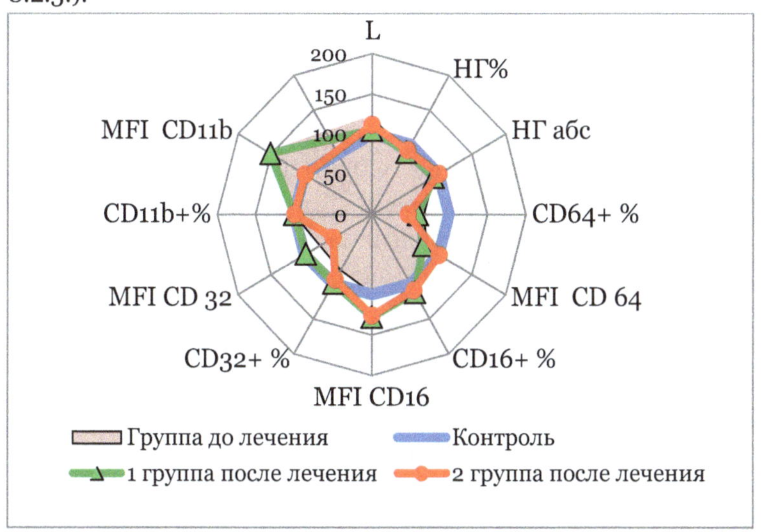

Рисунок 8.2.5. Трансформация фенотипа нейтрофильных гранулоцитов у иммунокомпрометированных детей возвратными ОРИ и хронической ЛОР-патологией до и после проведения комбинированной интерфероно- и иммунотерапии (% от контроля)

CD11b+ – CD11b+НГ% до лечения не отличался от такового здоровых детей как в 1 гр. ($p>0,05$), так и во 2 гр. ($p>0,05$). После окончания терапии значимых изменений количества CD11b+НГ в обеих группах не выявлено. В то время как MFI CD11b после лечения существенно повысился в обеих группах в 1,8 и в 1,5 раза ($p_1<0,001$; $p_2<0,05$) (Рисунок 8.2.5.).

Сопоставительный анализ продемонстрировал, что в 1 гр. на фоне более выраженных дефектов фагоцитарной функции НГ до лечения и восстановлении процессов поглощения после лечения в динамике имеет место снижение количества CD32⁺НГ. При этом уровень экспрессии CD32 на мембране НГ соответствует контролю. В то же время, во 2 гр. на фоне фагоцитарной дисфункции НГ до лечения и сохранении дефектов поглотительной и переваривающей активности НГ после лечения, имело место неизменяющееся снижение количества CD32⁺НГ. При этом после лечения произошло восстановление плотности экспрессии CD32 на НГ. Следует подчеркнуть, что параллельно с наличием количественных и/или качественных дефектов CD32⁺НГ, выявлено усиление экспрессии CD16 и CD11b в обеих группах исследования, что, возможно, имеет компенсаторный характер и необходимо для поддержания и активации фагоцитарной функции НГ, и, в основном, процессов поглощения.

Со стороны системы ИФН у иммунокомпрометированных детей возвратными ОРИ, герпесинфекцией и хронической ЛОР-патологией установлено, что на фоне персистенции респираторных вирусов и репликации герпесвирусов уровень сывороточного ИФНα и ИФНγ не возрастал в ответ на контакт с вирусами, а оставался в пределах контрольных значений (ИФНα - 5,07±0,25 пг/мл против 6,42±1,05 пг/мл в контроле, p>0,05; ИФНγ 1,05±0,11 пг/мл против 1,78±0,53 пг/мл в контроле, p>0,05) (Рисунок 8.2.6.).

Таким образом, выявлено дефектное функционирование системы ИФН в виде отсутствия адекватного ответа на вирусную нагрузку системы ИФН.

В рамках проводимой программы интерфероно- и иммунотерапии при снижении «шаг за шагом» дозы виферона отмечалась тенденция к восстановлению и поддержанию уровня ИФНα (с 5,07±0,25 пг/мл до 5,97±1,94 пг/мл против 6,42±1,05 пг/мл в контроле, p>0,05) и ИФНγ (с 1,05±0,11 пг/мл до 1,21±0,86 пг/мл против 1,78±0,53 пг/мл в контроле, p>0,05) в пределах контрольных значений (Рисунок 8.2.6.), что сопровождалось позитивными клинико-лабораторными параллелями в виде уменьшения вирусной нагрузки – снижения частоты ОРВИ, репликации герпесвирусов.

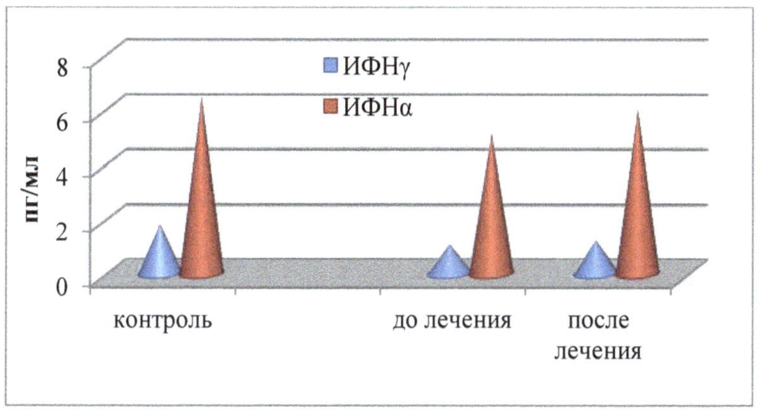

Рисунок 8.2.6. Состояние системы интерферонов у детей с возвратными ОРИ и хронической ЛОР-патологией на фоне комбинированной интерфероно- и иммунотерапии

Таким образом, у детей с возвратными вирусно-бактериальными инфекциями выявлена трансформация фенотипа сопряженная с дефектами фагоцитарной функции НГ (выраженные дефекты фагоцитарной функции НГ и неадекватный ответ фагоцитарной реакции НГ на имеющийся инфекционно-воспалительный процесс). Проведение интерфероно- и иммунотерапии у иммунокомпрометированных детей с возвратными вирусно-бактериальными инфекциями сопровождалось реорганизацией мембранной экспрессии рецепторов НГ и их фагоцитарной функции. Установлено снижение количества $CD64^{+}$НГ до контроля после лечения у детей с неадекватной имеющемуся воспалительному процессу фагоцитарной функцией НГ, что свидетельствуют о регрессии воспалительного процесса бактериальной этиологии. Количественные и/или качественные дефекты $CD32^{+}$НГ сопровождаются усилением экспрессии CD16 и CD11b, которое носит компенсаторный характер и необходимо для поддержания и активации фагоцитарной функции НГ, и, в основном, процессов поглощения. Дефектность системы ИФН связанная с неадекватным ответом ИФНα и ИФНγ на вирусно-бактериальную нагрузку у детей с данной патологией при проведении программы оптимизированной интерферонотерапии уменьшилась. Программа пролонгированной в адекватных дозах интерферонотерапии и иммунотерапии продемонстрировала высокую клиническую эффективность у иммунокомпрометированных детей с возвратными ОРВИ, герпесвирусными инфекциями и хроническими заболеваниями ЛОР-органов.

ЗАКЛЮЧЕНИЕ

В лечении иммунокомпрометированных детей, страдающих с высокой степенью частоты рецидивирующими вирусными ассоциированными инфекциями, очевидны неудачи при проведении коротких курсов интерферонотерапии в периоде клинических проялений ОРВИ. У детей с повторными ОРВИ, сочетающимися с моно- и микст-герпетической инфекцией, выявлены комбинированные и изолированные дефекты иммунной системы с преимущественным поражением системы НГ, сочетающиеся с дефицитом сывороточных ИФНα и ИФНγ.

Предложеные программы комбинированной интерфероно- и иммунотерапии, разработанные для лечения и реабилитации иммунокомпрометированных детей с повторными ОРВИ (от 8 до 24 и более эпизодов в год), хроническими латентными или рецидивирующими ГВИ (ВПГ I/II типа, ВЭБ, ЦМВ, ВГЧ VI тип) с сопутствующей хронической ЛОР-патологией или без таковой, показала высокую клиническую эффективность: значительное снижение частоты эпизодов повторных ОРВИ, при этом длительность клинически благополучного периода увеличилась с 6 до 11 месяцев в год. Одновременно значительно сократилось количество детей с рецидивами орофациальной формы ВПГ I/II типа инфекции и случаи возникновения обострения ГВИ были единичными. Отмечено также уменьшение репликативной активности герпесвирусов (ВЭБ, ЦМВ, ВГЧ VI). Выявлена и позитивная иммунологическая эффективность: отмечен модулирующий характер влияний предложенных программ лечения на НГ, систему ИФН. Адекватные дозы монотерапии рекомбинантным ИФНα2 способствуют значимому повышению уровней ИФНα и ИФНγ у детей с ассоциированными повторными ОРВИ и различными ГВИ. Достигнутый эффект повышения уровней сывороточного ИФНα и ИФНγ необходим для элиминации или прекращения репликации респираторных вирусов или герпесвирусов. Такое повышение уровней сывороточного ИФНα и ИФНγ является признаком позитивной активации продукции ИФН и коррелирует с позитивной клинической динамикой. Использование интерферонотерпии в комбинации с ликопидом позволило скорректировать дефектное функционирование не только системы ИФН (восстановление преимущественно уровня ИФНα), но и системы НГ у детей с ассоциированными повторными респираторными и различными ГВИ. При наличии вирусно-бактериального процесса, ассоциированного с неадекватной работой системы ИФН в сочетании с дефектным функционированием НГ и гуморального звена, включение в программу лечения ИРС-19 на фоне пролонгированной терапии вифероном демонстрирует весомые преимущества, связанные с эффективной коррекцией выявленных нарушений, преимущественно, антибактериального иммунитета.

Исследованиями также показано наличие трансформации фенотипа и дефекты фагоцитарной функции нейтрофильных гранулоцитов (НГ) у иммунокомпрометированных детей с вирусными и бактериальными ко-инфекциями. Пролонгированная и адекватная интерферонотерапия в комбинации с иммунотерапией демонстрирует высокую клиническую эффективность, сопровождающуюся перестройкой функционирования системы НГ в виде реорганизации мембранной экспрессии функционально-значимых рецепторов (CD64, CD32, CD16, CD11b) и модулированием фагоцитарной активности НГ.

Таким образом, отмечена дифференцированность влияний различных программ интерфероно- и иммунотерапии на восстановление дефектного функционирования НГ и системы ИФН: при выявлении моно- нарушений в системе ИФН имеет место восстановление уровней сывороточного ИФНα в 100% случаев на фоне пролонгированной терапии вифероном в адекватных дозах, в случаях выраженных дефектов функционирования НГ и нарушений системы ИФН выявлены преимущества комбинированной терапии вифероном и ликопидом, при преобладании дефектов в системе НГ в сочетании со снижением сывороточных иммуноглобулинов и нарушений системы ИФН продемонстрированы позитивные эффекты влияний виферона и ИРС-19. Выбранная тактика иммунореабилитации детей демонстрируют различные позитивные модулирующие клинико-иммунологические эффекты в группах исследования направленные на восстановление полноценности реагирования системы НГ и интерфероновой системы, что позволяет улучшить состояние здоровья детей и их адаптацию к дошкольно-школьным учреждениям.

8.3. Эффективность комбинированной интерфероно- и иммунотерапии при хронических инфекционно-воспалительных заболеваниях генитального тракта у женщин.

Актуальность исследования хронических заболеваний генитального тракта у женщин определяется их высокой распространенностью, неуклонным ростом заболеваемости, «омоложением» контингента больных, сложностью диагностики и лечения [8, 13, 14, 20]. Значимость иммунных механизмов в развитии, хронизации, прогрессировании инфекционно-воспалительных заболеваний обосновывает необходимость оценки состояния врожденного и адаптивного иммунитета у женщин с данной патологией для поиска новых терапевтических подходов, позволяющих уменьшить агрессивность воспаления и улучшить клинико-иммунологический статус пациенток [1, 5, 6].

Под нашим наблюдением находилось 30 женщин репродуктивного возраста с хроническими рецидивирующими вялотекущими инфекционно-воспалительными заболеваниями генитального тракта (хронический метроэндометрит, хронический сальпингоофорит) вне периода видимого обострения. Контрольную группу составили 20 здоровых женщин. Иммунологическими методами оценивались субпопуляции Т-лимфоцитов, В-клетки, естественные киллерные клетки (ЕКК), функции нейтрофильных гранулоцитов (НГ), уровни сывороточных IgA, IgM, IgG и ИФНγ.

У женщин с хроническими воспалительными заболеваниями генитального тракта, вне периода видимых острых клинических проявлений, выявлен дисбаланс функционирования иммунной системы (ИС). Так, установлено повышение абсолютного количества $CD3^{+}CD4^{+}$-, $CD3^{+}CD8^{+}$ Т лимфоцитов, ЕКК, В лимфоцитов, при этом отмечался дефицит сывороточного ИФНγ, неадекватный ответ гуморального звена - уровни сывороточных иммуноглобулинов IgA, IgM, IgG не превышали контроля (Рисунок 8.3.1., Рисунок 8.3.2.).

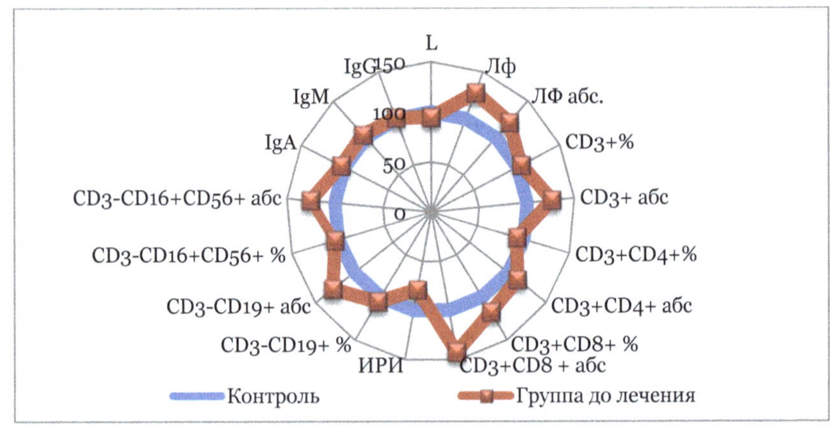

Рисунок 8.3.1. Состояние клеточного и гуморального иммунитета у женщин с хроническими инфекционно-воспалительными заболеваниями генитального тракта (% от контроля).

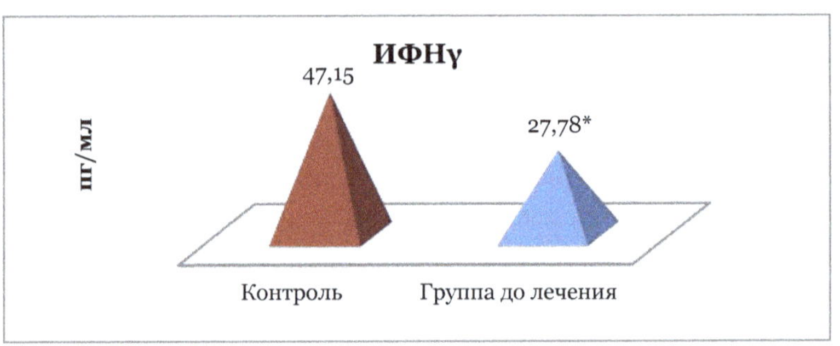

Рисунок 8.3.2. Уровень ИФНγ у женщин с хроническими инфекционно-воспалительными заболеваниями генитального тракта

У женщин с инфекционно воспалительными заболеваниями генитального тракта в циркуляции находится две субпопуляции НГ: $CD16^{+}CD32^{+}CD11b^{+}$НГ и $CD16^{+}CD32^{+}CD11b^{-}$НГ – значительно отличающиеся по своим, как количественным, так и качественным (плотность экспрессии различных мембранных молекул - MFI) характеристикам. Для обеих субпопуляций НГ отмечены различные тенденции в ремоделировании плотности экспрессии мембранных молекул

CD16, CD32, CD11b (Рисунок 8.3.3а, 8.3.3б.). Так, в субпопуляции без CD11b-рецептора ($CD16^+CD32^+CD11b^-$НГ) MFI по CD16 не отличался, а по CD32 в 2 раза превышал контрольные значения (Рисунок 8.3.3б.). В субпопуляции $CD16^+CD32^+CD11b^+$НГ выявлено снижение экспрессии CD16 в 1,6 раза. Наличие этой субпопуляции ассоциировано с дефектами фагоцитарной и микробицидной оксидазной функции НГ у женщин с данной патологией (Рисунок 8.3.3а.).

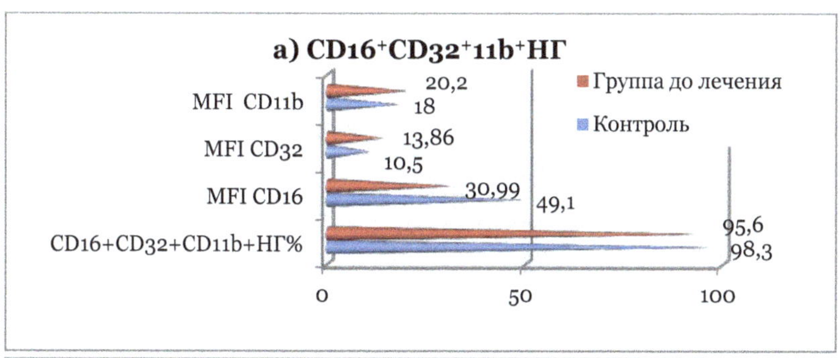

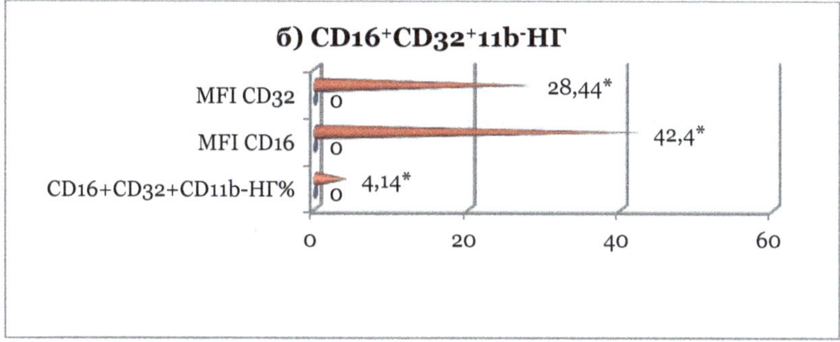

Рисунок 8.3.3. Трансформация фенотипа нейтрофильных гранулоцитов у женщин с хроническими инфекционно-воспалительными заболеваниями генитального тракта (% от контроля).

Отмечено нарушение фагоцитарной функции НГ, проявляющееся снижением количества активно фагоцитирующих клеток с увеличенной способностью к захвату антигена на фоне неадекватно низкой работы НАДФ-оксидаз, что сопровождалось снижением переваривающей активности и резервных возможностей НГ (Рисунок 8.3.4.).

Выявленные нарушения функционирования ИС создают предпосылки для поддержания вялотекущего воспалительного процесса при кажущемся клиническом улучшении и повышают вероятность частых обострений хронического воспалительного заболевания под влиянием различных негативных факторов (стресс, переохлаждение, НПВП и т.д.).

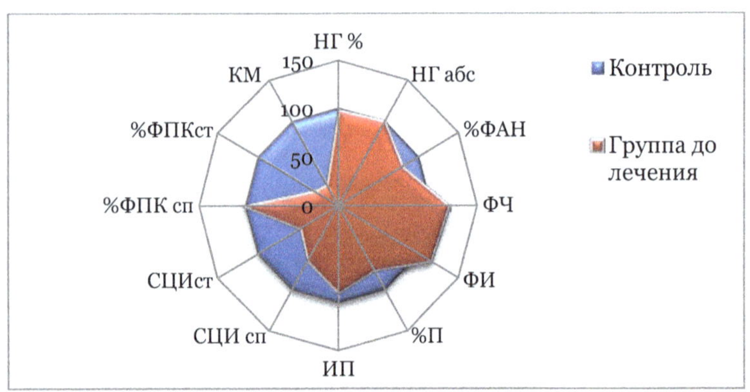

Рисунок 8.3.4. Состояние системы нейтрофильных гранулоцитов у женщин с хроническими инфекционно-воспалительными заболеваниями генитального тракта (% от контроля).

Принимая во внимание выявленные наиболее значимые нарушения функционирования ИС (дефекты функционирования НГ, дефицит ИФНγ), разработана программа комбинированной интерфероно- и иммунотерапии (Таблица 8.3.1.), включающая для коррекции интерферонового статуса, - системную терапию вифероном (рекомбинантный интерферон α2 в комбинации с антиоксидантами), начиная с 1 млн. МЕ со снижением дозы «шаг за шагом» каждые 2 недели в течение 8 недель, и для модулирования функций НГ - ликопид (глюкозаминилмурамилдипептид) – 10-дневный ежедневный курс 4 мг/сутки, далее со снижением дозы до 2 мг/сутки 2 дня в неделю в течение 4 недель.

Таблица 8.3.1. Программа интерфероно- и иммунотерапии при хронических инфекционно-воспалительных заболеваниях генитального тракта у женщин.

Цель применения препарата	Схема терапии
Коррекция и модуляция ИФН статуса	Базисная системная терапия **рекомбинантным ИФНα2** в комбинации с антиоксидантами (виферон) 1 млн. МЕ ректально: ✓ по 1 свече 2 раза в день – 10 дней ✓ далее – по 1 св. 2 раза в день – 3 дня в неделю – 2 нед. ✓ далее – по 1 св. 1 раз в день – 3 дня в неделю – 2 нед ✓ далее – по 1 св. 1 раз в день – 2 дня в неделю – 2 нед.
Направленная коррекция нарушений НГ	Глюкозоаминилмурамилдипептид (**Ликопид**) 10-дневный ежедневный курс 4 мг/сутки, далее со снижением дозы до 2 мг/сутки 2 дня в неделю в течение 4 недель

Проведение программы интерфероно- и иммунотерапии позволило существенно скорректировать выявленный дисбаланс в ИС: восстановился адекватный уровень функционирования гуморального звена, что выразилось увеличением количества В-лимфоцитов и уровня IgA, восстановлением уровня сывороточного ИФНγ (Рисунок 8.3.5., 8.3.6).

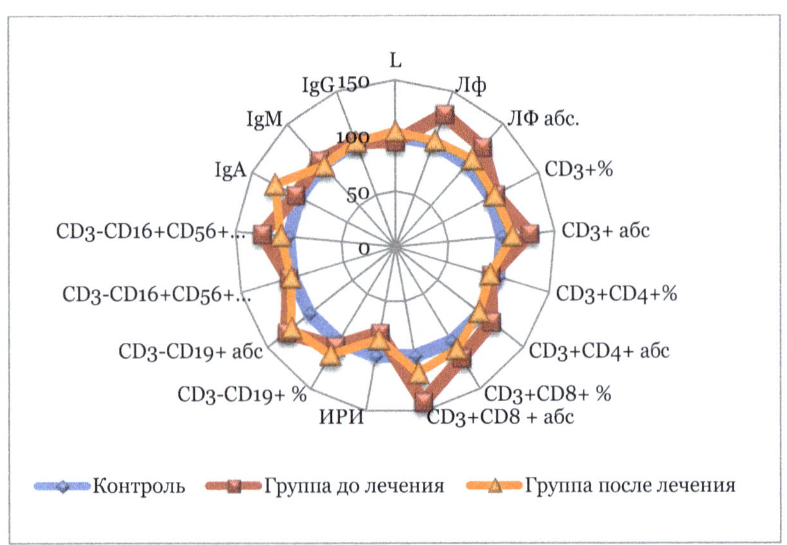

Рисунок 8.3.5. Состояние клеточного и гуморального звеньев иммунной системы у женщин с хроническими инфекционно-воспалительными заболеваниями генитального тракта до и после проведения интерфероно- и иммунотерапии (процент от контроля).

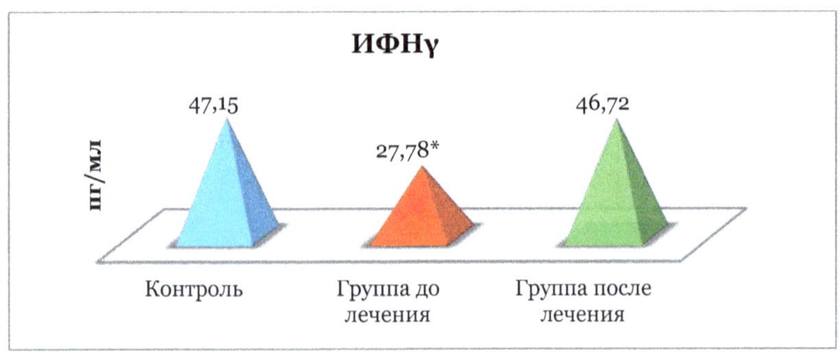

Рисунок 8.3.6. Уровень ИФНγ у женщин с хроническими инфекционно-воспалительными заболеваниями генитального тракта на фоне интерфероно- и иммунотерапии.

Кроме того, отмечен позитивный эффект влияния интерфероно- и иммунотерапии на систему НГ: увеличилось количество активно фагоцитирующих НГ, процессов захвата и киллинговой активности за счет полноценного включения в работу кислородзависимых микробицидных систем НГ, при этом активность НАДФ-оксидаз стала выше контрольных значений с восстановлением их резервных микробицидных возможностей (Рисунок 8.3.7.).

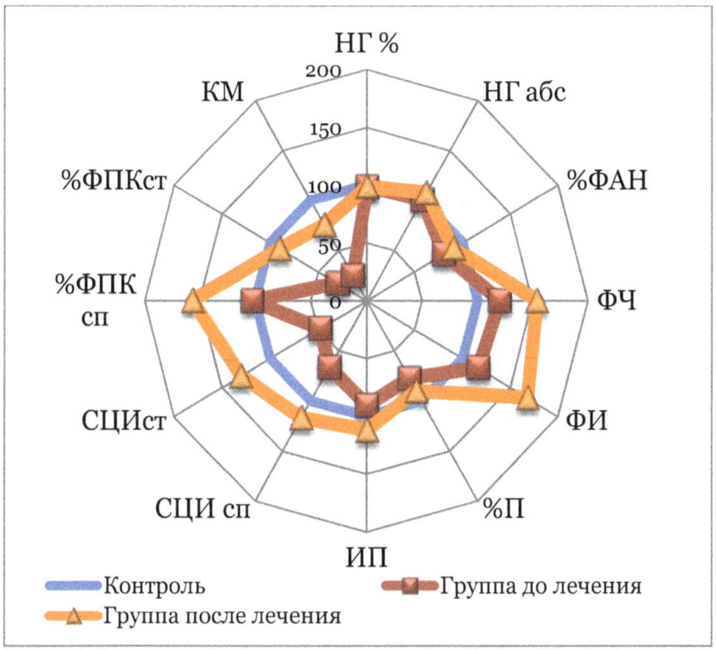

Рисунок 8.3.7. Состояние системы нейтрофильных гранулоцитов у женщин с хроническими инфекционно-воспалительными заболеваниями генитального тракта

Восстановление фагоцитарной и микробицидной активности НГ сопровождалось ремоделированием фенотипа НГ. Дефектная субпопуляция $CD16^+CD32^+CD11b^-$НГ полностью исчезла, а в субпопуляции $CD16^+CD32^+CD11b^+$НГ выявлено увеличение экспрессии CD11b (в 1,6 раза), MFI CD32 при неизмененном уровне MFICD16 (Рисунок 8.3.8а, б).

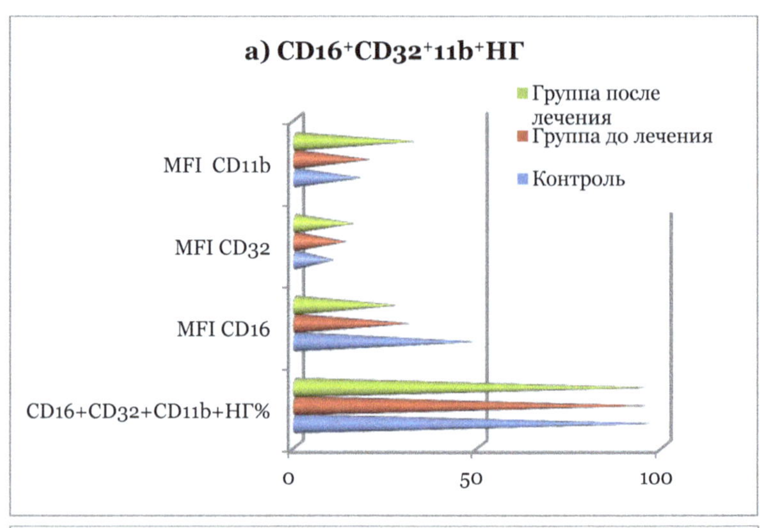

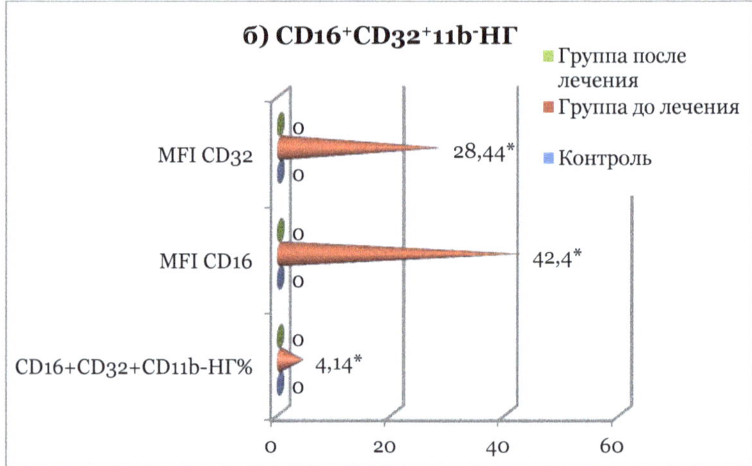

Рисунок 8.3.3. Трансформация фенотипа нейтрофильных гранулоцитов у женщин с хроническими инфекционно-воспалительными заболеваниями генитального тракта и его ремоделирование на фоне интерфероно- и иммунотерапии (% от контроля).

Позитивные изменения в ИС сопровождались положительными клиническими эффектами в виде нормализации клинического статуса: уменьшения количества обострений, увеличения длительности «истинной» клинической ремиссии и безрецидивного периода хронических заболеваний половых путей, восстановлению репродуктивных функций.

Таким образом, при хронических воспалительных заболеваниях генитального тракта вне периода видимых острых клинических проявлений, имеет место «относительная» ремиссия без видимых клинических проявлений, которая ассоциирована с существенными дефектами функционирования различных звеньев ИС, что требует проведения адекватной корригирующей интерфероно- иммунотерапии. Разработанная нами программа комбинированной интерфероно- и иммунотерапии (виферон и ликопид) позволила добиться хорошей клинической и иммунологической эффективности у 96,6% пациенток с хроническими воспалительными заболеваниями генитального тракта.

СПИСОК ЛИТЕРАТУРЫ

1. Данусевич И.Н. Цитокино-гормональные взаимодействия при хроническом эндометрите у женщин с репродуктивными нарушениями // Вопросы гинекологии, акушерства и перинатологии. 2015. № 4. С. 42-48.
2. Замахина Е.В., Фомина В.Л., Кладова О.В., Бутакова Е.П., Базанова А.С., Легкова Т.П., Учайкин В.Ф.Клинико-патогенетическое значение персистенции респираторных вирусов у часто болеющих ОРИ детей // Педиатрия. 2009. Т.87 (2). С. 42-47.
3. Захарова И.Н., Торжхоева Л.Б., Заплатников А.Л. Коровина Н.А., Малиновская В.В., Чеботарева Т.А., Глухарева Н.С., Курбанова Х.И., Короид Н.В., Выжлова Е.Н Модифицированная интерферонотерапия острых респираторных инфекций у детей раннего возраста: патогенетическое обоснование и эффективность // Российский вестник перинатологии и педиатрии. 2011. № 3. С. 49-54.
4. Захарова И.Н., Чебуркин А.В., Малиновская В.В., Торшхоева Л.Б., Курбанова Х.И., Паршина О.В., Гусева Т.С. Значение системы интерферонов в формировании иммунного ответа у детей с острыми респираторными вирусными инфекциями // Вопросы практической педиатрии. 2009. Т. 4 (6) С. 38-45.
5. Каграманова Ж.А., Малиновская В.В., Выжлова Е.Н., Ланщакова П.Е. Новые направления в диагностике и лечении эндометрита // Иммунопатология, аллергология, инфектология. 2016. №1. С. 64-77. DOI: 10.14427/jipai.2016.1.64.
6. Калинина Н.М. Хронический эндометрит: подходы к диагностике и терапии // Consilium Medicum. 2015 Т. 17 (6). С. 77–80.
7. Караулов А.В., Кокушков Д.В. Иммуномодуляторы: классификация, принципы и практика применения при инфекции дыхательных путей у детей // Детские инфекции. 2007. Т. 6 (4). С. 68-74.
8. Козырева Е. В., Давидян Л. Ю. Современные методы лечения хронического эндометрита (обзор литературы) // Лечащий Врач. 2015. № 12/15. https://www.lvrach.ru/2015/12/15436351/
9. Нестерова И.В., Клещенко Е.И., Ковалева С.В., Алексеева О.Н., Чудилова Г.А., Ломтатидзе Л.В. Проблемы лечения вирусно-бактериальных инфекций у часто и длительно болеющих иммунокомпрометированных детей //Российский аллергологический журнал. 2011. № 2. С. 86-93.
10. Нестерова И.В., Ковалева С.В., Клещенко Е.И., Чудилова Г.А., Ломтатидзе Л.В., Шинкарева О.Н., Парфенов В.В., Кольцов В.Д. Оптимизация тактики интерфероно- и иммунотерапии в реабилитации иммунокомпрометированных детей с повторными респираторными и герпетическими вирусными инфекциями // Педиатрия. 2014. № 3. С.62-68.
11. Нестерова И.В., Кокова Л.Н., Ломтатидзе Л.В. Значимость коррекции интерферонового статуса в комплексной терапии

хронического упорно-рецидивирующего орофасциального герпеса // Цитокины и воспаление. 2010. Т. 9 (2). С. 67-72.
12. Нестерова И.В., Малиновская В.В., Тараканов В.А., Ковалева С.В. Интерфероно- и иммунотерапия в практике лечения часто и длительно болеющих детей и взрослых. Capricorn Publishing Inc., 2004. 160с.
13. Олейник В.Ю. Хронический эндометрит в срезе ранних репродуктивных потерь (обзор литературы) // Международный журнал экспериментального образования. 2016. № 5-1. С. 67-69. URL: http://www.expeducation.ru/ru/article/view?id=9912 (дата обращения: 29.01.2018).
14. Радзинский В.Е., Петров Ю.А., Полина М.Л. Хронический эндометрит: современные аспекты // Кубанский научный медицинский вестник. 2017. №5. С. 69-74. DOI:10.25207/1608-6228-2017-24-5-69-74
15. Самсыгина Г.А. Часто болеющие дети: проблемы патогенеза, диагностики, терапии // Педиатрия. 2005. №1. С.66-73.
16. Учайкин В.Ф. Информационное письмо. Усовершенствованный способ лечения острых респираторных вирусных инфекций, в том числе гриппа у детей, имеющих функциональные и морфофункциональные отклонения в состоянии здоровья (относящихся к II-IV группам здоровья). Информационное письмо. Москва, 2012.
17. Alsharifi M., Regner M., Blanden R. et al. Exhaustion of type I interferon response following an acute viral infection. J. Immunol. 2006. № 177. P. 3235–3241.
18. Haller O., Weber F. The interferon response circuit in antiviral host defense. Verh K Acad Geneeskd Belg. 2009. V. 71(1-2). P. 73–86.
19. Kitagawa Y., Yamaguchi M., Zhou M., Komatsu T., Nishio M., Sugiyama T., Takeuchi K., Itoh M., Gotoh B. A tryptophan-rich motif in the human parainfluenza virus type 2 V protein is critical for the blockade of toll-like receptor 7 (TLR7) - and TLR9-dependent signaling. J. Virol. 2011.V. 85. P. 4606–4611.
20. Kitaya K., Matsubayashi H., Yamaguchi K., Nishiyama R., Takaya Y., Ishikawa T., Yasuo T., Yamada H. Chronic endometritis: potential cause of infertility and obstetric and neonatal complications. *Am.* J.Reprod. Immunol. 2016. V. 75 (1). P. 13–22. Doi: 10.1111/aji.12438.
21. Levin S., Hahn T. Evaluation of the human interferon system in viral disease. Clin Exp Immunol. 1981. V. 46. P. 475–483.
22. Malmgaard L. Induction and regulation of IFNs during viral infections. J. Interferon Cytokine Res. 2004. V. 24 (8). P. 439–454.
23. Randall R. E., Goodbourn S. Interferons and viruses: an interplay between induction, signalling, antiviral responses and virus countermeasures. J. Gen.Virol. 2008. V. 89. P.1–47.
24. Ren J., Liu T., Pang L., Li K., Garofalo R. P., Casola A., Bao X. A novel mechanism for the inhibition of interferon regulatory factor-3-dependent gene expression by human respiratory syncytial virus NS1 protein. J. Gen Virol. 2011. V.92(9). P 2153–2159.

25. Shi L., Ramaswamy M., Manzel L.J., Look D.C. Inhibition of Jak1-dependent signal transduction in airway epithelial cells infected with adenovirus. Am J Respir Cell Mol Biol. 2007. V. 37. P. 720–728.
26. Swedan S., Musiyenko A., Barik S. Respiratory syncytial virus nonstructural proteins decrease levels of multiple members of the cellular interferon pathways. J. Virol. 2009. V. 83. P. 9682–9693.
27. Weber F., Kochs G., Haller O. Inverse interference: how viruses fight the interferon system. Viral Immunol. 2004. V. 17 (4). P. 498–515.

Глава 9. МЕТОДЫ КОМПЛЕКСНОЙ ОЦЕНКИ СИСТЕМЫ НЕЙТРОФИЛЬНЫХ ГРАНУЛОЦИТОВ

9.1. Оценка фагоцитарной активности нейтрофильных гранулоцитов.

Фагоцитоз является одной из важнейших реакций, обеспечивающих естественную резистентность организма. Это многостадийный процесс, включающий в себя хемотаксис, захват объекта с последующим образованием фагосомы, слияние фагосомы и лизосомы с образованием фаголизосомы и протеолитическую деградацию поглощенного объекта. Нарушения на различных этапах фагоцитоза приводят к развитию многочисленных патологических состояний. При иммунокоррекции заболеваний, связанных с фагоцитарной недостаточностью, используются различные иммуномодуляторы: цитокины (IL-2, GM-CSF и IFN), растительные экстракты, препараты, полученные из бактерий и другие.

Таким образом, определение фагоцитарной активности лейкоцитов периферической крови является важным диагностическим критерием, а также может использоваться для оценки иммунокорригирующего действия лекарств (ex vivo) и разработки скрининговых тест-систем для создания новых иммуномодулирующих препаратов (in vitro).

9.1.1. Реакция бактериального фагоцитоза нейтрофилов с определением степени завершенности (И. В. Нестерова, 1988).

1. На середину хорошо обезжиренного стекла помещают 10 мкл гепарина (в разведении 2 ЕД в 0,1 мл физиологического р-ра) и 20 мкл крови (гепаринизация крови).
2. Добавляют 10 мкл мясопептопного бульона (МПБ).

3. Добавляют 10 мкл микробной взвеси лабораторного штамма Staphylococcus aureus (лабораторный штамм № 209 на физиологическом растворе в концентрации 1 х 10^6клеток/мл).

4. Круговыми движениями стекла перемешивают компоненты.

5. Инкубируют в термостате во влажной камере 120 мин., при 37° С.

6. Излишек крови осторожно удаляется при наклоне предметного стекла под углом 45°, и на предметном стекле остается лейкоконцентрат, ограниченный хорошо видимыми контурами капли.

7. Высушенные при комнатной температуре мазки фиксируют в метаноле в течение 5 мин.

8. Окрашивают по Романовскому в течение 3-4 мин.

9. Промывают в дистиллированной воде, высушивают, микроскопируют в световом микроскопе при увеличении 10х90, иммерсионный объектив.

При этом оценивают поглотительную способность и переваривающую функцию фагоцитов.

ОЦЕНКА ПОГЛОТИТЕЛЬНОЙ СПОСОБНОСТИ И ПЕРЕВАРИВАЮЩЕЙ ФУНКЦИИ ФАГОЦИТОВ

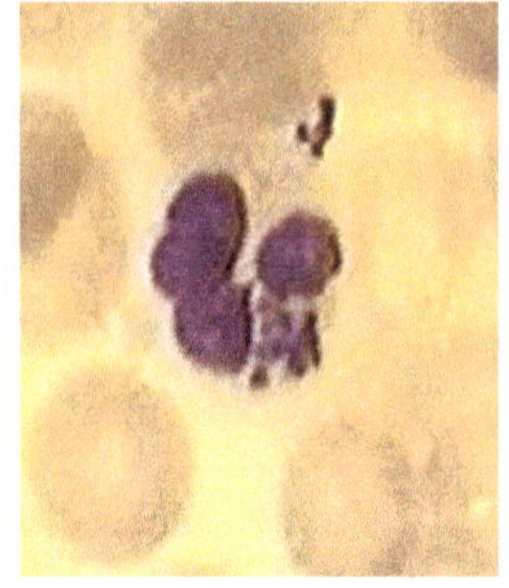

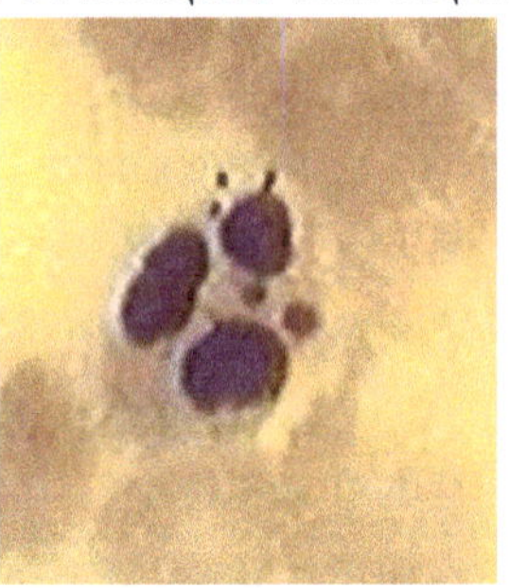

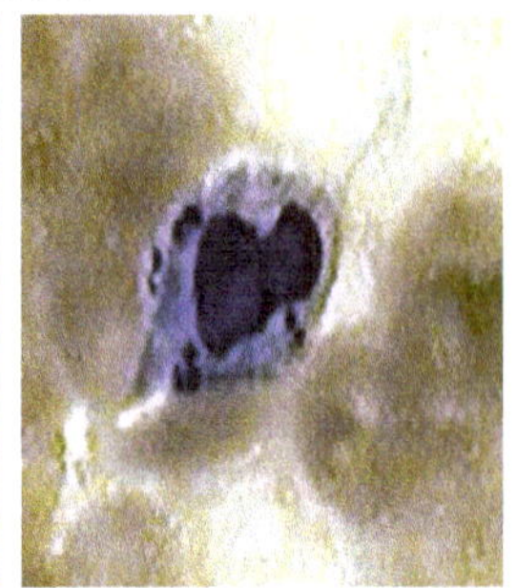

Для оценки поглотительной способности и переваривающей функции фагоцитов подсчитывается 100 нейтрофилов в мазке. В каждом **НГ** определяется: есть или нет внутриклеточно расположенные бактерии **(М)**, количество живых бактерий (**$М_{жив}$**), количество убитых и разрушенных бактерий **($M_{уб}$)**:

$$M = M_{уб} + M_{жив}$$

«Активный» нейтрофил - нейтрофил, поглотивший микробы **(ФА)**.

<u>Поглотительную функцию</u> оценивают по показателям:

- процент фагоцитоза(%ФАН) - процент НГ, поглотивших микробы **(ФА)**, из общего числа посчитанных нейтрофилов:

$$\%ФАН = \frac{ФА}{100}$$

- фагоцитарное число(ФЧ) - среднее число фагоцитированных микробов **(М)**, приходящееся на 1 «активный» НГ **(ФА)**:

$$ФЧ = \frac{М}{ФА}$$

- фагоцитарный интегральный индекс (ФИ) - среднее число фагоцитированных микробов, деленное на **Ф**,где **Ф** - 100 посчитанных НГ:

$$ФИ = \frac{М}{Ф}$$

<u>Завершенность фагоцитарного акта</u> оценивают по показателям:

-процент переваривания (%П) - отношение числа убитых бактерий **($M_{уб}$)** к общему числу фагоцитированных бактерий **(М)**):

$$\%П = \frac{Муб * 100}{М}$$

-индекс переваривания (ИП) - среднее число убитых бактерий **($M_{уб}$)** на 1 посчитанный НГ, т.е. на Ф=100:

$$ИП = \frac{Муб}{Ф}$$

-интегральный показатель переваривающей активности (**ИППА**) - позволяет оценить фагоцитарную активность НГ в абсолютных значениях, где **ФАН (абс.)** - фагоцитарная активность ***абсолютного количества НГ***:

$$ИППА = \frac{ФАН\ (абс.) * \%П}{1000}$$

Примечание:

$$ФАН\ (абс.) = \frac{\%ФАН * НГ(абс.)}{100}, \quad НГ(абс.) = \frac{\%НГ * L}{100},$$

где L – лейкоцитоз, %НГ- относительное количество НГ (морф.).

9.1.2. Определение фагоцитарной активности НГ с использованием зимозана (Нестерова И.В. и соавт., 1996, модификация).

1.На середину хорошо обезжиренного предметного стеклананосят50 мкл гепарина (в разведении 2 ЕД в 0,1 мл физиологического р-ра), добавляют 100 мкл крови и 50 мкл взвеси зимозана в концентрации 3,5 мг/мл.
2.Инкубируют во влажной камере в термостате в течение 120 минут при 37°С.
3.Излишки крови осторожно удаляют при наклоне предметного стекла под углом 45°, и на предметном стекле остается лейкоконцентрат, ограниченный хорошо видимыми контурами капли.
4.Мазки сушат, фиксируют в метаноле в течение 5 минут. Окрашивают по Романовскому в течение 5-10 минут.
5.Промывают в дистиллированной воде, оставляют до полного высыхания, микроскопируют.
Определяют % ФАН - процент активно фагоцитирующих НГ из общего числа посчитанных нейтрофилов. Количество «активно фагоцитирующих нейтрофилов» оценивают по количеству клеток с внутриклеточно расположенными частицами зимозана, подсчитывая их на 100 НГ в мазке.

Приготовление опсонизированного зимозана: в пробирку помещают 15 мг сухого зимозана, добавляют 5 мл ЗФР, центрифугируют 10 минут. Затем надосадок сливают, добавляют 5 ЗФР, отмывают на центрифуге ещё 10 минут. Сливают надосадок, добавляют 2,5 мл ЗФР, перемешивают. Получается неопсонизированный зимозан с концентрацией 3,5 мг/мл. Для дальнейшего приготовления опсонизированного зимозана к 1 мл полученной взвеси неопсонизированногозимозана добавляют 1 мл пулированной сыворотки здоровых людей и помещают в термостат на 1 час. После чего центрифугируют 10 минут, сливают надосадок, добавляют 5 мл ЗФР и центрифугируют ещё 10 минут. Надосадок сливают. Добавляют 1 мл ЗФР раствора, перемешивают. Полученный опсонизированный зимозан может храниться в течение 10 дней в холодильнике при t - 4°С.

9.1.3. Определение фагоцитарной активности лейкоцитов периферической крови методом проточной цитофлуориметрии (набор *Phagotest*®).

Для определения фагоцитарной активности нейтрофилов периферической крови используется диагностический набор *Phagotest*®, производства *ORPEGEN Pharma (BD Bioscience cat № 341060)*, поставляемый ООО «БиоЛайн». Протокол исследования позволяет количественно определить способность фагоцитов к захвату объекта, т.е. к опосредованному рецепторами связыванию и последующему образованию внутриклеточной фагосомы. В соответствии с данным протоколом для анализа используют венозную кровь, взятую в гепаринизированные пробирки BDVacutainer™ LH.

1.По 100 мкл цельной крови вносят в две пробирки 12х75 мм и инкубируют на ледяной бане (0 °С) в течение 10 минут.

2.К образцам добавляют по 20 мкл суспензии опсонизированных и окрашенных флуорохромом (*FITC*) бактерий *E. coli*, пробирки встряхивают на вортексе (3500 об./мин., 5 сек.).

3.Одну из пробирок (опытную) помещают в водяную баню (37°С) на 10 мин., другую (контрольную) оставляют в ледяной бане.

4.После окончания инкубации опытную пробирку переносят в ледяную баню, к обеим пробам добавляют по 100 мл “гасящего” раствора, встряхивают на вортексе.

5.Затем добавляют по 3 мл охлажденного до 4 °С отмывочного раствора, встряхивают и центрифугируют в течение 5 минут (250 g, 4 °С). Процедуру отмывки повторяют дважды.
6. Полученные осадки клеток лизируют и фиксируют при комнатной температуре в течение 20 минут.
7.Затем клетки центрифугируют (5 мин., 250 g, 4 °С), отбрасывают супернатант, проводят окраску при температуре ледяной бани в течение 10 минут.

Полученные образцы анализируют на проточном цитометре *Cytomics FC500* фирмы *Beckman Coulter,* США. Учет фагоцитирующих клеток проводят по интенсивности зеленой флуоресценции (FL-1 канал), ядросодержащие клетки определяют по интенсивности красной флуоресценции (FL-3 канал). По результатам цитометрии определяют процентное содержание фагоцитирующих гранулоцитов в опытном образце.

9.1.4. Определение фагоцитарной активности нейтрофильных гранулоцитов периферической крови методом проточной цитофлюориметрии (Мазуров Д.В.,Пинегин Б.В., 2000).

Для постановки реакции используют цельную гепаринизированную венозную кровь и взвесь ФИТЦ-меченых микроорганизмов в соотношении 1:10.
1.Пробы инкубируют при температуре 37°С в течение 30 минут. По окончании инкубации проводят лизис эритроцитов и фиксацию лейкоцитов с использованием лизирующего комплекта реагентов ImmunoPrep™ (в состав набора входит реагент А – лизирующий эритроциты, реагент В – стабилизирующий и реагент С – фиксирующий реагент) на автоматической станции пробоподготовки Q-Prep™.
2.Анализ образцов проводят на проточном цитофлуориметре Cytomics FC500 фирмы Beckman Coulter, США.
В окне DotPlot по показаниям прямого и бокового светорассеивания однопараметрическая гистограмма по FL1 для нейтрофилов. Процент флуоресцирующих (фагоцитировавших) нейтрофилов высчитывается автоматически, что отражается в

соответствующих гистограммах, таблицах статистики. Количество собираемых событий по нейтрофилам не менее 3000.Также оценивают и такой показатель как MFI, который является средней геометрической интенсивности свечения клеток и позволяет судить о количестве частиц, захваченных клетками.

Приготовление ФИТЦ-меченых микроорганизмов: суточные культуры S. aureus, культивируемые на скошенном агаре, смывают изотоническим раствором хлорида натрия, убивают нагреванием 96-98°С в течение 40 минут и осаждают путем центрифугирования в течение 25 минут при 1000 об./мин.После этого дважды отмывают в 10 мл фосфатно-солевого буфера (ФСБ, pH 7,4). По стандарту мутности концентрацию бактерий доводят до 1 млн/мл карбонатно-бикарбонатным буфером (pH 9,5). К взвеси бактерий добавляют флуоресцеинизотиоцианат (ФИТЦ) (Sigma, США) в конечной концентрации для убитых бактерий 0,1мг/мл, инкубируют при +4°С в течение 12 часов. Затем несвязавшийся ФИТЦ удаляют путем трехкратной отмывки ФСБ, в течение 25 минут при 1000 об./мин. Концентрацию бактерий доводят до 500 млн/мл по стандарту мутности. Взвесь бактерий аликвотируют и хранят при -20°С до 6 месяцев.

9.2. Цитохимические методы диагностики.

Цитохимические методы характеризуются высокой информативностью, простотой в постановке реакции, малым количеством исследуемого материала, не требуют специального оборудования и могут легко воспроизводиться в любых клинико-диагностических лабораториях. Цитохимический анализ дает глубокую и всестороннюю информацию о состоянии обменных и структурных изменений в клетке, и может быть использован как в клинической практике, так и в экспериментальной работе.

Для количественной оценки результатов цитохимических реакций используется принцип Kaplow (1955), дающий возможность сравнительной оценки полученных результатов. Этот метод позволяет определить показатель активности НГ, т.е. выразить количественное содержание исследуемых компонентов в условных единицах измерения. При оценке цветных цитохимических реакций предполагается, что интенсивность окраски и количество окрашенного материала соответствует и количеству исследуемого в клетке вещества или активности фермента.

Учет и оценка результатов цитохимических реакций по Kaplow (1955)

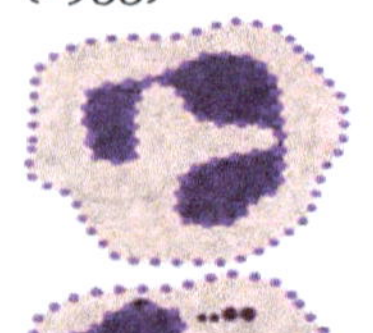

0 степень — окрашено только ядро, цитоплазма не окрашена, не видно контуров гранул

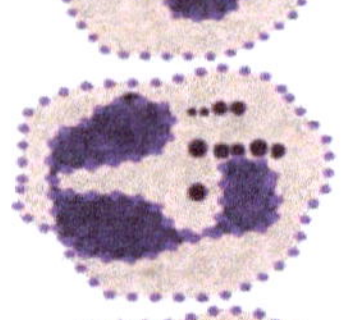

1-я степень — вся цитоплазма диффузно окрашена или окрашено не более 1/4 цитоплазмы

2-я степень—в цитоплазме хорошо видны хорошо окрашенные гранулы, окрашено более 1/4 цитоплазмы

3-я степень — всю цитоплазму занимают гранулы, но ядро свободно, окрашено 3/4 и более цитоплазмы

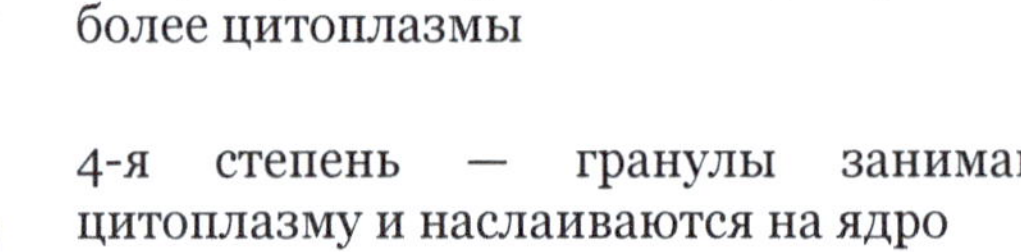

4-я степень — гранулы занимают всю цитоплазму и наслаиваются на ядро

После подсчета 100 НГ рассчитывается средний цитохимический индекс (СЦИ):

$$СЦИ = \frac{0a + 1b + 2c + 3d + 4e}{100}$$

где a, b, c, d, e - количество НГ 0, 1, 2, 3, 4 степени соответственно.

9.2.1. Определение активности щелочной фосфатазы нейтрофилов по М. Г. Шубичу (1965).

Щелочная фосфатаза является весьма лабильным ферментом и при различных патологических состояниях изменения ее активности бывают значительными и постоянными. Показателем повышения активности щелочной фосфатазы является увеличение ее количества в клетке, при снижении ее активности уровень данного фермента в клетке уменьшается.

Принцип метода: Расщепление щелочной фосфатазой нафтилфосфата с освобождением нафтола, образующего с солями диазоля нерастворимый, окрашенный в сине-коричневый цвет осадок, выпадающий в местах локализации фермента.

1. Мазки крови готовят по обычным правилам на очищенных и обезжиренных предметных стеклах и высушивают на воздухе.
2. Фиксируют мазки в парах формалина в течение 1 мин.
3. После фиксации мазки просушивают на воздухе в течение 15 мин.
4. Инкубируют мазки в течение 30 мин. при 20°C в инкубационной смеси следующего состава:

Раствор А. 25 мг α-нафтилфосфата натрия растворяют в 25 мл боратного буфера pH — 9,18 (19, 1 г буры на 1 л дист. воды), коррекцию pH проводят 0,7—1,0 мл 1н. р-ра едкого натрия.

Раствор В. 50 мл диазоля синего или синего прочного ВВ растворяют в 25 мл боратного буфера pH—9,18 (фильтруется в темноте). Растворы А и В сливаются.

5. После инкубации мазки промывают в течение 10 мин. проточной водой, ополаскивают в дистиллированной воде.
6 .Ядра докрашивают 0,1%-ным водным раствором сафранина в течение 1 мин.
7.Промывают, высушивают, микроскопируют в световом микроскопе при увеличении 10х90, иммерсионный объектив.

Мазки микроскопируют, подсчитывают нейтрофилы с учетом степени интенсивности окраски гранул. После этого выводят СЦИ.

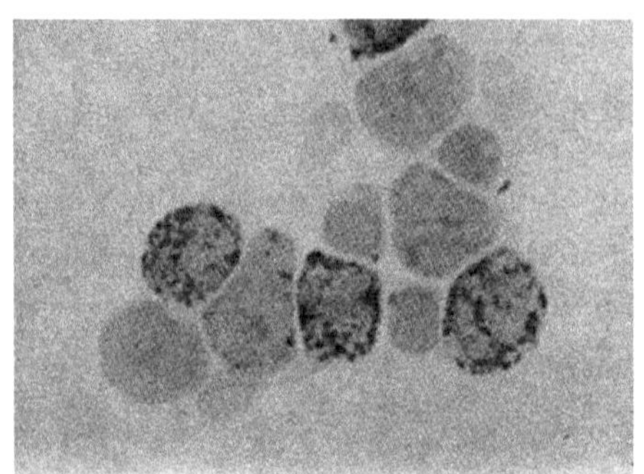

Результаты реакции: активность щелочной фосфатазы определяется по количеству гранул коричневого цвета в цитоплазме нейтрофилов, ядра докрашены в красный цвет.

P.S. *Возможно проведение реакции с использованием готовых наборов реагентов для цитохимических исследований НПФ «Абрис», Россия, Санкт-Петербург.*

9.2.2. Определение активности кислой фосфатазы лейкоцитов (Шубич М.Г., Нестерова И. В., 1980).

Кислая фосфатаза в отличие от щелочной присутствует и в лимфоцитах и моноцитах. Однако более сильная положительная реакция отмечается в нейтрофильных гранулоцитах и зависит от функционального состояния клеток: фагоцитоз стимулирует синтез лизосомальных ферментов, в том числе и кислой фосфатазы, в количествах, соответствующих перевариваемости поглощенного материала.

Принцип метода: Расщепление кислой фосфатазой нафтилфосфата с освобождением нафтола, немедленно вступающего в реакцию с фуксином с образованием нерастворимого, окрашенного в красно-коричневый цвет осадка азокрасителя, выпадающего в местах локализации фермента.

1.Мазки крови готовят по обычным правилам на очищенных и обезжиренных предметных стеклах и высушивают на воздухе.

2.Фиксируют мазки в парах 10%-ного формалина в течение 1 мин.

3.После фиксации мазки просушивают на воздухе в течение 15 мин.

4.Инкубируют мазки в течение 120 мин. в термостате при 37°С.

Инкубационная смесь готовится непосредственно перед

употреблением и имеет следующий состав:

1. 20 мг α-нафтилфосфата растворяется в13 мл дистиллированной воды, далее добавляется 5 мл ацетат-вероналового буфера, 1,6 мл гексазотированного парарозанилина; после добавления всех компонентов в смесь вносят 12 мг ЭДТА. Поправка pH до 5,0 производится с помощью 1н.р-ра едкого натрия.

2. Промывают дистиллированной водой.

3. Докрашивают ядра 0,75%-нымводнымр-ром метиленового синего в течение 30 сек., pH—7,0.

4.Промывают дистиллированной водой, высушивают, микроскопируют.

Мазки микроскопируют, подсчитывают нейтрофилы с учетом степени интенсивности окраски гранул. После этого выводят СЦИ

Примечание: гексазотированный парарозанилин готовится по следующей прописи: к 0,8 мл 4%-ного р-ра основного фуксина на 2Н соляной кислоте по каплям добавляют 0,8 мл 4%-ного р-ра нитрита натрия. Для удаления двуокиси азота в смесь добавляется 5—7 мг мочевины, стакан встряхивается до прекращения отхождения пузырьков газа.

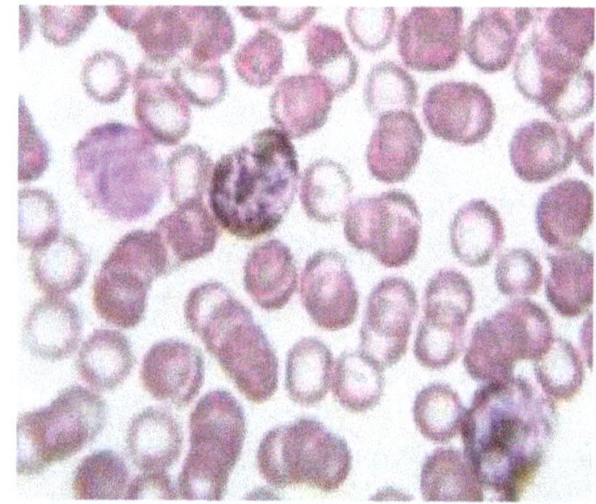

Результаты реакции: активность кислой фосфатазы лейкоцитов определяется по количеству гранул красно-коричневого цвета в цитоплазме нейтрофилов, ядра докрашиваются в голубой цвет.

P.S. *Возможно проведение реакции с использованием готовых наборов реагентов для цитохимических исследований НПФ «Абрис», Россия, СПб.*

9.2.3. Определение катионных белков.

Катионные белки представляют собой большую, гетерогенную по своей структуре и функциям группу протеинов, отличительным физико-химическим свойством которых является катионный характер их молекул. К катионным белкам относятся: дефенсины, лизоцим, лактоферрин, бактерицидный проницаемость-увеличивающий белок, катепсин G, эластаза, фосфолипаза A и миелопероксидаза. Катионные белки содержатся только в гранулоцитах (нейтрофилах и эозинофилах) и выявляются на различных стадиях миелопоэза, начиная с промиелоцита. В процессе созревания и дифференцировки гранулоцитов происходит увеличение внутриклеточного содержания катионных белков, достигающее максимального уровня на стадии зрелых клеток костномозгового резерва. Зрелые нейтрофилы периферической крови не способны к синтезу и накоплению катионных белков и в ходе выполнения своих функций только расходуют преформированные запасы данных биоцидных и регуляторных протеинов.

9.2.3.1. Определение катионных белков (по Пигаревскому в модификации Нестеровой И.В., 1992).

Принцип метода: При значениях pH 8,1-8,2 катионные белки являются единственным биополимером, с которым молекулы диахромного лимонного красителя прочного зеленого реагируют с образованием стойких ионных связей.
1. Мазки крови готовят по обычным правилам на очищенных и обезжиренных предметных стеклах и высушивают на воздухе.
2. Фиксацию – инкубацию проводят в забуференном спиртовом р-ре прочного зеленого (pH 8,0—8,2) в течение 15 мин. 0,2 м р-р трис-буфера: 24,2 г сухого трис-буфера на 1 л дист. воды.
Метаноловый трис-буфер: 10 мл трис-буфера и 9 мл 0,1 н р-ра соляной кислоты и 21 мл метанола.

Забуференный спиртовой р-р прочного зеленого: 100 мг прочного зеленого растворить в 100 мл метанолового трис-буфера с рН 8,0—8,2 (до нужного рН доводят трис-аминометаном $C_4H_{11}O_3N$).

3.После инкубации мазки ополаскивают в дистиллированной воде.

4. Докрашивают ядра 0,25%-ным р-ром азура А в течение 30 сек.

5.Промывают дистиллированной водой, высушивают, микроскопируют.

Мазки микроскопируют, подсчитывают нейтрофилы с учетом степени интенсивности окраски гранул. После этого выводят СЦИ.

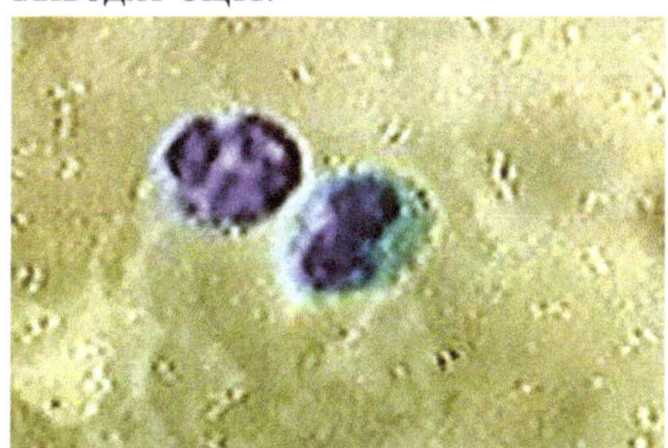

Результаты реакции: катионные белки и убитые бактерии окрашены в зеленый цвет, ядра и живые бактерии —в сиреневый цвет.

P.S. I. 0,1 н р-р соляной кислоты — 1,0 мл конц. кислоты на 120 мл дист.воды. КонцентрированнаяHCl= 37% = 12Н раствор HCl. II. 200 мл метанолового трис-буфера: 1. 50 мл 0,2 М трис-буфера, 2.45 мл 0,1 н р-ра соляной кислоты, 3.105 мл метанола.

9.2.3.2. Способ определения функционального потенциала нейтрофильных гранулоцитов по реализации неферментных катионных белков (И.В. Нестерова, М. А. Светличная, изобретение по заявке 4290225/28-14,1987г.)

1.Из крови готовят параллельно 2 препарата:

Приготовление первого препарата капли (уровень катионных белков в неактивированных НГ)

a. .На середину хорошо обезжиренного стекла помещают 10 мкл гепарина (в разведении 2 ЕД в 0,1 мл физиологического р-ра) и 20 мкл крови (гепаринизация крови).

b. Добавляют 10 мкл физиологического раствора.
c. Перемешивают компоненты круговыми движениями стекла

Приготовление второго препарата капли (уровень катионных белков в активированных НГ)

a. На середину хорошо обезжиренного стекла помещают 10 мкл гепарина (в разведении 2ЕД в 0,1 мл физиологического р-ра) и 20 мкл крови.
b. Добавляют 10 мкл микробной взвеси Staphylococcus aureus (лабораторный штамм № 209 на физиологическом растворе в концентрации $1x10^6$клеток/мл).
c. Перемешивают компоненты круговыми движениями стекла.

2.Оба препарата инкубируют в термостате в течение 1 часа 45 минут во влажной камере.

3.После инкубации излишек крови осторожно удаляется при наклоне предметного стекла под углом 45°, и на предметном стекле остается лейкоконцентрат, ограниченный хорошо видимыми контурами капли.

4.Высушенные при комнатной температуре мазки фиксируют в метаноле в течение 5 мин.

5.Окрашивание препаратов проводят в инкубационной смеси следующего состава: 0,2М р-р трис-буфера — 24,2г сухого трис-буфера на 1 л дист.воды. Метаноловый трис-буфер— 10 мл 0,2М трис-буфера и 9 мл 0,1Н р-ра соляной кислоты и 21 мл метанола. Забуференный спиртовой р-р прочного зеленого FCF—100 мг прочного зеленого растворить в 100 мл метанолового трис-буфера с pH 8,0—8,2. (Окрашивание производят в течение 15 мин. при 22° С). Докрашивают ядра в 0,25%-ном р-ре азура в течение 15—30 сек.

6.Промывают, высушивают, микроскопируют, подсчитывают нейтрофилы с учетом степени интенсивности окраски их гранул.

7.Расчитывают СЦИ и коэффициент реализации катионных белков (КР):

$$\text{КР(коэффициент реализации)} = \frac{\text{КБ(СЦИ)в неактивированных НГ}}{\text{КБ(СЦИ)в активированных НГ}}$$

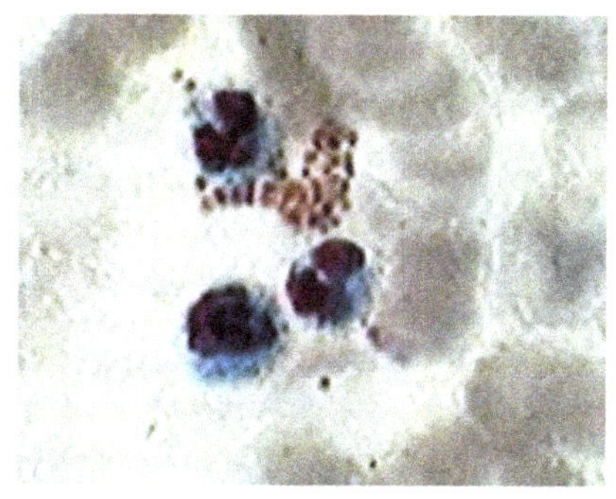

Результаты реакции: гранулы, содержащие катионные белки, окрашиваются в салатно-зеленый, ядра — в фиолетовый цвет

9.2.4. Определение активности миелопероксидазы нейтрофильных гранулоцитов по Sato (1928).

В нейтрофилах миелопероксидаза (МП) выявляется со стадии промиелоцита, внутриклеточно локализована в вакуолях пластинчатого комплекса и в азурофильных гранулах. МП принимает участие в формировании регуляторных веществ, необходимых для созревания гранулоцитов, играет важную роль по обеспечению функциональной активности зрелых НГ. В норме 100% НГ содержат миелопероксидазу.

Активность фермента в НГ подвержена небольшим колебаниям по возрасту и полу. При различных заболеваниях уровень активности МП колеблется, чаще в сторону уменьшения. Определение содержания МП в супернатантах нейтрофилов является одним из тестов, позволяющих судить о бактерицидной активности нейтрофилов. Изменение активности фермента при стимуляции клетки может косвенно свидетельствовать о способности клетки к дегрануляции. Уменьшение содержания МП в супернатантах может быть свидетельством подверженности обследуемого к инфекционным заболеваниям.

<u>Принцип метода</u>: В присутствии МП бензидин окисляется H_2O_2 в коричневый оксибензидин.

1. Мазки крови готовят по обычным правилам на очищенных и обезжиренных предметных стеклах и высушивают на воздухе.
2. Фиксируют в смеси этанол 96° — формалин (9:1) в течение 1 мин.

3. Тщательно промывают в 3 сменах дистиллированной воды. Высушивают на воздухе.

4.Инкубация мазков:

a. Мазки опускают в 0,5%-ный р-р медного купороса (1,0 г медного купороса на 200 мл дист. воды) на 1 мин.

b. Промывают в дист. воде.

c. Погружают в бензидин на 2 мин.

Приготовление бензидина: 100 мг бензидина на 250 мл дист. воды нагревается до + 80°С, охлаждается в холодильнике в течение суток. Фильтруется. На 50 мл бензидина добавляется 2—3 капли 3%-ной перекиси водорода (свежей!).

5.Мазки промывают дистиллированной водой.

6. Докрашивают ядра 0,5%-ным водным р-ром сафранина в течение 1 мин. (возможно окрашивание ядер другими красителями: нейтральным красным, азуром, Романовским).

7.Промывают, высушивают, микроскопируют, подсчитывают нейтрофилы с учетом степени интенсивности окраски их гранул. Рассчитывают СЦИ.

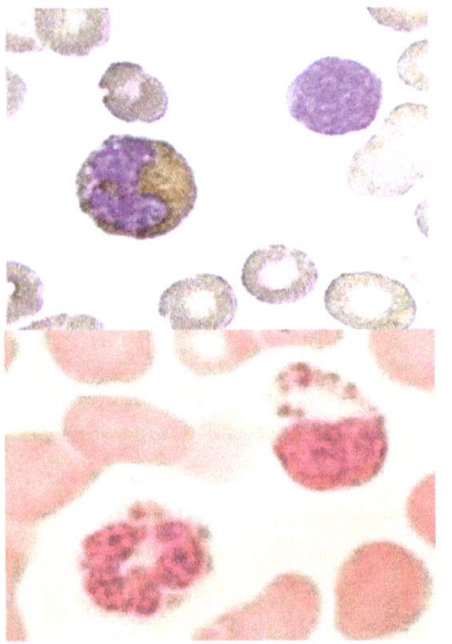

Результаты реакции: активность миелопероксидазы определяется по количеству гранул сине-коричневого цвета в цитоплазме нейтрофилов, ядра в зависимости от выбора красителя докрашены в красный цвет (сафранин, нейтральный красный); сиреневый (азур, Романовский).

P.S. *Возможно проведение реакции с использованием готовых наборов реагентов для цитохимических исследований НПФ «Абрис», Россия, Санкт-Петербург.*

9.2.4.1. Способ определения функционального резерва нейтрофильных гранулоцитов по уровню расходования миелопероксидазы (Нестерова И.В., Фомичева Е.В., 2000).

Для определения резервного потенциала и оценки мобилизационных возможностей гранулярного аппарата НГ, нами разработан тест с искусственной активацией НГ бактериальным антигеном в условиях in vitro.

Для исследования берут кровь из вены, стабилизированную этилендиаминтетраацетатом К.

1. В 2 лунки планшета для иммунологических исследований помещают по 100 мкл крови.
2. В 1 лунку добавляют 100 мкл физиологического раствора (спонтанный тест), в другую – 100мкл бактериальной взвеси S.aureus в концентрации $1x10^6$ микробных тел в 1 мл физиологического раствора (стимулированный тест).
3. Содержимое лунок осторожно перемешивают, после чего инкубируют в термостате при температуре +37°С в течение 1 часа.
4. После инкубации содержимое лунок перемешивают и готовят каплю-препарат на хорошо обезжиренном предметном стекле. Стекло помещают во влажную камеру для оседания клеток в строго горизонтальном положении. Через 10 минут излишек жидкости осторожно удаляют наклоном стекла под углом 45° и сушат образцы на воздухе в течение 6-12 часов.
5. Высушенные образцы фиксируют в парах формалина в течение 3-4 минут, промывают в проточной воде 1-2 минуты и высушивают на воздухе.
6. Затем мазок опускают в 0,5% раствор медного купороса на 1 минуту, после чего переносят в свежеприготовленный раствор бензидина с 2 каплями перекиси водорода (раствор бензидина готовят, растворяя 100 мг бензидина в 250 мл дистилированной воды при нагревании до 80°С, раствор хранится в холодильнике).
7. После этого образцы промывают в проточной воде в течение 1-2 минут и докрашивают в течение 30-60 секунд в 0,5%

растворе нейтрального красного, еще раз ополаскивают в проточной воде и сушат на воздухе.

8. Микроскопируют. При микроскопировании окрашенных мазков просматривают 100 НГ.

Внутриклеточную активность миелопероксидазы оценивают полуколичественно в условных единицах путем расчета среднего цитохимического индекса (СЦИ) по принципу Kaplow L.S [1956]. Вычисляя отношения показателя активности миелопероксидазы в стимулированном варианте, к аналогичному показателю в спонтанном варианте, определяют коэффициент расходования (КР):

$$КР = \frac{СЦИст}{СЦИсп}$$

который отражает потенциальный резерв НГ, имеет высокую информативность при оценке состояния системы НГ у больных ЯБ ДПК, осложненной стенозом, что дает возможность использования теста в клинической практике для прогнозирования хирургических осложнений в послеоперационном периоде.

9.2.5. Определение активности хлорацетат-AS-Д-эстеразы в нейтрофильных гранулоцитах в модификации Нестеровой И.В., 1983.

Хлорацетат-AS-Д-эстераза как и другие неспецифические эстеразы и кислая фосфатаза, является ферментом и концентрируется в первичных азурофильных гранулах НГ. Хлорацетатэстераза имеет свойства, аналогичные таковым химотрипсинподобным ферментам НГ, обеспечивает протеолитическую и перевариваривающую активность НГ и является цитохимическим маркером катепсина G.

Принцип метода: Под влиянием неспецифических эстераз нафтол-AS-D-хлорацетат гидролизуется с образованием свободного нафтола, который при взаимодействии с солями диазония образует окрашенное в синий цвет нерастворимое соединение (азокраситель), выпадающее в осадок в местах локализации фермента.

1. Мазки крови готовят по обычным правилам на очищенных и обезжиренных предметных стеклах и высушивают на воздухе.
2. Фиксируют в парах 10%-ного формалина в течение 1 мин.
3. Подсушивают на воздухе в течение 15 мин.
4. Инкубируют мазки в течение 30 мин. при 20°С в инкубационной смеси следующего состава:10 мг нафтол-AS-Д-хлорацетата растворить в 4 мл ацетона, добавить 50 мл дист. воды, 50 мл ацетат-вероналового буфера Михаэлиса pH—7,0. Добавить в смесь 100 мг синего прочного ВВ. Профильтровать в темноте.
5. Промывают в 2 сменах дистиллированной воды.
6. Докрашивают ядра 0,5%-ным р-ром нейтрального красного на забуференном физиологическом растворе, pH—7,0.
7. Промывают, высушивают, микроскопируют, подсчитывают нейтрофилы с учетом степени интенсивности окраски их гранул. Рассчитывают СЦИ.

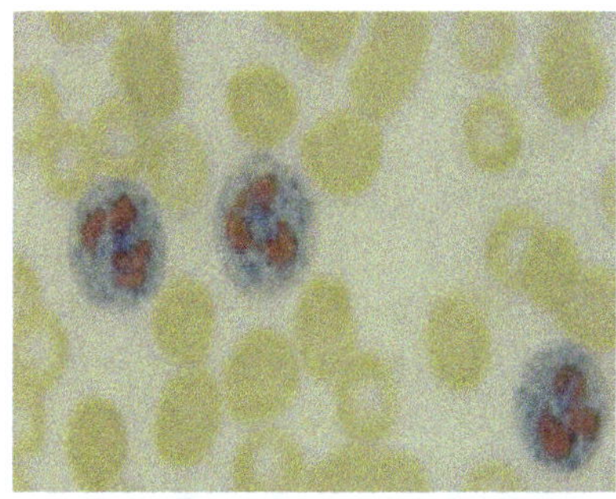

Результаты реакции: активность хлорацетат-AS-Д-эстеразы определяется по количеству гранул интенсивно-синего цвета в цитоплазме нейтрофилов. Ядра докрашены в красный цвет.

P.S. Возможно проведение реакции с использованием готовых наборов реагентов для цитохимических исследований НПФ «Абрис», Россия, Санкт-Петербург.

9.2.5.1. Способ определения функционального потенциала нейтрофилов по расходованию хлорацетат-AS-D-эстеразы (Нестерова И.В., Чудилова Г.А., патент РФ 2082972 от 26.06.1997).

1.Из крови готовят параллельно 2 препарата:

Приготовление первого препарата: мазки крови готовят по обычным правилам на очищенных и обезжиренных предметных стеклах и высушивают на воздухе (уровень хлорацетат-AS-D-эстеразы в неактивированных нейтрофилах).

Приготовление второго препарата-капли: в лунку планшета помещают 50 мкл крови, добавляют 50 мкл гепарина, потом 50 мкл аллергена гемолитического стафилококка в концентрации 10^{-5}-10^{-3}, далее вводят 50 мкл 0,2%-ного раствора тетранитросинеготетразолия. Планшет встряхивают в течение 1 мин для смешения компонентов реакции, затем инкубируют в термостате при температуре 37° в течение 1 ч 45 мин. Далее готовят препарат каплю на стекле и высушивают на воздухе (уровень хлорацетат-AS-D-эстеразы в активированных нейтрофилах).

2. Оба препарата после фиксации в парах 10%-го формалина в течение 1 мин окрашивают в течение 30 мин при 22°C инкубационной смесью следующего состава (аналог в модификации Нестеровой И.В. 1983): 10 мл нафтол-AS-D-хлорацетата, растворенного в 4 мл ацетона, 50 мл ацетат-вероналового буфера Михаэлиса pH 7,0,100 мл синего прочного BB, ядра докрашивают в течение 1мин 0,5-1,0%-ным раствором нейтрального красного на забуференном физрастворе. Мазки микроскопируют, подсчитывают НГ с учетом степени интенсивности окраски гранул. После этого выводят СЦИ и рассчитывают коэффициент расходования (КрЭ) хлорацетат-AS-D-эстеразы:

$$\text{КрЭ} = \frac{\text{СЦИ хлорацетат} - \text{AS} - \text{D} - \text{эстеразы в неактивированных НГ}}{\text{СЦИ хлорацетат} - \text{AS} - \text{D} - \text{эстеразы в неактивированных НГ}}$$

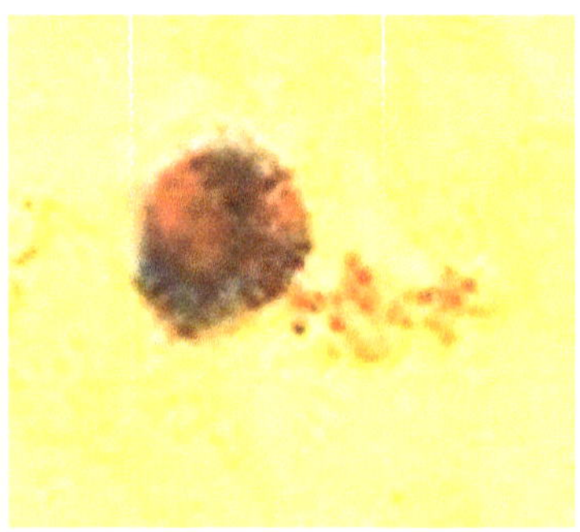

Результаты реакции: активность хлорацетат-AS-Д-эстеразы определяется по количеству гранул сине-черного цвета в цитоплазме нейтрофилов. Ядра докрашены в красный цвет.

9.2.6. Оценка оксидазных микробицидных систем нейтрофильных гранулоцитов в спонтанном и стимулированном NBT – тесте (Нестерова И.В., 1980).

NBT-тест является интегральным показателем биоцидной способности нейтрофильных гранулоцитов, который позволяет оценить активность всех составляющих кислородзависимой NADPH-оксидазной системы клеток. Проведение NBT-теста в двух вариантах, спонтанном и индуцированном, дает возможность судить, с одной стороны, о реактивности не стимулированных НГ, а с другой — оценивать их функциональный резерв, или готовность к осуществлению завершенного фагоцитоза. Кроме того, являясь своеобразным "зеркалом гомеостаза", NBT-тест чувствительно реагирует на малейшие сдвиги гомеостаза, отражая, в широком смысле, состояние реактивности макроорганизма.

Для оценки кислородзависимой микробицидной активности НГ используют спонтанный и стимулированный NBT – тест (Нестерова И.В., 1980).

Принцип метода: Восстановление растворимого красителя нитросинеготетразолиевого в нерастворимый диформазан под влиянием супероксиданиона, образующегося в NADPH-оксидазной реакции.

1. На середину двух хорошо обезжиренных предметных стекол помещают 10 мкл гепарина (в разведении 2 ед. гепарина на 0,1 мл физиологического раствора) и добавляют 10 мкл крови.
2. Затем вNBT-спонтанный (NBTсп.) добавляют – 10 мкл физиологического раствора и 10 мкл 0,1% раствора нитросинеготетразолия(NBT).
3. BNBT-стимулированный тест (NBTст.) добавляют 10 мкл бактериальной взвеси Staphylococcus aureus (лабораторный штамм №209) в разведении 1×10^6 микробных тел в 1 мл физиологического раствора и через 2 минуты вводят 10 мкл 0,1% раствора нитросинеготетразолия(NBT) .
4. Все ингредиенты размешивают осторожным покачиванием стекла и инкубируют в термостате при t 37°C в течение 15 минут.
5. Охлаждают при комнатной температуре в течение 15 минут.
6. Излишек крови осторожно удаляют наклоном стекла под

углом 45° и на предметных стеклах остается лейкоконцентрат, ограниченный хорошо видимыми контурами капли.

7. Мазки фиксируют в метаноле (или 96% этаноле) в течение 2 минут, подсушивают и докрашивают ядра 0,5% раствором нейтрального красного, приготовленного на забуференном физиологическом растворе pH-7,0 в течение 1 минуты.

8. Промывают в дистиллированной воде, сушат, микроскопируют.

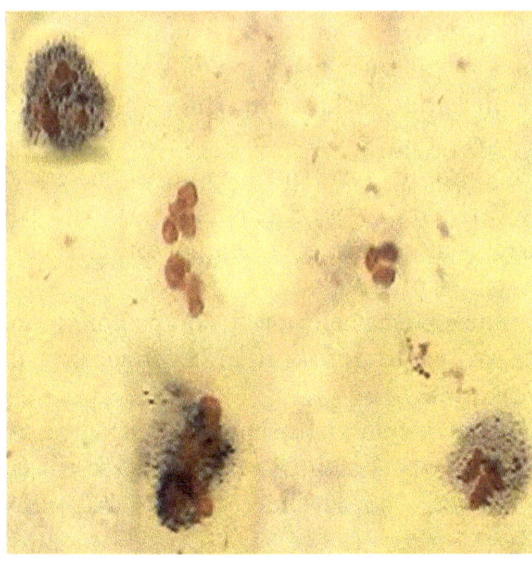

Результаты реакции: Формазан позитивные гранулы окрашиваются в сине-черный цвет, ядра – в красный.

Подсчитываются клетки с восстановленным формазаном (% формазан позитивных клеток - % ФПК) из 100 посчитанных в мазке НГ с использованием принципа KaplowL.S. (1955), основанного на оценке интенсивности реакции по количеству окрашенного вещества в цитоплазме.

Формазан-позитивными нейтрофилами считаются НГ, в которых гранулы красителя занимают не менее ¼ части цитоплазмы.

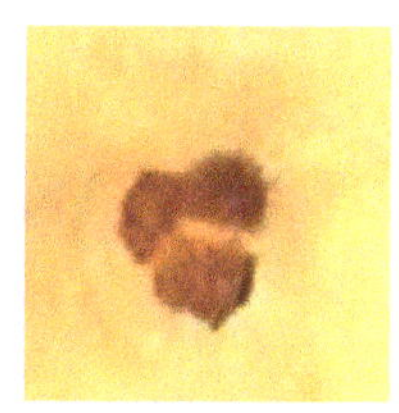

0 степень – окрашено только ядро, цитоплазма не окрашена, не видно контуров гранул;

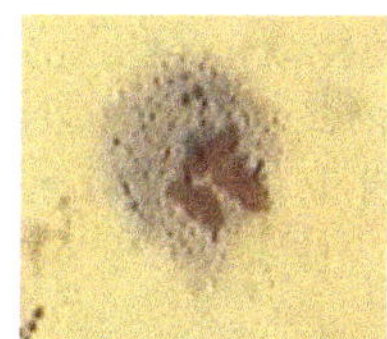

1 степень – вся цитоплазма диффузно окрашена или окрашено не более ¼ цитоплазмы;

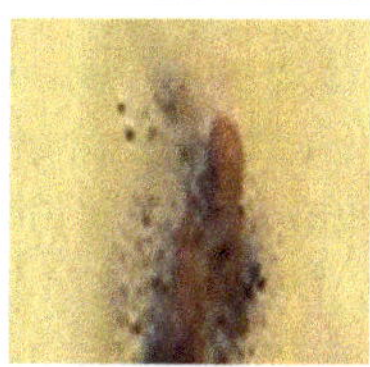

2 степень – в цитоплазме хорошо видны окрашенные гранулы, окрашено более ¼ цитоплазмы;

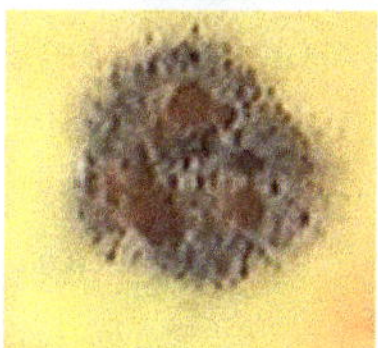

3 степень – всю цитоплазму занимают гранулы, но ядро свободно, окрашено ¾ и более цитоплазмы;

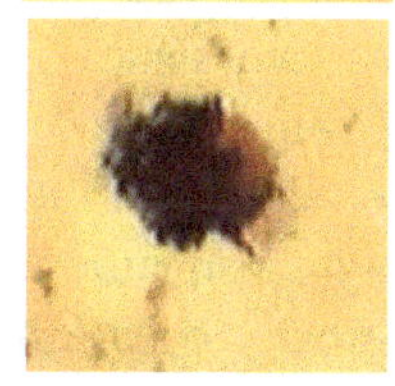

4 степень – гранулы занимают всю цитоплазму и наслаиваются на ядро.

Рассчитывается средний цитохимический индекс (СЦИ):

$$\text{СЦИ} = \frac{0a + 1b + 2c + 3d + 4e}{100}$$

где a, b, c, d, e - количество НГ 0, 1, 2, 3, 4 степени.

%ФПК – это сумма формазан позитивных клеток НГ только 2,3,4 степеней, приходящаяся на сто клеток НГ.

Резервные возможности НГ к мобилизации оксидазных систем определялись коэффициентом мобилизации (КМ),

который вычисляется из соотношения показателя стимулированного теста (**NBTст.)** к спонтанному **NBTсп.**
КМ рассчитывают по **%ФПК:**

$$КМ = \frac{\%\ формазан - позитивных\ НГ\ в\ стимулированном\ NBT}{\%\ формазан - позитивных\ НГ\ в\ спонтанном\ NBT}$$

9.2.6.1. Оценка оксидазных микробицидных систем нейтрофильных гранулоцитов в спонтанном и стимулированном зимозаном NBT-тесте (модификация Нестеровой И.В. и соавт., 1996).

На середину двух хорошо обезжиренных предметных стекол помещают50 мкл гепарина (2 МЕ/мл) и каплю крови (100 мкл), затем добавляют в NBT-стимулированный тест 50 мкл взвеси зимозана в концентрации 3,5 мг/мл и 50 мкл 0,1% раствора нитросинего тетразолия, а в NBT-спонтанный - 50 мкл ЗФР и 50 мкл 0,1% раствора нитросинего тетразолия. Оба мазка инкубируются в термостате при 37°С в течение 15 минут. Излишек крови осторожно удаляют наклоном стекла под 45°, и на предметных стеклах остается лейкоконцентрат, ограниченный хорошо видимыми контурами капли. Мазки фиксируют в метаноле в течение 1 минуты, подсушивают и докрашивают ядра 0,5% раствором нейтрального красного. Подсчитываются клетки с восстановленным формазаном (%формазан-позитивных клеток, % ФПК) с использованием принципа L.S.Kaplow (1995). Рассчитывается средний цитохимический индекс (СЦИ) и коэффициент мобилизации (КМ):

$$СЦИ = \frac{0a + 1b + 2c + 3d + 4e}{100}$$

где a, b, c, d, e - количество НГ 0, 1, 2, 3, 4 степени.

$$КМ = \frac{\%\ формазан - позитивных\ НГ\ в\ стимулированном\ NBT}{\%\ формазан - позитивных\ НГ\ в\ спонтанном\ NBT}$$

9.2.7. Методика определения активационного потенциала нейтрофильных гранулоцитов по топологическим свойствам хроматина их ядер (Евглевский А.А., 2000).

Известно, что при окраске ядер клеток толуидиновым синим при рН-5.0, обработанных после солянокислого гидролиза солянокислым гидроксиламином или бисульфитом натрия, возникает эффект двулучепреломления тем более сильный, чем более упорядоченной является структура ДНК в изучаемых ядрах.

Механизм реакции состоит в том, что толуидиновый синий взаимодействует как с фосфатными группами ДНК, так и с открывшимися после гидролиза альдегидными группами, пространственная ориентация которых различна. Указанный эффект усиливается после блокады альдегидных группа гидроксиламином или бисульфитом натрия. Это связано с возникновением дополнительной химической связи:

АЛЬДЕГИДНАЯ ГРУППА ~БЛОКАТОР ~ КРАСИТЕЛЬ,

при этом необходимо, чтобы расстояние между молекулами красителя составляло не более 50 нм (Т.Фрейвальдс.,1980). Подобное условие выполняется только при определенной степени конденсации хроматина, а значит и при определенном уровне его биологической активности. Такой вид анизотропии следует считать «текстурным» (ФрейВислинг, 1950). Как правило, чем более упорядоченной по своей структуре является ДНК, тем более конденсированным является соответствующий ей хроматин и тем менее он активен в биологических процессах. Таким образом, количественный учет степени анизотропии ядер позволяет судить об активности хроматина.

Мазки клеток крови, подсушивают на воздухе, фиксируют смесью этанол/ацетон в соотношении 1:1, подвергают гидролизу в 5 N HCl при 20°С и обработке солянокислым гидроксиламином (Р. Лилли, 1969), при температуре 37°С в течение 3 часов. Обработанные таким образом отпечатки, окрашивают 0,05% раствором толуидинового синего при pH-5.0, приготовленного на 0,001М цитратном буфере. Время окраски 20 минут. Окрашенные препараты быстро отмывают цитратным буфером, высушивают на воздухе и исследуют под поляризационным микроскопом «МП-8».

Полученные поляризационные картины фотографируют в строго стандартизированных условиях на пленку типа РФ-3 и ФН-100, полученные фотографии обрабатывают методами морфометрии (методом равноудаленных точек по Вейблу, 1978) или методом компьютерного анализа изображений.

Учету подвергаются зоны микрофотографии, имеющие признаки анизотропии и зоны, которые этим эффектом не обладают.

Для массовых исследований в клинических условиях используют модификацию хорошо известного полуколичественного метода Астальди и Верга адаптированного для изучения ядер.

Все ядра разделяют по степени анизотропии на 5 групп, каждой из которых была присвоена определенная величина анизотропии (0 - полное ее отсутствие; 4 - анизотропно все ядро) (Рисунок 2.7).

В дальнейшем расчет анизотропии проводился по известной формуле:

$$\text{СЦИ} = \frac{0\text{x}a+1\text{x}b+2\text{x}c+3\text{x}d+4\text{x}e}{a+b+c+d+e},$$

где СЦИ- средний цитохимический индекс или величина оптической анизотропии

a, b, c, d, e - количество клеток с разной величиной оптической анизотропии

0, 1, 2, 3, 4 - условная степень оптической анизотропии.

Полученные результаты обрабатывают методами вариационной статистики.

Учитывая наличие обратной связи между степенью анизотропии хроматина и его биологической активностью, нами был введен показатель активности нейтрофильных гранулоцитов ПАН, который рассчитывается по формуле:

$$ПАН = 4 - X,$$

где 4 - максимально возможный СЦИ, а X - СЦИ, подсчитанный в конкретном мазке крови.

Таким образом, чем выше анизотропия хроматина (СЦИ=X), тем ниже активность клеточного ядра.

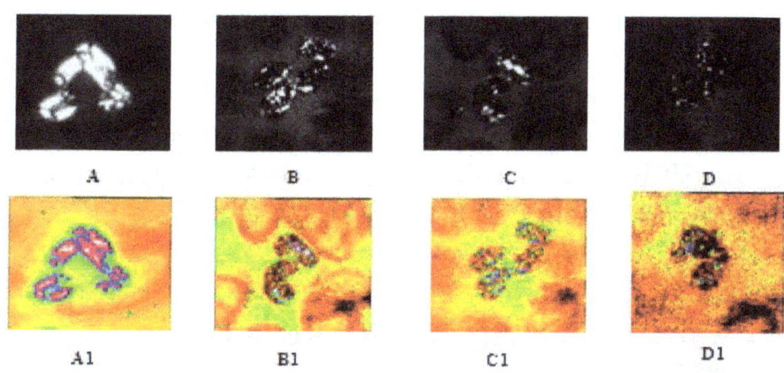

Рисунок 9.2.7.Различная степень анизотропии ядер нейтрофильных гранулоцитов. Окраска толуидиновым синим при pH-5,0. Ув. 10х 100.(A-4 степень; B-3 степень; C-2 степень;D-1 степень)

9.2.7.1. Метод определения индуцированной реструктуризации ядерного хроматина (Нестерова И.В., Фомичева Е.В., 2002).

Для определения индуцированной реструктуризации хроматина НГ используется искусственная активация НГ бактериальным антигеном в условиях in vitro.

1. Для исследования берут кровь из вены стабилизированную этилендиаминтетраацетатом К (2,5% раствор).
2. В 2 лунки планшета для иммунологических исследований помещают по 100 мкл крови. В 1 лунку добавляют 100 мкл физиологического раствора (спонтанный тест), в другую-100мкл бактериальной взвеси S. aureus в концентрации 1 х 10^6 микробных тел в 1 мл физиологического раствора (стимулированный тест).

3. Содержимое лунок осторожно перемешивают, после чего инкубируют в термостате при температуре +37С в течение 1 часа.

4. После инкубации содержимое лунок перемешивают и готовят каплю-препарат на хорошо обезжиренном предметном стекле. Стекло помещают во влажную камеру для оседания клеток в горизонтальном положении. Через 10 минут излишек жидкости осторожно удаляют наклоном стекла под углом 45 и сушат мазки на воздухе в течение 6-12 часов.

5. Мазки клеток крови, подсушивают на воздухе, фиксируют смесью этанол/ацетон в соотношении 1:1, подвергают гидролизу в 5 N HCl при 20°C и обработке солянокислым гидроксиламином, при температуре 37°C в течение 3 часов. Обработанные таким образом препараты, окрашивают 0,05% раствором толуидинового синего при pH-5.0, приготовленного на 0,001 М цитратном буфере. Время окраски 20 минут.

Окрашенные препараты быстро отмывают цитратным буфером, высушивают на воздухе и исследуют под поляризационным микроскопом.

9.2.8. Методика выявления и оценки нейтрофильных экстрацеллюлярных сетей (NET) в гнойном отделяемом и различных экссудатах (Евглевский А.А., 2017).

1.Подсушенные на воздухе мазки-отпечатки экссудата помещают в фиксатор на 15 минут (**реагент А**).

2.После фиксации производят депуринизацию ДНК НГ и NET, для этого помещают мазки-отпечатки в **реагент Б** на 40 минут при 20°С.

3.Производят окраску ядер НГ и NET с помощью реактива для специфического выявления депуринизированной ДНК (**реагент С**). Продолжительность обработки 60 минут.

4.Отмывают реагент С **реагентом Д** (3 смены по 5 минут).

5.Промывают мазки-отпечатки дистиллированной водой (3 смены по 5 минут).

6.Высушивают мазки - отпечатки на воздухе.

7.Изучают мазки–отпечатки с помощью светового микроскопа при суммарном увеличении 600х.

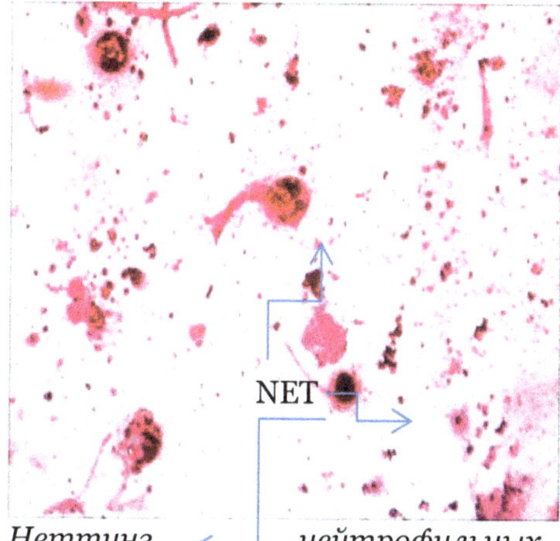

Неттинг нейтрофильных гранулоцитов - NET в мазках-отпечатках гнойной раны.

А. В мазках-отпечатках производят подсчет НГ и NET в 10 произвольно выбранных полях зрения микроскопа.
Б. Определяют среднее количество НГ и NET
В. Общее число НГ в одном поле зрения рассчитывают, как сумму НГ и NET: общее число НГ= НГ среднее + NET среднее.
С. Рассчитывают показатель количества NET, как % NET среднее от общего числа НГ.

Приготовление реагентов.

1.Для приготовления **реагента А** смешать 100 мл 96^{0} этанола и 100 мл ацетона марки ЧДА.

2.Для приготовления **реагента Б** смешать 80 мл концентрированной хлористоводородной кислоты и 120 мл дистиллированной воды.

3.Для приготовления **реагента С** в 200 мл вскипевшей дистиллированной воды растворить 1г основного фуксина для фуксинсернистой кислоты, после растворения фуксина добавить 4 г сульфита натрия марки ЧДА и 4 мл концентрированной хлористоводородной кислоты. Приготовленный раствор оставить для созревания на одни сутки. Хранить в темноте при 4^{0}С. Использовать при 20^{0}С.

4.Для приготовления **реагента Д** в 200 мл дистиллированной воды при комнатной температуре растворить 4г сульфита натрия и 4мл концентрированной хлористоводородной кислоты.

9.3. Иммунофенотипирование нейтрофильных гранулоцитов методом проточной цитометрии.

Использование современных цитометров позволяет значительно расширить минимальный объем исследований, в результате чего появляются дополнительные прогностические факторы особенностей течения заболевания и его исхода.

По сравнению с другими методами проточная цитометрия имеет большое преимущество, так как позволяет детектировать редкие события, исследовать большое количество частиц и определять наличие антигенов на их поверхности.

Возможности проточной цитометрии:

- определение количества, как основных популяций, так и малых субпопуляций по фенотипическим и функциональным признакам, в т. ч. по внутриклеточной продукции специфических цитокинов, характерных для определенного типа клеток;
- анализ функциональной активности процессов клеточной активации;
- определение маркеров пролиферативной активности клеток иммунной системы;
- анализ клеточного цикла с определением распределения клеточной популяции по фазам цикла (ДНК-цитометрия);
- анализ маркеров апоптоза (аннексина V, CD95 Fas/APO-1, CD95L, Bcl-2, P53);
- исследование фагоцитоза, поглотительной способности фагоцитов, бактерицидной и фунгицидной функции фагоцитов;
- исследование продукции активных форм кислорода.

9.3.1. Определение популяционного состава нейтрофильных гранулоцитов.

Принцип метода: Тест основан на способности специфических моноклональных антител связываться с дискретными антигенными детерминантами, экспрессированными на поверхности нейтрофильных гранулоцитов.

В процессе инкубации образца с реагентом происходит специфическое окрашивание. После этого эритроциты удаляются путем лизирования, а клетки белой крови анализируются на проточном цитофлюориметре с использованием гейта нейтрофильных гранулоцитов. Уникальность проточной цитофлюориметрии заключается в возможности исследовать целевую клеточную популяцию в среде гетерогенного образца.

9.3.1.1. Определение фенотипа нейтрофильных гранулоцитов по одному маркеру.

1.Окрашивание МКТ проводят в цельной крови. С этой целью, по 100 мкл крови помещают в пробирку размером 12х75 мм и добавляют в нее по 10 мкл антител меченых различными флюорохромными метками.
2.Пробирки инкубируют в темноте при комнатной температуре в течение 25 минут.
3.По окончании инкубации проводят лизис эритроцитов и фиксацию лейкоцитов с использованием лизирующего комплекта реагентов Immuno-Prep™ (в состав набора входили реагент А – лизирующий эритроциты, реагент В – стабилизирующий и реагент С – фиксирующий) на автоматической станции пробоподготовки Q-Prep™.

4.Готовый образец анализируют на лазерном проточном цитофлюориметре Cytomics FC500 (Beckman Coulter, США), с использованием гомогенного гейтирования по показателям светорассеяния.

5.Оценивают относительное количество НГ (%НГ) и уровень плотности экспрессируемых молекул по показателю интенсивности флуоресценции (MFI).

Используемая панель МКТ: CD64-FITC, CD32-PE, CD16-ECD, CD11b-PC_5, CD63-FITC,CD62-ECD, CD14-FITC, CD10-FITC, CD15-PE,CD16-FITC, HLADR-PC5 (Beckman Coulter, США).

9.3.3.2. Фенотипирование нейтрофильных гранулоцитов с помощью мультипараметрического (многоцветного) анализа поверхностных CD маркеров

Фенотипирование клеток с помощью многоцветного анализа создает предпосылки для появления множества новых методологических подходов для диагностики различных клеточных дисфункций. Анализ позволяет выявить не только ту или иную субпопуляцию клеток, но и ее функциональную активацию или депрессию.

Процесс развития иммунного ответа организма на проникновение инфекции или какие-либо другие воздействия сопровождается значительными изменениями абсолютного количества, субпопуляционного состава нейтрофильных гранулоцитов, так и к появлением на клеточной поверхности определенных функциональных молекул.

Вариации метода:

- анализ поверхностных и внутриклеточных маркеров
- анализ поверхностных или внутриклеточных маркеров.

Общий протокол:

1.Окрашивание МКТ проводят в цельной крови. В пробирку размером 12x75 мм МКТ помещают по 5-7мкл антител на разные маркеры НГ с различными флюорохромными красителями и добавляют по 50мкл крови.

2.Пробирки инкубируют в темноте при комнатной температуре в течение 25 минут.

3.По окончании инкубации проводят лизис эритроцитов и фиксацию лейкоцитов с использованием 250 мкл лизирующего комплекта реагентов OptiLyseC (Beckman Coulter).

4.Готовый образец анализируют на лазерном проточном цитофлюориметре Cytomics FC500 (Beckman Coulter, США), с использованием последовательного гейтирования:

a.Первый гейт. На гистограмме FSC-A (прямое светорассеяние) против SSC-A (боковое светорассеяния) выделяют гейт, в котором расположены гранулоциты. Из этого гейта определяют %НГ несущихCD16^{+}-рецепторы.

б.Второй гейт по CD16^{+}НГ. Из второго гейта определяют субпопуляции НГ.

Для корректного анализа образца используются контроли: отрицательный контроль (неокрашенные клетки), изотипический контроль.

5.Оценивают относительное количество НГ (%НГ) и уровень плотности экспрессируемых молекул по показателю интенсивности флуоресценции (MFI).

Пример: Определение субпопуляций НГ при оценке одномоментной экспрессии молекул поверхностной цитоплазматической мембраны CD64, CD32, CD16, CD11b методом проточной цитометрии на Cytomics FC500 (Beckman Coulter, США) с использованием панели моноклональных антител: CD64-FITC, CD32-PE, CD16-ECD, CD11b-PC5 (Beckman Coulter, США).

1.В пробирку размером 12х75 мм МКТ помещают по 5мкл антител CD64-FITC, CD32-PE, CD16-ECD, CD11b-PC5 и добавляют по 50 мкл крови.

2.Пробирки инкубируют в темноте при комнатной температуре в течение 25 минут.

3.По окончании инкубации проводят лизис эритроцитов и фиксацию лейкоцитов с использованием 250 мкл лизирующего комплекта реагентов OptiLyse C (Beckman Coulter).

4.Готовый образец анализируют на лазерном проточном цитофлюориметре Cytomics FC500 (Beckam Coulter, США) с использованием последовательного гейтирования:

а.Первый гейт. На гистограмме FSC-A (прямое светорассеяние) против SSC-A (боковое светорассеяния) выделяют гейт, в котором расположены гранулоциты. Из этого гейта определяют %НГ, несущих CD16^{+}-рецепторы

б.Второй гейт по CD16^{+}НГ. Из второго гейта определяют субпопуляции НГ.

Для корректного анализа образца используются контроли: отрицательный контроль (неокрашенные клетки), изотипический контроль.

5.Оценивают относительное количество НГ (%НГ) и уровень плотности экспрессируемых молекул по показателю интенсивности флуоресценции (MFI).

Первый гейт:

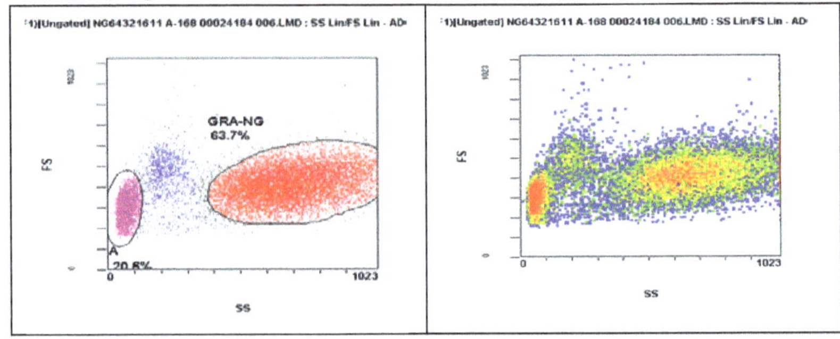

Последовательность гейтирования для определения субпопуляций нейтрофильных гранулоцитов

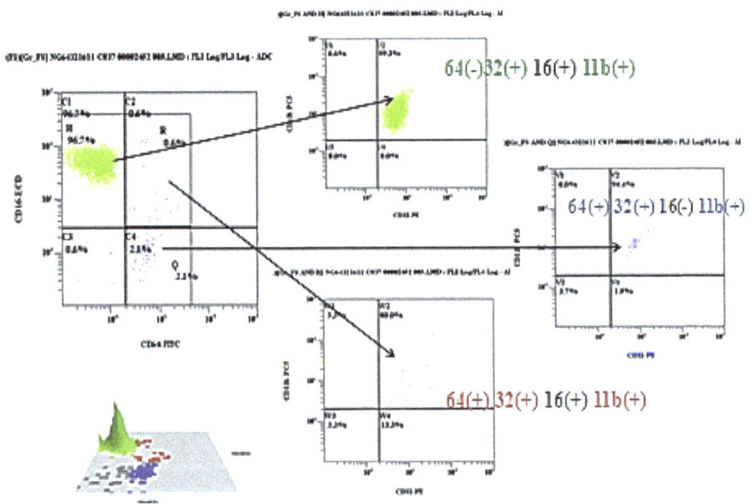

9.3.3.3. Определение экспрессии TLR9 нейтрофильными гранулоцитами и моноцитами с помощью проточной цитометрии

Методами проточной цитометрии показана конститутивная экспрессия TLR клетками различных тканей, но особенно – лейкоцитами. При этом TLR1, TLR2, TLR4, TLR5 и TLR6 экспрессируются на поверхности клеток, а TLR3, TLR7, TLR8 и TLR9 локализуются преимущественно внутриклеточно, где они распознают нуклеиновые кислоты вирусов и бактерий. Нейтрофильные гранулоциты экспрессируют все TLRs кроме TLR3, в то время как моноциты лишены экспрессии TLR3, TLR6, TLR7 и TLR10. TLR9 – это эндосомальный рецептор, который распознает неметилированные нуклеотиды CpG, которые обычно встречаются в бактериальных и вирусных геномах, а также синтетические олигодезоксирибонуклеотиды. В частности, известно, что TLR9 распознает ДНК патогенных микроорганизмов, таких как мышиный цитомегаловирус и вирус простого герпеса типа 1 или типа 2 в качестве PAMPs. Стимулирование TLR9 приводит к активации MyD88 – пути, в результате чего, в конечном счете, происходит активация N-концевой киназы и транслокация ядерного фактора NFκB.

Оценку экспрессии TLR9 нейтрофильными гранулоцитами и моноцитами периферической крови проводят с использованием МкАТ CD289-PE, в качестве изотипического контроля используют мышиные IgG2aK-PE (eBioscience, США), для одновременного определения CD16, CD11b антигенов нейтрофильных гранулоцитов и CD14, CD11b антигенов моноцитов использовали МкАТ CD14-FITC, CD16-FITC, CD11b-PC5 (Beckman Coulter, США) и соответствующие изотипические контроли на проточном цитометре Cytomics FC-500 (Beckman Coulter, США) с расчетом плотности их экспрессии (MFI);

Для определения локализации TLR9 **на поверхности** нейтрофильных гранулоцитов:

1.Периферическую кровь инкубируют с мечеными МкАТ (CD289-PE/CD16-FITC/CD11b-PC5) в течение 15–20 мин. при комнатной температуре

2.Лизируют эритроциты раствором Optilyse C (Beckman Coulter)

3.Отмывают фосфатным буферным раствором при 1500–2000 об/мин, аспирируют супернатант.

4.В каждом образце выявляют процент двойных позитивных ($CD16^{+}CD289^{+}$ или $CD16^{+}CD11b^{+}$) клеток и оценивают уровень экспрессии по средней интенсивности флуоресценции (MFI) TLR9, CD16, CD11b.

Для определения **внутриклеточной** локализации TLR9 нейтрофильными гранулоцитами:

1.Применяют стандартную методику пермеабилизации с использованием реактива для пермеабилизации Fix&Perm Cell Permeabilization reagents (Invitrogen, США).

2.Периферическую кровь инкубируют с мечеными МкАТ (CD16-FITC/CD11b–PC5) в течение 15–20 мин. при комнатной температуре.

3.Добавляют 100 мкл реагента A (Fixation Medium).

4.Инкубируют при комнатной температуре 15 минут.

5. Промывают один раз 3 мл PBS + 0,1% NaN_3 + 5% FBS.

6.Центрифугируют 5 минут на 300–350 оборотов, аспирируют супернатант, встряхивают на Vortex для полного распределения клеток.

7.Добавляют 100 мкл реагента B (Permeabilization Medium), PE–конъюгированные внутриклеточные антитела CD289 (TLR9) и изотипический контроль IgG2aK-PE.

8.Встряхивают на Vortex 1–2 сек. и инкубируют 20 минут.

9.Промывают один раз 3 мл PBS + 0,1% NaN_3, + 5% FBS.

10.Центрифугируют 5 минут на 300–350 оборотов, аспирируют супернатант.

11.В каждом образце выявляют процент двойных позитивных $CD16^{+}CD289^{+}$ клеток и оценивают уровень экспрессии по средней интенсивности флуоресценции (MFI) TLR9, CD16.

9.4. Определение относительной экспрессии генов цитокинов IL8 и IL1β методом полимеразной цепной реакции в режиме реального времени (ПЦР-РВ).

9.4.1. Этапы проведения ПЦР-РРВ.

9.4.1.1. Выделение чистой взвеси нейтрофилов на градиенте плотности (Нестерова И.В. и соавт., 1996) и индукция экспрессии генов цитокинов.

Кровь в объёме 4–5 мл забирают путем пункции локтевой вены утром, натощак, в пробирки вакуумного отбора крови с ЭДТА (концентрация 2,7%), затем наслаивают ее на фиколл-верографиновый градиент плотности (1,077) и выдерживают 40 минут в холодильнике (4° С). Снимают плазму со взвешенными лейкоцитами и наслаивают на градиент двойной плотности (1,093:1,077) в соотношении 1:1. Центрифугируют 15-20 минут при 1500 об/мин. На границе между двумя градиентами пастеровской пипеткой отбирают кольцо НГ. Клетки отмывают средой 199 дважды с последующим центрифугированием по 5 минут при 1500 об/мин для удаления надосадочной жидкости. Полученные клетки ресуспендируют и подсчитывают в камере Горяева, доводя суспензию до концентрации 1 млн. НГ/мл. Часть полученной суспензии подвергают преинкубации с ГМДП и ИФНγ. При этом исследуют уровень экспрессии генов IL8 и IL1β, а также особенности реструктуризации хроматина ядер НГ. Для предварительной инкубации в системе *in vitro* используют ИФНγ (ООО Иммунофарм, Россия), в конечной концентрации 1мкг/мл. (время предварительно инкубации составляет 1 час при температуре 37° С), а также ГМДП (чистый продукт ГМДП синтезирован в ИБХ им. М.М. Шемякина и Ю.А. Овчинникова) в конечной концентрации 1 мкг/мл (время предварительной инкубации составляет 1 час при температуре 37° С). Дополнительным контролем служат НГ выделенной взвеси, не подвергавшиеся индукции в системе *in vitro*.

Полученные клетки проходят стадии выделения РНК из НГ и реакцию обратной транскрипции.

9.4.1.2. Выделение РНК из НГ периферической крови.

РНК из НГ периферической крови выделяют стандартным методом с использованием коммерческого набора тризол (TRI REAGENT, Sigma) для выделения РНК в соответствии с прилагаемой инструкцией.

9.4.1.3. Проведение реакции обратной транскрипции.

Для получения кДНК в качестве матрицы применяют образцы РНК. Реакцию обратной транскрипции проводят, используя коммерческий набор RevertAid (ThermoLab, Fermantas, Латвия) в соответствии с инструкцией производителя.

9.4.1.4. Проведение ПЦР-РВ.

ПЦР-РВ осуществляют с использованием коммерческого набора Ampli Tag Gold 360 Master Mix (Applied Biosystems, США) для проведения ПЦР согласно инструкции производителя. При этом используют коммерческие зонды для исследования экспрессии генов цитокинов IL-8, IL-1β, TNF и actβ (Hs00174103_m1; Hs01555410_m1; Hs01113624_g1; Hs01060665_g1, Applied Biosystems, США).

Общий объем реакционной смеси составляет 20 мкл. Пробирки (стрипы) переносят в прибор для проведения ПЦР-РВ (Rotor-Gene 6000, Qiagen, США), в котором проводится амплификация в автоматическом режиме по заданной программе (50°С 2 мин, 95°С 5 мин, и 40 циклов 95°С 15 сек, 60°С 1 мин).

9.4.1.5. Анализ полученных данных.

Расчет относительной экспрессии генов IL8, IL1β. осуществляют по общепринятой методике (Livak K.J., Schmittgen T.D., 2001).

Определение относительной экспрессии генов:

Уравнение, используемое для анализа данных ПЦР в режиме реального времени, основано на формуле, описывающей ПЦР амплификацию в экспоненциальной фазе реакции:

$Xn = X_0x(E + 1)^n$ (1), где

X_n - количество ПЦР продукта в цикле n,

X_0 — начальное количество ДНК,

E — эффективность амплификации.

При ПЦР реакции с использованием флуоресцентного красителя накопление данного красителя пропорционально накоплению ПЦР продукта, и уравнение (1) может быть представлено как:

$R_n = R_0x(E + 1)^n$ (2).

Таким образом, начальная флуоресценция определяется как:

$R_0 = R_n / (E + 1)^n$ (3), где

R_n — интенсивность флуоресценции в цикл n,

R_0 — теоретическая начальная флуоресценция, которая пропорциональна начальному количеству вносимого ДНК.

Проводят измерение C_t (пороговый цикл) — точки, в которой флуоресценция достигает значений выше фоновых величин и ее изменение нарастает экспоненциально (первая производная даёт линейную зависимость). Далее в уравнении (3) - n соответствует C_t:

$R_0 = R_{Ct}/ (E + 1)^{Ct}$ (4), где

R_{Ct} представляет собой пороговый цикл, который устанавливается для каждой реакции или может быть общим для всех сравниваемых реакций. В этом случае уравнение (4) приобретает вид:

$R_0 = 1 / (E + 1)^{Ct}$(5).

При использовании полуколичественного метода убеждались, что эффективность реакции для образца и гена «домашнего хозяйства» равны. В экспоненциальной фазе амплификационной кривой проводятизмерение флуоресценции R1 — нижнее значение и R2 — верхнее значение и соответствующие значения C_t. Для измерения используют логарифмический график амплификационной кривой, так как на нем легче определить экспоненциальную фазу. Амплификационнуюэффективность (E) каждой реакции подсчитывают по уравнению:

$$E = (R2/R1)^{1/(Ct2-Ct1)} \quad (6)$$

Конечным этапом определения относительной экспрессии гена является нормализация. Для нормализации полученных данных используют ген «домашнего хозяйства» — β-актин.

относительная экспрессия гена = $R_{ox}/R_{o\beta} = (1 / (E+1)^{Ctx}) / (1 / (E+1)^{Ct\beta})$ (7)

Для определения влияния индуктора на экспрессию генов используют формулу:

Изменение экспрессии гена $=2^{-(\Delta Ct\ \text{интерферон}\ -\ \Delta Ct\ \beta\text{-актин})}$ (8), где

$\Delta C_t = C_t$ клеток после индукции – C_t неиндуцированных клеток;

$\Delta C_t\beta$-актин = C_t β-актин клеток после индукции – C_t β-актин неиндуцированныхклеток.

9.4.1.6. Оценка полученных результатов.

1.После проведения реакции устанавливают пороговый цикл, который применяется далее для всех реакций. На уровне этого порогового цикла определяют значение C_t для образца и для β-актина.

2.Определяют эффективности реакции, как указано выше. При правильной постановке реакции эффективность равняется 1.

3.Все данные вводят в формулу (7) и получают результат.

4.Для определения эффективности индуктора используют формулу (8). Полученное значение указывает на степень изменения экспрессии гена под воздействием индуктора.

9.5. Определение цитокин продуцирующей способности нейтрофильных гранулоцитов на примере определения уровня IL8.

9.5.1. Выделение чистой взвеси нейтрофилов.

Получение максимально чистой и минимально активированной популяции НГ – важное условие исследования. В методике выделения НГ используется классический метод выделения на градиенте плотности (A.Boyum, 1968).

Венозную кровь 1,5 - 2 мл наслаивают на двойной фиколл-верографиновый градиент плотности (1,093:1,077) в соотношении 1:1:1. Центрифугируют 20-25 минут при 1500 об/мин при 4°С. Удаляют кольцо мононуклеарных клеток. На границе между двумя градиентами плотности пастеровской пипеткой в центрифужные пробирки отбирают кольцо НГ. Клетки трижды отмывают 2-3 мл ЗФР с последующим центрифугированием каждый раз по 5 минут при 1500 об/мин, сливая надосадок. К осадку НГ, полученному после последней отмывки и центрифугирования добавляют 1 мл полной культуральной среды RPMI 1640 с 2 мМ L-глутамина с добавлением 10% инактивированной эмбриональной телячьей сыворотки, 40 мкг/мл гентамицина и 10 мМ HEPES-буфера.

В выделенной клеточной суспензии подсчитывают количество НГ с использованием камеры Горяева, доводя их до концентрации 1×10^6кл/мл. По морфологическому анализу мазка (окрашивание по Романовскому) определяют чистоту взвеси. Методом эксклюзии трипанового синего определяют жизнеспособность клеток.

Технически точное выполнение данного варианта метода позволяет получить достаточно жизнеспособную (>98%) и чистую (>95-97%) популяцию НГ. Остальные 3-5% составляют другие гранулоциты (2-3,3%), лимфоциты (0,8-1,3%) и моноциты (0,2-0,4%). Клеточная взвесь с примесью эритроцитов или содержанием НГ <95% в дальнейших экспериментах использовать не рекомендуется, так как дополнительные процедуры очистки от контаминирующих клеток ведут к снижению жизнеспособности и/или усилению активации НГ в процессе выделения, что влияет на воспроизводимость результатов.

9.5.1.1. Определение жизнеспособности клеток методом эксклюзии трипанового синего (Кондратьева И. А., Самуилова В.Д., 2001)

Раствор трипанового синего (0,1% в дистиллированной воде) смешивают с раствором эозина (0,1% в растворе Хенкса) в соотношении 1:1. Добавляют в 0,5 мл полученного красителя 0,1 мл суспензии клеток в концентрации $1x10^6$ клеток. Заполняют камеру Горяева и просчитывают 100 клеток. Живые клетки бесцветны и опалесцируют, мёртвые имеют синевато-фиолетовый цвет вследствие проникновения красителя через повреждённую мембрану. Клетки считаются жизнеспособными, если окрашенные клетки составляют не более 10-13%.

9.5.2. Культивирование нейтрофилов (модификация Кондратьевой И. А., Самуиловой В.Д., 2001).

При исследовании IL8-продуцирующей способности НГ проведены серии экспериментов *in vitro* с физиологическим раствором, липополисахаридом (ЛПС), γ-D-глутаминил-L-триптофаном (бестимом (БС)), глюкозаминилмурамилдипептидом (ГМДП).

В концентрации $1x10^6$ кл/мл НГ вносят в стерильные чашки Петри (d=60 мм) аликвотой в 1 мл и культивируют в полной культуральной среде RPMI 1640 с 2 мML-глутамина с добавлением 10% инактивированной эмбриональной телячьей сыворотки, 40 мкг/мл гентамицина и 10 мМ HEPES-буфера в 5% CO_2, при 37°С, 20 часов с ЗФР (спонтанная секреция, контроль), ЛПС в конечной концентрации 10 нг/мл (ЛПС-индуцированная секреция).

ГМДП и БС вносят в инкубационную среду в конечной концентрации 0,1 мкг/мл. Исследуется влияние на спонтанную продукцию IL8 НГ и ЛПС-индуцированную. При инкубации НГ с препаратами и ЛПС совместно – препараты вносятся через 30 минут после начала инкубации НГ с ЛПС.

После инкубации культуральную жидкость отбирают в центрифужные пробирки, центрифугируют5 минут при 1500 об/мин, отбирают и замораживают супернатант при -20°С до момента определения IL8.

Для определения степени «ответа» на ЛПС рассчитывается **индекс стимуляции (ИС)** по формуле:

$$ИС = \frac{\text{концентрация IL8 в ЛПС стимулированном тесте}}{\text{концентрация IL8 в спонтанном тесте.}}$$

9.5.3. Иммуноферментный анализ определения IL8.

Концентрацию IL8 в супернатанте определяют методом твердофазного неконкурентного иммуноферментного анализа с использованием коммерческих тест-систем согласно инструкции к тест-набору. В основе технологии лежит непрямой «сэндвич»-метод.

Стандарты и образцы инкубируют вместе с биотилированными моноклональными (мышиными) антителами к IL8 в покрытых стрептавидином ячейках микропланшета. В процессе инкубации IL8, содержащийся в стандартах или образцах, адсорбируется на покрытых стрептавидином ячейках микропланшета с биотилированными моноклональными антителами. Стрипы затем промываются и инкубируются с пероксидазой хрена, меченой вторыми моноклональными антителами. После промывки в каждую ячейку добавляется буферный субстрат/хромогенный реагент, в результате происходит ферментативная реакция, в результате которой развивается окрашивание. Интенсивность окраски пропорциональна количеству IL8, присутствующему в образце. Концентрация цитокина в образцах рассчитывается автоматически по калибровочной кривой. Чувствительность метода для IL8 составляет 20 пг/мл.

НЕЙТРОФИЛЬНЫЕ ГРАНУЛОЦИТЫ: ОТРАЖЕНИЕ В ЗЕРКАЛЕ СОВРЕМЕННЫХ ПРЕДСТАВЛЕНИЙ

Под научной редакцией И.В.Нестеровой и Г.А.Чудилова

И.В. Нестерова
Г.А.Чудилова
С.В. Ковалева
В.А. Тараканов
Л.В. Ломтатидзе
Н.В. Колесникова
Т.В. Русинова
А.А.Евглевский
В.В. Малиновская
Редактор Д. Д. Гетов
Художник А.В. Нестерова

ISBN 978-0-9774757-8-0
Издано и напечатано в России по лицензии американского издательства Кэприкорн Паблишинг

Published in the United States and Great Britain by
©Capricorn Publishing, Inc., in 2018

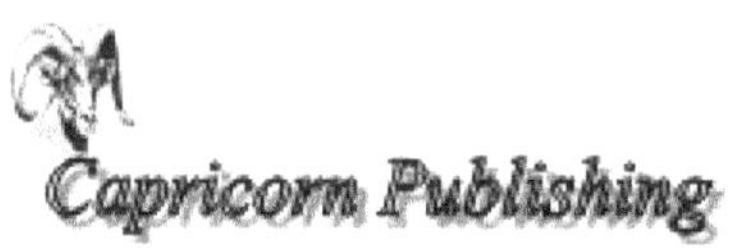

www.ingramcontent.com/pod-product-compliance
Lightning Source LLC
LaVergne TN
LVHW010109230826
846091LV00010B/4056

* 9 7 8 0 9 7 7 4 7 5 7 8 0 *